常见血液病
诊疗常规

王少元◎主编

CHANGJIAN
XUEYEBING
ZHENLIAO
CHANGGUI

海峡出版发行集团 | 福建科学技术出版社
THE STRAITS PUBLISHING & DISTRIBUTING GROUP | FUJIAN SCIENCE & TECHNOLOGY PUBLISHING HOUSE

编者

BIANZHE

主　编　王少元

副主编　李乃农　杨凤娥　战榕

编　者（按姓氏笔划排序）

元小红	丘宗建	付丹晖	乐少华	华雪玲
刘庭波	许贞书	丘宗建	李　健	李晓帆
杨　勇	杨　婷	连晓岚	吴　勇	吴顺泉
沈建箴	陈　萍	陈再生	陈志哲	陈鑫基
林艳娟	郑　浩	郑　静	郑正津	郑晓云
胡建达	祝亮方	骆晓峰	郭江睿	黄美娟
黄栩芾				

　　榕城古郡，冶城故地，三山鼎峙，一水环绕。于山脚下，白塔之旁，福建协和源远流长。一代又一代福建协和人，秉承"严谨、求精、勤奋、奉献"的院训、继承"协同八方、和成天下"的医院文化，以及遵循"医德是根本、服务是基础、质量是生命"的办院理念，砥砺前行，砥砺奋发一百六十二年，协和血液科也已历六十五载风霜。

　　临床血液学最基础的要务是疾病的诊疗。一本简明且全面的临床诊疗常规，于业内人士而言具有重要的导航作用。这本根据本学科的最新进展，结合自己的临床诊疗经验，参考国内外最新研究成果而形成的《常见血液病诊疗常规》，是福建医科大学附属协和医院专家的集体佳作。该书对于提高常见血液病的规范诊疗水平，推进血液病的规范化诊疗建设将起到很好的促进作用。

　　值此《常见血液病诊疗常规》付梓刊印之时，缀此数语，代为序言。

2023 年 10 月

前言

QIANYAN

福建医科大学附属协和医院血液科是省"211工程"重点学科——福建省血液病研究所的临床部分，是国家临床重点专科、福建省血液医学中心、福建省血液病学重点实验室、国家干细胞临床研究机构、国家血液系统疾病临床医学研究中心重要成员单位、福建医科大学血液病学转化医学中心、福建省恶性血液病临床医学研究中心，是福建省规模最大的，集医疗、教学、科研与人才培养为一体的血液病诊疗中心。福建省血液病研究所作为福建省血液学行业领军单位，在全省推进与实施血液病规范诊疗、带动和辐射区域血液病的进步与发展、提高我省临床医疗质量与水平，乃至建设健康福建等方面负有重要的责任与义务。

我们于1998年组织编写《常见血液病诊疗常规》一书，对于提高福建省内外区域血液病的诊疗水平、推进我省血液病的规范化诊疗建设起着较大的促进作用。后又经第二、三、四版修订，本次《常见血液病诊疗常规》整合了协和血液科多年来的临床诊疗经验与最新研究成果，参考了最新的国内外诊疗指南、专家共识等，对之前版本予以修订及增补。新版《常见血液病诊疗常规》共7部分内容，涉及血液系统各类疾病，包括：红细胞疾病、白细胞疾病、出凝血疾病、淋巴瘤、浆细胞疾病、造血干细胞移植、小儿血液系统疾病。希望本书能够为广大临床医护人员在血液病的诊断及治疗过程中提供参考依据，在规范诊疗行为、提高医疗质量、保障医疗安全等方面作为一部具有实用价值的血液病诊疗规范参考书。

"行远自迩，笃行不怠；初心如磐，奋楫笃行"。本书虽然凝结了我院临床专家们多年的科研结果与临床诊疗经验，但临床医学知识日新月异，医学科技发展迅猛，加之编者们日常临床工作忙碌，时间和文献查阅有限，存在不足或者错误仍难避免。希望能得到同行的指正和读者的宝贵意见，我们将持续改进。

最后，感谢福建医科大学附属协和医院的支持，同时对所有参编《常见血液病诊疗常规》的血液科医生及参与此书其他工作的所有同事们致以最真挚的感谢！

于福州

2023年10月18日

目录

目录

目录

第一部分　红细胞疾病

缺铁性贫血

一、概述

当机体对铁的需求与供给失衡，将导致体内缺铁，根据缺铁的程度可分为储存铁缺乏（iron deficiency，ID）、缺铁性红细胞生成（iron deficient erythropoiesis，IDE）、缺铁性贫血（iron deficiency anemia，IDA）3个阶段。IDA以骨髓、肝脏、脾等器官组织中缺乏可染铁、血清铁蛋白低、血清铁浓度低、转铁蛋白饱和度低、血红蛋白低为典型特征，呈小细胞低色素性贫血。ID是全球最常见的营养缺乏症，IDA是最常见的贫血。

二、诊断标准及鉴别诊断要点

（一）临床表现

缺铁性贫血的临床表现由贫血、组织缺铁及发生缺铁的基础疾病组成。

1. 贫血相关症状

可出现面色苍白、乏力、易倦、心悸、头痛、眩晕、活动后气促、食欲缺乏、恶心呕吐、眼花及耳鸣等症状。

2. 组织缺铁表现

包括精神行为异常，儿童生长发育迟缓，口腔炎、舌炎、舌乳头萎缩、指甲缺乏光泽，甚至变平呈勺状。

3. 基础疾病的临床表现

如月经过多，消化道疾病引起的腹部不适、解黑便、大便性状改变，肿瘤性疾病的消瘦，血管内溶血引起的血红蛋白尿等。

（二）诊断标准及分期

1. IDA 的国内诊断标准

符合以下第1条和第2~9条中任意2条或以上，可诊断IDA：①小细胞低色素性贫血：男性 Hb < 120g/L，女性 Hb < 110g/L，红细胞形态呈低色素性表现；②有明确的缺铁病因和临床表现；③血清铁蛋白 < 14μg/L；④血清铁 < 8.95μmol/L，总铁结合力 > 64.44μmol/L；⑤运铁蛋白饱和度 < 0.15；⑥骨髓铁染色显示骨髓小粒可染铁消失，铁

粒幼细胞＜15％；⑦红细胞游离原卟啉（free erythrocyte protoporphyrin，FEP）＞0.9μmol/L（全血），血液锌原卟啉（blood zinc protoporphyrin，BZP）＞0.9μmol/L（全血），或FEP/Hb＞4.5μg/gHb；⑧血清可溶性运铁蛋白受体（soluble transferrin receptor，sTRF）浓度＞26.5nmol/L（2.25mg/L）；⑨铁治疗有效。

2. 诊断分期

（1）铁缺乏期（储存铁缺乏期）：仅有上述诊断标准中第③或第⑥项。

（2）缺铁性红细胞生成期：具备上述诊断标准中的第③、④、⑤或第⑥项。

（3）缺铁性贫血期：具备上述诊断标准中的第①、③、④、⑤或第⑥项。

三、治疗

1）去除或治疗病因

2）铁剂补充治疗

（1）口服补铁：常用口服铁剂有多糖铁复合物、硫酸亚铁和琥珀酸亚铁等。

注意事项：①建议同时加用维生素C，促进铁的吸收；②若无胃肠道反应，一般铁剂与食物不同时服用；③应在服用抗酸剂前2小时或服用后4小时口服铁剂。

（2）静脉铁剂：适应证为口服吸收不良、不能耐受口服铁剂、铁需求超过口服铁能满足的最大量或者患者对口服铁剂的依从性不好。

静脉铁剂禁忌证：鉴于铁能促进微生物生长，败血症患者应避免使用；低磷血症患者、妊娠早期孕妇、铁剂过敏者应禁用。以蔗糖铁较为常用。

（3）铁的总需求量按以下公式计算。

所需补铁量（mg）＝［150－患者Hb（g/L）］× 患者体重（kg）×3.4×0.065×1.5。

3）输血治疗

红细胞输注适用于急性或贫血症状严重影响到生理机能的IDA患者。国内的输血指征是Hb＜60g/L，对于老年和心脏功能差的患者，可适当放宽至≤80g/L。

四、疗效标准

1. 治愈

完全符合下述4条指标：①临床症状完全消失；② Hb恢复正常；上述诊断缺铁的指标均恢复正常；③ MCV＞80fL，血清铁、血清铁蛋白、FEP均恢复正常；④贫血病因消除。

2. 有效

Hb增高＞20g/L，其他指标部分恢复。

3. 无效

4周治疗结束，Hb较治疗前无改变或下降。若无效应检查诊断是否准确，是无按医嘱服药，有无活动性出血，有无铁吸收障碍，有无干扰铁吸收和利用的因素存在。

五、预后

（1）继发于其他疾病者，取决于原发病能否根治。

（2）单纯营养不足者，易恢复正常。补充铁剂后，患者自觉口腔炎症很快恢复；网织红细胞计数一般3~4天上升，约7天达高峰；血红蛋白浓度于2周后明显上升，1~2个月后达正常水平。血红蛋白恢复正常后，应继续服用铁剂，直至血清铁蛋白恢复到50μg/L后再停用。

【参考文献】

［1］廖敏婧，张连生．铁缺乏及缺铁性贫血规范化诊治［J］．中华内科杂志，2023，62（6）：722-727.

［2］中华医学会血液学分会红细胞疾病（贫血）学组．铁缺乏症和缺铁性贫血诊治和预防多学科专家共识［J］．中华医学杂志，2022，102（41）：3246-3256.

［3］张之南，郝玉书，赵永强，等．血液病学（上册）［M］．2版．北京：人民卫生出版社，2011：284-291.

［4］HOFFMaN R，BENZ E J，SHATTII S J，et al. Hematology：basic principles and practice［M］．5th ed. Philadelphia：Churchill Livingstone Elsevier，2009：453-468.

（黄栩苒　林艳娟）

第二节　巨幼红细胞贫血

一、概述

巨幼红细胞贫血是由于叶酸和（或）维生素 B_{12} 缺乏或其他原因引起细胞核 DNA 合成障碍所致的贫血。本病特点是呈大红细胞性贫血，骨髓内出现巨幼红细胞系列，并且细胞形态的巨型改变也见于粒细胞、巨核细胞系列，甚至某些增殖性体细胞。

二、诊断标准及鉴别诊断要点

（一）临床表现

1. 血液系统表现

起病缓慢，常有面色苍白、乏力、耐力下降、头晕、心悸等贫血症状，约20%的患者伴有白细胞和血小板减少表现，少数患者可有轻度溶血表现（肝脾肿大和轻度黄疸）。

2. 非血液学表现

（1）消化道症状：食欲不振最为明显，还可出现口角炎、舌炎，最典型的体征是由于舌乳头萎缩导致舌面光滑而形成"镜面舌"或"牛肉样舌"。

（2）神经系统表现：可表现有手足对称性麻木，深感觉障碍，共济失调，味觉、嗅觉降低，视力下降，重者可有大小便失禁，还可有易怒、抑郁、失眠、记忆力下降、幻觉、妄想等精神症状。

（二）实验室检查

1. 外周血

大细胞性贫血（MCV ＞ 100fL）可出现全血细胞减少，中性粒细胞分叶过多，可有6叶或者更多的分叶，出现核右移。

2. 骨髓

骨髓增生活跃，以红系为主。红细胞呈典型的巨幼红细胞生成，巨幼红细胞＞10%；粒细胞系统及巨核细胞系统亦有巨幼样变，出现"浆老核嫩"；巨核细胞多分叶改变，血小板生成障碍。

三、诊断分型

巨幼细胞贫血可分为叶酸缺乏性巨幼细胞贫血、维生素 B_{12} 缺乏性巨幼细胞贫血、内因子阻断抗体阳性巨幼细胞贫血等。

（一）叶酸缺乏性巨幼红细胞贫血

1. 临床表现

同上，神经系统症状少见，可有偏食（少吃或不吃蔬菜）、长期食用过度烹饪的蔬菜或有空肠疾病、手术接触史。

2. 实验室检查

外周血象及骨髓同上。血清叶酸测定（化学发光法）< 4ng/mL，红细胞叶酸测定（化学发光法）< 100ng/mL。

（二）维生素 B_{12} 缺乏性巨幼红细胞贫血

1. 临床表现

同上。可有长期素食或回肠疾病或全胃切除术史。

2. 实验室检查

外周血象及骨髓同上。血清叶酸测定（化学发光法）> 4ng/mL，红细胞叶酸测定（化学发光法）> 100ng/mL，血清维生素 B_{12} 测定（化学发光法）< 180pg/mL。

（三）内因子阻断抗体阳性巨幼红细胞贫血

1. 临床表现

同上。常有精神系统症状。可有家族史或伴免疫性疾病。

2. 实验室检查

（1）外周血象及骨髓同上。

（2）血清叶酸测定（化学发光法）> 4ng/mL，红细胞叶酸测定（化学发光法）> 100ng/mL。血清维生素 B_{12} 测定（化学发光法）< 180pg/mL。

（3）内因子抗体 +。

（4）维生素 B_{12} 吸收试验（Schilling 试验）：阳性。

四、治疗

（1）治疗基础疾病并去除病因。

（2）补充治疗（按具体分型）：①叶酸，口服 5~10mg，每日 3 次，鉴别未明前需同时给予维生素 B_{12}，直到血象完全正常后停用；②维生素 B_{12} ≥ 500μg，肌内注射，每周 1 次或 100μg 肌内注射，每日 1 次，直到血红蛋白恢复正常；③内因子阻断抗体阳性患者需终身注射维生素 B_{12}，可予 500μg，肌内注射，每 2~3 个月 1 次。

（3）重症病例可能合并低蛋白血症及缺铁，应适当补充营养和铁剂。

（4）严重的巨幼红细胞贫血患者在补充治疗后，要警惕低钾、血小板血栓栓塞和尿酸升高等并发症。

五、疗效标准

1. 有效

（1）临床表现：贫血及消化道、神经系统症状消失。

（2）血象：血红蛋白、白细胞及血小板恢复正常，粒细胞核分叶过多及核肿胀等现象消失。

（3）骨髓象：粒细胞核肿胀、巨型变及红系巨型变消失，巨核细胞形态正常。

2. 无效

临床症状、血象及骨髓象无改变。

六、预后

巨幼红细胞贫血患者一般在接受合适的治疗后，很快出现治疗效果，临床症状迅速改善，神经系统症状恢复缓慢或不恢复。

【参考文献】

［1］HOFFMAN R，BENZ E J，SHATTIL S J，et al. Hematology：basic principles and practice［M］. 5th ed. Philadelphia：Churchill Livingstone Elsevier，2009：453-468.

［2］杨林花. 巨幼细胞贫血的诊断［J］. 诊断学理论与实践，2015，14（5）：483-486.

（黄栩苈　林艳娟）

第三节　再生障碍性贫血

一、概述

再生障碍性贫血（aplastic Anemia，AA），简称再障，是一种骨髓造血衰竭（bone marrow failure，BMF）综合征。绝大多数 AA 属获得性，故本节主要讨论原发性获得性 AA。

二、诊断标准及鉴别诊断要点

（一）临床表现

1. 重型再生障碍性贫血（severe aplastic anemia，SAA）

起病急，进展快，病情重；少数可由非重型再生障碍性贫血（non-severe aplastic anemia，NSAA）进展而来。

（1）贫血：呈进行性加重，苍白、乏力、头晕和气短等症状明显。

（2）感染：多数患者出现高热体征，个别患者自发病到死亡都处于难以控制的高热之中。肺部感染最常见，常合并有血流感染。

（3）出血：均有不同程度的皮肤、黏膜及内脏出血。深部脏器出血时可见呕血、咯血、便血、阴道出血、眼底出血。如出现头痛、恶心、呕吐等颅高压表现，要警惕颅内出血的可能。颅内出血常危及生命。

（4）一般无肝、脾、淋巴结肿大。

2. 非重型再生障碍性贫血（NSAA）

起病和进展较缓慢，病情较重型再生障碍性贫血轻。

（二）诊断标准

SAA 的诊断仍遵循 Camitta 标准。

1. 急性重型 AA（重型 AA Ⅰ型）诊断标准

（1）临床表现发病急，贫血呈进行性加重，常伴有严重感染、出血。

（2）血象需具备下列三项中的两项：①网织红细胞绝对值 $< 20 \times 10^9/L$；②中性粒细胞绝对值（ANC）$< 0.5 \times 10^9/L$，若 ANC $< 0.2 \times 10^9/L$，为极重型再障；③血小板计数（PLT）$< 20 \times 10^9/L$。

（3）骨髓象多部位（不同平面）骨髓增生减低 < 正常的 25%，三系造血细胞明显减少，骨髓小粒中非造血细胞相对增多。如 ≥ 正常的 25% 但 < 50%，则残存的造血细胞应 < 30%。

2. 慢性 AA（包括非重型 AA 和重型 AA Ⅱ型）诊断标准

（1）非重型 AA：未达到重型标准的 AA。根据是否依赖血制品输注，将 NSAA 分为输血依赖型 NSAA（TD- NSAA）和非输血依赖型 NSAA（NTD- NSAA），TD-NSAA 有向 SAA 转化风险。平均每 8 周至少进行 1 次成分输血且输血依赖持续时间 ≥ 4 个月者称为 TD-NSAA。

（2）重型 AA Ⅱ型：非重型 AA 病程中病情进一步恶化，临床、血象及骨髓象与急性 AA 相同。

（三）鉴别诊断

排除先天性和其他获得性、继发性 BMF［包括阵发性睡眠性血红蛋白尿症（paro-sysmal nocturnal hemoglobinuria，PNH）相关的 AA/PNH、低增生性骨髓增生异常综合征（myelodysplastic syndrome，MDS）、急性髓系白血病（acute myeloid leukemia，AML）、自身抗体介导的全血细胞减少和伊文思（Evans）综合征、急性造血停滞、恶性淋巴瘤、原发性骨髓纤维化、分枝杆菌感染、严重营养性贫血、原发免疫性血小板减少症］。

三、诊断分型

（1）急性重型 AA（亦称重型 AA Ⅰ型）。

（2）慢性 AA（包括非重型 AA 和重型 AA Ⅱ型）。

四、治疗

（一）支持疗法

1. 保护措施

（1）预防感染：注意饮食及环境卫生，重型患者应保护性隔离。

（2）避免出血：避免外伤及剧烈活动。

（3）避免使用对骨髓有损伤和对血小板功能有抑制作用的药物。

（4）可预防性应用抗真菌药物。

（5）护肝治疗。

（6）必要的心理护理。

2. 对症治疗

（1）纠正贫血：输红细胞指征一般为 Hb < 60g/L。老年人（≥ 60 岁）、代偿反应能力低、需氧量增加、缺氧加重时可放宽至 Hb ≤ 80g/L。

（2）控制出血：输血小板指征一般为 < 10×10^9/L。存在血小板消耗危险因素患者或重型 AA 患者可放宽至 < 20×10^9/L。发生严重出血者则不受上述标准限制。用止血药如酚磺乙胺等，女性子宫出血可肌注丙酸睾酮。

（3）控制感染：AA 患者发热应按"中性粒细胞减少伴发热"的治疗原则来处理。感染性发热，应尽可能对可疑感染部位进行病原学检查与药敏试验，并用广谱抗生素治疗，获得药敏结果或病情好转后再行降阶梯治疗。注意真菌感染和肠道菌群失调的防治。

3. 祛铁治疗

长期输血，血清铁蛋白水平＞1000μg/L 时，可进行祛铁治疗。

（二）针对发病机制的治疗

根据英国血液学标准委员会（British Committee for Standards in Haematology，BSCH）指南（2016 年）AA 一旦确诊，应明确严重程度，尽早治疗。

1. 治疗选择

SAA 治疗流程见图 1-3-1。

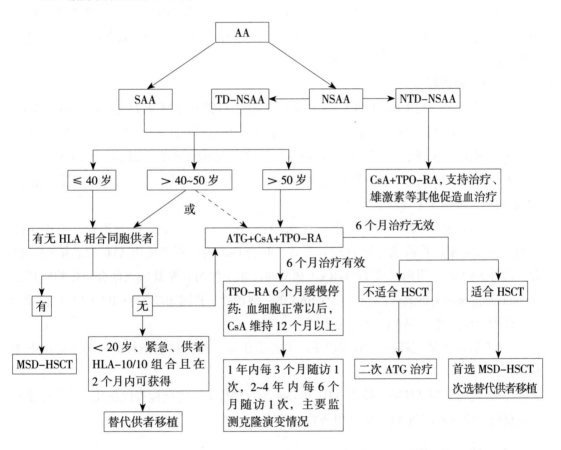

图 1-3-1　SAA 治疗流程图

注：HLA 为人类白细胞抗原；ATG 为抗胸腺细胞球蛋白；CsA 为环孢素 A；TPO-RA 为促血小板生成素受体激动剂；HSCT 为造血干细胞移植；MSD-HSCT 为同胞全相合 HSCT。

输血依赖非重型 AA 可采用 CsA 联合促造血治疗，如治疗 6 个月无效，则建议参考 SAA 患者的治疗方案。

2. 治疗方法

1）免疫抑制治疗

（1）抗淋巴/胸腺细胞球蛋白（ALG/ATG）：主要用于SAA。兔源ATG/ALG（法国、德国产）剂量为3~4mg/（kg·d），猪源ALG剂量20~30mg/（kg·d）。ATG/ALG连用5天，用药前需做过敏试验；用药过程中用糖皮质激素防治过敏反应；静脉滴注（以下简称"静滴"）ATG/ALG不宜过快，每日静脉输注12~16小时。用药期间维持PLT > 10×10^9/L，避免与ATG/ALG同步输注。血清病反应一般出现在ATG/ALG治疗后1周左右。糖皮质激素应足量使用15天，随后逐渐减量，一般在2周后减完（总疗程为4周）。可与CsA联合使用，强化免疫抑制治疗。

（2）CsA：适用于全部AA。剂量为3~5mg/kg。一般血药浓度（谷浓度）成人患者100~200μg/L、儿童和老年患者100~150μg/L，疗程一般长于1年。注意根据疗效、血药浓度、药物不良反应等因素调整剂量和疗程。

2）促造血治疗

（1）雄激素：适用于所有AA患者，常用药物有：司坦唑醇（康力龙）2mg，每日3次，十一酸睾酮（安特尔）40~80mg，每日2次，达那唑0.2g，每日3次。定期复查肝功能。

（2）造血生长因子：适用于全部AA患者，尤其是SAA患者。细胞因子（GM-CSF、G-CSF、EPO、TPO、IL—11）联合免疫抑制剂可发挥促造血作用。一般在免疫抑制治疗AA后使用，维持3个月以上为宜。

（3）TPO-RA（血小板生成素受体激动剂）：与CsA、ATG联合治疗，用于免疫抑制治疗效果不佳难治或复发的SAA患者，联合CsA治疗不能使用ATG的老年SAA患者。国外SAA治疗指南已将TPO-RA（如艾曲波帕）作为儿童及成人联合免疫抑制疗法（immunosuppressive therapy，IST）治疗SAA的一线治疗，我国国产TPO-RA（如海曲波帕）已获批用于难治复发SAA治疗适应证。

（4）造血干细胞移植：40岁以下、有适合供体，符合移植条件的可考虑造血干细胞移植。

（5）随访：应密切随访接受ATG和CsA治疗的患者，定期检查以便及时评价疗效和不良反应。建议随访到ATG/ALG用药后10年。

五、AA的疗效标准

（一）SAA的IST疗效标准

1. 完全缓解（complete response，CR）

Hb > 100g/L，ANC > 1.5×10^9/L，PLT > 100×10^9/L。

2. 部分缓解（partial response，PR）

脱离成分血输注，不再符合 SAA 诊断标准。

3. 无效（no response，NR）

仍满足 SAA 诊断标准。

（二）NSAA 的 IST 疗效标准

1. 完全缓解（CR）

同 SAA 疗效标准。

2. 部分缓解（PR）

脱离成分血输注（若既往输血依赖），或至少一系细胞数目增加两倍或达正常，或任何一系血细胞基线水平上升：Hb $> 30g/L$（如治疗前 $< 60g/L$）、ANC $> 0.5 \times 10^9/L$（如治疗前 $< 0.5 \times 10^9/L$）、PLT $> 20 \times 10^9/L$（如治疗前 $< 20 \times 10^9/L$）。

3. 无效（NR）

疾病发生进展，或未能达到上述有效指标。

六、预后

若合理治疗，NSAA 患者多数可缓解甚至治愈，少数进展为 SAA-Ⅱ型。SAA 发病急、病情重、治疗费用高，以往病死率极高（$> 90\%$）；近 10 年来，由于治疗方法的改进，SAA 患者的预后明显得到改善，但仍有约 1/3 的患者死于感染和出血。

【参考文献】

［1］中华医学会血液学分会红细胞疾病学组.再生障碍性贫血诊断治疗中国专家共识（2022 年版）［J］.中华血液学杂志，2022，43（11）：881–888.

［2］沈悌，赵永强.血液病诊断及疗效标准［M］.4 版.北京：科学出版社，2018.

［3］葛均波，徐永健.内科学［M］.8 版.北京：人民卫生出版社，2013.

［4］KILLICK S B，BOWN N，CAVENAGH J，et al. Guidelines for the diagnosis and management of adult aplastic anaemia［J］. Br J Haematol，2016，172（2）：187–207.

［5］NEAL S Y. Aplastic Anemia［J］. N Engl J Med. 2018，379（17）：1643–1656.

（林艳娟）

第四节　纯红细胞再生障碍

一、概述

纯红细胞再生障碍（pure red cell aplasia，PRCA），是一种以正细胞正色素性贫血、网织红细胞减低和骨髓中红系前体细胞显著减少或缺乏为特征的综合征。

二、诊断标准及鉴别诊断要点

（一）诊断标准

（1）有与贫血相关的症状和体征，无肝脾肿大。

（2）血红蛋白低于正常值（男 < 120g/L，女 < 110g/L），网织红细胞百分比 < 1%，平均红细胞体积（MW）、平均红细胞血红蛋白含量（MCH）、平均红细胞血红蛋白浓度（MCHC）均正常，白细胞及血小板计数正常。

（3）骨髓幼红细胞减少或缺乏（< 5%），粒系及巨核系各阶段均正常。

（二）鉴别诊断要点

（1）戴 – 布综合征（Diamond–Blackfan syndrome，DBA）：有阳性家族史、身体畸形、染色体或基因异常。

（2）骨髓增生异常综合征（myelodysplastic syndrome，MDS）：有核型异常、病态造血、原始细胞比例增高，或基因异常。

三、诊断分型

根据病因，该病可分为先天性和获得性两大类。先天性 PRCA，即 DBA。获得性 PRCA 包括原发、继发两类。继发性 PRCA 主要包括药物相关性、感染相关性、自身免疫病相关性、淋巴细胞增生性疾病相关性。

四、治疗

（一）对症支持治疗

（1）输血：悬浮红细胞。

（2）促进造血治疗：包括雄激素及促红细胞生成素（erythropoietin，EPO）。

（3）根据临床表现、微生物学证据和药敏试验结果，选择有效的抗感染药物。

（4）祛铁治疗：获得性 PRCA 患者长期输血导致血清铁蛋白 > 1000μg/L 时，应给予祛铁治疗。

（二）病因治疗

（1）胸腺切除术：如检出合并胸腺瘤者，应尽早进行切除，同时联合 CsA 进行免疫抑制治疗。

（2）疑似药物、感染相关者首先应停止一切可能药物并控制感染，考虑微小病毒 B_{19} 感染者应使用丙种球蛋白，继发于淋巴系统增殖性疾病者首先需治疗基础病。

（三）免疫抑制治疗

（1）环孢素（CsA）：是获得性 PRCA 的一线治疗，可单药或联合糖皮质激素（glucocorticoid，GCs）。推荐起始剂量为 3~5mg/（kg·d），维持谷浓度 150~250ng/mL，至血象正常后开始缓慢减量。疗程不应短于 3 个月。

（2）糖皮质激素（GCs）：泼尼松起始剂量 0.5~1mg/（kg·d），HCT ≥ 35% 后缓慢减量并于 3~4 个月内减停，部分激素依赖者需要最小有效剂量维持。若连续服用 2~3 个月无效者，应考虑更换其他方案。

（3）环磷酰胺（CTX）：用于 CsA 不耐受或无效的患者，联合小剂量糖皮质激素可以提高疗效。CTX 起始剂量为 50mg/d，每周增加 50mg/d 至最大剂量 150mg/d。起效后开始减量。

（4）甲氨蝶呤（MTX）：大颗粒淋巴细胞白血病（large granular lymphocyte leukemia，LGU）相关 PRCA 可选用，联合糖皮质激素起效更快，推荐剂量为每周 10mg/m^2。

（5）静脉滴注人免疫球蛋白：慢性微小病毒 B_{19} 感染者可试验性应用，使用剂量为 0.4g/（kg·d）× 5 天，大多需要反复多疗程输注直至病毒清除。

（6）抗胸腺细胞免疫球蛋白（ATG）：可用于难治性病例，兔抗人 ATG 3~5mg/（kg·d），连续应用 5 天，联合小剂量糖皮质激素。

（7）抗 CD20 单克隆抗体：对常规免疫抑制治疗无效者。

（8）西罗莫司（sirolimus）：应用于难治或复发病例。推荐剂量为 1~3mg/d，建议起始剂量为 1mg/d，根据血药浓度调整剂量，维持血药浓度 5~10μg/L，中位起效时间为 4 个月。

（9）阿伦单抗（alemtuzumab）：可用于复发病例。使用剂量为每周 10mg，连用 4~6 周（第一周剂量为 3mg，试验性用药）。

（四）其他

有报道称，血浆置换、造血干细胞移植对治疗获得性 PRCA 有效，但目前应用很少，仅用于其他各种治疗失败的患者。

五、疗效标准

1. 基本治愈

贫血症状消失，Hb 男性达 120g/L，女性达 110g/L，白细胞及血小板正常，骨髓象恢复正常，随访 1 年以上未复发。

2. 有效

贫血症状消失，Hb 男性达 120g/L，女性达 100g/L，白细胞及血小板正常，骨髓象恢复正常，随访 3 个月病情稳定或继续缓解。

3. 明显缓解

贫血症状明显好转，不输血，Hb 较治疗前 1 个月内常见值增长 > 30g/L，并能维持 3 个月。判定以上 3 项疗效标准者，均应 3 个月内不输血。

4. 无效

治疗后血红蛋白含量未升高，或升高不到 30g/L。

六、预后

本病为不同病因所致的一组异质性疾病，患者存活期及存活质量取决于其临床疗效反应。

【参考文献】

［1］中华医学会血液学分会红细胞疾病（贫血）学组 . 获得性纯红细胞再生障碍诊断与治疗中国专家共识（2020 年版）［J］. 中华血液学杂志，2020，21（3）：177-184.

［2］沈悌，赵永强 . 血液病诊断及疗效标准［M］. 4 版 . 北京：科学出版社，2018.

［3］KAUSHANSKY K，MARSHALL A L，JOSEF T P，et al. Williams hematology［M］. 9th ed. New York：McGraw-Hill Education，2018.

（连晓岚　林艳娟）

第五节　溶血性贫血

一、概述

正常红细胞在骨髓中发育成熟，成熟红细胞释放入血，行使功能直至衰老、破坏，平均寿命为 120 天。各种原因致使红细胞提前破坏、寿命缩短的过程称为溶血，当溶血超过骨髓代偿能力导致的贫血为溶血性贫血（hemolytic anemia，HA，以下简称溶贫）；当溶血发生而骨髓能够代偿时，可无贫血，称为溶血状态（hemolytic state）。

二、诊断标准及鉴别诊断要点

（一）临床表现

急、慢性溶血的临床表现差异较大，主要有贫血、黄疸、伴或不伴脾大。

（1）急性溶血：多为血管内溶血，起病急骤。临床表现为严重的腰背及四肢酸痛，伴头痛、呕吐、寒战，随后出现高热、面色苍白和血红蛋白尿、黄疸。严重者可出现周围循环衰竭和急性肾衰竭。

（2）慢性溶血：多为血管外溶血，临床表现有贫血、黄疸、脾大。

（3）长期溶血并发症：①胆石症和肝功能损害；②溶血加重时可发生溶血危象及再障危象；③慢性重度溶血性贫血时，长骨代偿造血，骨髓腔扩大，骨皮质变薄，骨骼变形；④髓外造血可致肝、脾肿大。

（二）实验室检查

按溶血的发病机制，溶血的实验室检查有以下 4 个方面检查，可协助判断是否存在溶血、发生溶血的部位、寻找溶血病因、溶血的鉴别诊断。

（1）红细胞破坏增加的检查：外周血涂片破碎和畸形红细胞增多、血浆游离血红蛋白升高、肝功能检查提示未结合胆红素升高，尿血红蛋白阳性（血管内溶血时），血清 LDH 水平升高。

（2）红系代偿性增生的检查：血常规网织红细胞计数升高，外周血涂片可见有核红细胞，骨髓检查可见红系增生明显，粒红比例降低或倒置。

（3）红细胞自身缺陷：针对红细胞膜异常、遗传性红细胞酶缺乏、遗传性珠蛋白生成障碍、血红素异常的相关检查。

（4）外部异常导致溶血的检查：免疫性溶血、血管性溶血、感染因素、理化因素相关检查。

（三）诊断标准

根据溶血的临床表现、实验室检查，贫血者具备以下条件：未结合胆红素升高性黄疸、骨髓红系增生、外周血网织红细胞增多，同时伴或不伴脾大，血清乳酸脱氢酶（LDH）水平升高，可诊断为溶贫。通过详细询问病史及上述相关实验室检查，可确定溶血部位、溶血病因及溶血类型。

（四）鉴别诊断

主要与临床表现类似溶血性贫血，但本质不是溶血的疾病相鉴别。

（1）贫血伴网织红细胞增多：如失血性、缺铁性及巨幼细胞贫血的恢复早期。

（2）非胆红素尿性黄疸：如家族性非溶血性黄疸［吉尔伯特（Gilbert）综合征］。

（3）轻度网织红细胞增多伴幼粒、幼红细胞增多：如骨髓增生异常综合征等。

三、临床分类

（1）依据发病和病情可分为：急性溶血和慢性溶血。

（2）依据溶血的部位可分为：原位溶血、血管内溶血和血管外溶血。

（3）依据溶血的病因可分为：红细胞自身异常和红细胞外部异常所致的溶血。

四、治疗原则

（1）病因治疗：去除病因，针对溶血性贫血发病机制的治疗。

（2）对症治疗：针对贫血及溶血性贫血引起的并发症等的治疗。

第六节　自身免疫性溶血性贫血

一、概述

自身免疫性溶血性贫血（autoimmune hemolytic anemia，AIHA）是由于机体免疫功能紊乱、产生自身抗体，导致红细胞破坏加速（溶血）超过骨髓代偿时发生的贫血。根据有无病因，分为原发性和继发性 AIHA；根据致病抗体最佳活性温度，分为温抗体型和冷抗体型 AIHA［包括冷凝集素综合征（cold agglutinin syndrome，CSA）及阵发性冷性血红蛋白尿症（paroxysmal cold hemoglobinuria，PCH）］；根据红细胞自身抗体检测结果，分为自身抗体阳性型和自身抗体阴性型。

二、诊断标准及鉴别诊断要点

（一）临床表现

（1）贫血：多为慢性血管外溶血，起病缓慢。感染等诱因可使溶血加重，发生溶血危象及红细胞再生障碍性贫血危象。

（2）黄疸：1/3 的患者有贫血及黄疸，长期高胆红素血症可并发胆石症、血色病及肝功能损害。

（3）脾大：半数以上患者有轻到中度脾大，1/3 有肝大。

（4）血栓栓塞性疾病：多见于抗磷脂抗体阳性患者。

（5）合并免疫性血小板减少，称为 Evans 综合征。

（二）辅助检查

（1）血象及骨髓象：正细胞正色素性贫血，网织红细胞比例增高；骨髓呈代偿性增生，以幼红细胞增生为主。

（2）特异性检查：抗人球蛋白试验（Coombs 试验），①直接抗球蛋白试验（direct antiglobulin test，DAT）；②间接抗球蛋白试验（indirect antiglobulin test，IAT）；③冷凝集素试验检测血清中冷凝集素；④冷热溶血试验检测冷热双相溶血素（D-L 抗体）。

（3）溶血相关的其他实验室检查。

（三）AIHA 诊断标准

（1）血红蛋白水平达贫血标准。

（2）检测到红细胞自身抗体。

（3）至少符合以下任意一条：①网织红细胞百分比＞4%或绝对值＞120×10^9/L；②结合珠蛋白＜100mg/L；③总胆红素≥17.1μmol/L（以非结合胆红素升高为主）。

三、治疗方案

（一）病因治疗

积极寻找病因，迅速脱离诱发溶血的病因（如药物），治疗原发病（如感染、肿瘤）。

（二）控制溶血反应

（1）糖皮质激素：按泼尼松计算，剂量为 0.5~1.5mg/（kg·d），可换算为地塞米松、甲泼尼龙等。有效者泼尼松剂量在 4 周内逐渐减至 20~30mg/d，最终减至 5mg/d 且症状持续缓解 2~3 个月，考虑停用糖皮质激素。

（2）二线治疗：二线治疗有脾切除、利妥昔单抗、环孢素 A 和细胞毒性免疫抑制剂等。以下情况建议二线治疗：①对糖皮质激素耐药或维持剂量超过 15mg/d（按泼尼松计算）；②其他禁忌或不耐受糖皮质激素治疗；③ AIHA 复发；④难治性或重型 AIHA。

（3）脾切除：对于难治性温抗体型 AIHA，可考虑脾切除。

（4）利妥昔单抗：利妥昔单抗剂量为 375mg（m²·d），第 1、8、15、22 日使用，共 4 次。乙型肝炎病毒（HBV）感染患者应在抗病毒药有效控制并持续给药的情况下使用利妥昔单抗。

（5）细胞毒性免疫抑制剂：最常用的有环磷酰胺、硫唑嘌呤、长春碱属药物等。

（6）CsA：治疗 AIHA 已被较广泛应用，多以 3mg/（kg·d）起给药，维持血药浓度（谷浓度）不低于 150pg/L。

（7）冷抗体型 AIHA 的治疗：是继发性 AIHA，治疗 AIHA 的同时保温非常重要。

（8）其他药物和治疗方法：大剂量静脉免疫球蛋白、血浆置换对 IgM 型冷抗体效果较好。

（三）输血

贫血较重者应输注洗涤红细胞，抢救时不强调应用洗涤红细胞。输血前加用糖皮质激素减轻输血反应的发生，并注意碱化利尿、电解质平衡。

四、AIHA 疗效标准

1. 痊愈

继发于感染者，在原发病治愈后，AIHA 也治愈；无临床症状、无贫血、DAT 阴性；CAS 者的冷凝集素效价正常；PCH 者的冷热溶血试验阴性。

2. 完全缓解

临床症状消失，红细胞计数、Hg 水平和网织红细胞百分比均正常，血清总胆红素水平正常。DAT 和 IAT 结果阴性。

3. 部分缓解

临床症状基本消失，Hg ＞ 80g/L，网织红细胞百分比＜ 4%，血清总胆红素＜ 34.2pmol/L。DAT 结果阴性或仍然阳性但效价较前明显下降。

4. 无效

仍然有不同程度贫血和溶血症状，实验室检查未达到部分缓解的标准。

五、预后

AIHA 大多预后良好，部分存在反复发作，要尽量寻找导致 AIHA 的病因。

【参考文献】

［1］葛均波，徐永健 . 内科学［M］. 8 版 . 北京：人民卫生出版社，2013.

［2］中华医学会血液学分会红细胞疾病（贫血）学组 . 自身免疫性溶血性贫血诊断与治疗中国专家共识［J］. 中华血液学杂志，2017，38（4）：265-267.

［3］沈悌，赵永强 . 血液病诊断及疗效标准［M］. 4 版 . 北京：科学出版社，2018.

［4］MICHALAK S S，OLEWICA-GAWLIK A，RUPA-MATYSEK J，et al. Autoimmune hemolytic anemia：current knowledge and perspectives［J］. Immun Ageing，2020，17（1）：38.

（林艳娟）

第七节　阵发性睡眠性血红蛋白尿症

一、概述

阵发性睡眠性血红蛋白尿症（paro-sysmal nocturnal hemoglobrinuria，PNH）是造血干细胞发生 PIG-A 基因突变，导致糖基磷脂酰肌醇（glycophosphatidyl inositol，GPI）锚定蛋白合成障碍，引发细胞膜锚蛋白缺失，补体活化异常所致的溶血性疾病。PNH 是一种获得性造血干细胞克隆（PNH 克隆）性疾病。

二、诊断标准及鉴别诊断要点

（一）临床表现

（1）溶血表现：黄疸，尿液可呈红葡萄酒样或酱油样，可伴有胆石症。

（2）血细胞减少表现：不同程度贫血，白细胞减少可出现各种感染，血小板减少可有出血表现。

（3）反复发作的静脉血栓。

（二）诊断标准

1. 国内诊断 PNH 条件

临床表现符合，且以下实验室检查具备（1）项或（1）（2）项者皆可诊断。

（1）酸化血清溶血试验（Ham 试验）、糖水试验、蛇毒因子溶血试验、尿含铁血黄素试验等试验中凡符合下述任何一种情况即可诊断：①其中有 2 项以上阳性；②1 项阳性，但需具备该试验 2 次阳性或 1 次阳性且结果可靠，有溶血或血红蛋白尿证据，或能除外其他溶血（见鉴别诊断）。

（2）流式细胞术检测发现外周血成熟红细胞和成熟粒细胞 CD55 或 CD59 阴性＞ 10%（5%~10% 为可疑）。

2. AA-PNH 综合征的诊断

凡 AA 转化为 PNH，或同时兼有两者特征而以某病为主，可将本综合征再分为下列 4 种情况。

（1）AA → PNH：指原有肯定的 AA（或未能诊断的 PNH 早期表现），转化为确定的 PNH，AA 的表现已不明显。

（2）PNH → AA：指原有肯定的 PNH［而非下述的第（4）类］，转为明确的 AA，PNH 的表现已不明显。

（3）PNH 伴有 AA 特征：指临床及实验室检查所见均说明病情仍以 PNH 为主，但伴有 1 个或 1 个以上部位骨髓增生低下、有核细胞减少、网织红细胞不增高等 AA 表现者。

（4）AA 伴有 PNH 特征：指临床及实验室检查所见均说明病情仍以 AA 为主，但具有 PNH 的实验室诊断结果阳性者。

3. 国际 PNH 工作组（I-PIG）

国际 PNH 工作组（I-PIG）将 PNH 患者分为如下几类（表 1-7-1）。

表 1-7-1　国际工作组针对阵发性睡眠性血红蛋白尿症的临床分类和各类别特征

分类	血管内溶血的速率	骨髓	流式细胞术
经典型	LDH 显著增高伴阵发性的血红蛋白尿	增生活跃伴红系造血旺盛或出现轻微形态异常	GPI 中性粒细胞 > 50%
合并其他骨髓衰竭性疾病	轻度（常伴溶血的生化指标的微量异常）	伴有骨髓衰竭证据（AA 或低危 MDS）	GPI 中性粒细胞 < 10%
亚临床型	无血管内溶血的证据	伴有骨髓衰竭的证据（AA 或低危 MDS）	使用高敏感的流式细胞检测手段，可见 < 1% 的 GPI 中性粒细胞

（三）鉴别诊断

应与再生障碍性贫血、骨髓增生异常综合征、自身免疫性溶血性贫血、遗传性球形红细胞增多症、阵发性冷性血红蛋白尿、冷凝集素综合征、葡萄糖 -6- 磷酸脱氢酶（G6PD）缺乏症相鉴别。

三、治疗

确诊 PNH 后，不一定需要立即治疗。亚临床 PNH 若无症状可暂不治疗，但要每 6~12 个月定期进行随访。PNH 的治疗目标是根除 PNH 克隆和控制溶血。

（一）支持对症治疗

（1）血制品支持：不用选择洗涤红细胞。

（2）补充叶酸（5mg，每日 1 次），铁缺乏时可小剂量补充铁剂。

（3）以骨髓造血衰竭为主要表现的 PNH 患者，应使用雄激素（如十一酸睾酮、达那唑）、促红素、免疫抑制剂（如环孢素）等治疗。

（二）控制溶血发作

（1）糖皮质激素：如泼尼松 0.75~1mg/（kg·d），重度血红蛋白尿或危象可予大剂量甲泼尼龙或地塞米松静脉冲击治疗。

（2）碳酸氢钠：口服片剂 0.5~1.0g，每日 3 次或针剂 125ml，静脉滴注，每日 1 次。

（3）膜稳定剂：维生素 E 100mg，每日 3 次。

（4）补体抑制剂：如依库珠单抗（eculizumab），为补体 C5 的人源化单克隆抗体，能有效抑制补体膜攻击复合物的形成，减轻溶血发作，明显降低输血依赖性和血栓风险，但因骨髓造血衰竭导致的输血依赖不适用于依库珠单抗治疗，依库珠单抗治疗可能增加突破性的溶血和感染风险。

（三）防治血栓

对于血栓形成高危者（粒细胞 GPI 阴性克隆超过 50%，曾有血栓栓塞发生，蛋白 C、蛋白 S 活性降低，D- 二聚体多次超过正常值 2 倍，合并糖尿病，长期吸烟者）给予抗凝治疗，常用华法林 1~2mg/d，酌情调整用药量，保持 INR 在 2.0~3.0 之间为宜。

（四）其他治疗

1. 联合化疗

对于激素原发耐药、继发耐药或激素依赖的溶血不易控制、反复发作的骨髓增生良好的 PNH 患者可采用化疗，如 DA 或 HA 方案化疗，加造血刺激因子（G-CSF 和 EPO），化疗的剂量应偏小，疗程应缩短，应用造血因子促进正常克隆恢复。

2. 异基因造血干细胞移植

是目前唯一可能治愈本病的治疗手段，适合于骨髓衰竭、克隆演变（MDS、AML）的患者，但要权衡利弊，慎重选择。

3. 妊娠期 PNH 患者处理

PNH 患者妊娠期间病死率较高，治疗主要以输注红细胞和血小板、改善贫血和预防出血为主。必要时给予低分子量肝素预防血栓，直至婴儿出生后 6 周。

四、PNH 疗效标准

1. 近期临床痊愈

1 年无 Hb 尿发作，无输血，血常规、网织红细胞恢复正常。

2. 近期临床缓解

1 年无 Hb 尿发作，无输血，血红蛋白恢复正常。

3. 近期明显进步

Hb 尿发作频度、贫血程度、骨髓增生状况中任一项进步 2 级。

4. 近期进步

Hb 尿发作频度、贫血程度、骨髓增生状况中任一项有进步。

5. 无效

病情无变化或恶化。

五、预后

一般预后良好，但如果并发骨髓造血衰竭或致命性并发症者，预后不佳。

【参考文献】

［1］中华医学会血液学分会红细胞疾病（贫血）学组.阵发性睡眠性血红蛋白尿症诊断与治疗中国专家共识［J］.中华血液学杂志，2013，34（3）：276-279.

［2］中国生物工程学会细胞分析专业委员会，中国免疫学会血液免疫分会临床流式细胞术学组，中华医学会血液学分会红细胞学组.阵发性睡眠性血红蛋白尿症流式细胞术检测中国专家共识（2021年版）［J］.中华血液学杂志，2021，42（4）：281-287.

［3］付蓉.我如何诊治阵发性睡眠性血红蛋白尿症［J］.中华血液学杂志，2018，39（11）：887-891.

（祝亮方　林艳娟）

第八节　异常血红蛋白病

一、概述

血红蛋白病（hemoglobinopathy）是由于珠蛋白肽链分子结构异常（异常血红蛋白病）或珠蛋白肽链合成数量异常（珠蛋白生成障碍性贫血，又称地中海贫血）所引起的一组遗传性血液病，为常染色体显性遗传病。珠蛋白有两种肽链，一种是 α 链，另一种是非 α 链（β、γ 及 δ 链），每一条肽链和一个血红素连接，构成一个血红蛋白单体。正常人出生后有三种血红蛋白：血红蛋白 A（HbA）占 95% 以上，由一对 α 链和一对 β 链组成（$\alpha_2\beta_2$）；血红蛋白 A_2（HbA_2）占 2%~3%，由一对 α 链和一对 δ 链组成（$\alpha_2\delta_2$）；胎儿血红蛋白（HbF）在出生 6 个月后含量仅 1% 左右，由一对 α 链和一对 γ 链组成（$\alpha_2\gamma_2$）。

二、诊断标准及鉴别诊断要点

临床可表现为溶血性贫血、高铁血红蛋白血症以及因血红蛋白氧亲和力增高（减低）而引起组织缺氧(代偿)性红细胞增多所致的发绀。临床表现结合实验室检查即可做出诊断。

（一）珠蛋白肽链分子结构异常

多数不伴功能改变，以下几种有临床意义。

1. 镰状细胞贫血

β 珠蛋白肽链第 6 位谷氨酸被缬氨酸替代所致，又称血红蛋白 S（HbS）病。患者出生后 3~4 个月即有黄疸、贫血及肝脾肿大，发育较差。体外重亚硫酸钠镰变试验时可见大量镰状红细胞。

2. 不稳定血红蛋白病

血红蛋白的 α 或 β 珠蛋白肽链与血红素紧密结合的氨基酸发生替代或缺失，使之易受氧化而丢失血红素，结果珠蛋白链在细胞内发生沉淀，形成海因茨小体。患者海因茨小体生成试验阳性，异丙醇试验和热变性试验阳性。

3. 血红蛋白 M（HbM）病

本病发生率低，仅发现杂合子，病情相对轻，患者可有发绀，高铁血红蛋白增高，溶血多不明显，无需治疗。

4. 氧亲和力异常的血红蛋白病

血红蛋白氧亲和力比正常 HbA 增高 4~6 倍，重者可引起组织缺氧或代偿性红细胞增多症。

5. HbE 病

是我国最常见的异常血红蛋白病，靶形红细胞可达 25%~75%。

（二）珠蛋白肽链合成数量异常

珠蛋白肽链合成数量异常（称地中海贫血或海洋性贫血），是珠蛋白肽链合成受到部分或完全抑制所引起的遗传性溶血性贫血。

1. α 地中海贫血

α 地中海贫血是 α 珠蛋白基因缺失或缺陷，导致 α 珠蛋白链合成减少或缺乏的一种疾病。1 条 16 号染色体上有 2 个 α-珠蛋白基因（α_2 和 α_1 基因），表型以"α α/"表示；正常人有 4 个 α-珠蛋白基因，以"α α/α α"表示。当 α-珠蛋白基因出现一个或多个缺陷时，会导致 α 地中海贫血。多数 α 地中海贫血是由基因缺失引起的，少数由基因突变引起。根据 α 基因缺失的程度，可以分为以下几种类型：

（1）静止型或标准型 α 地中海贫血：如果 4 个 α 基因仅缺失 1 个，表现为静止型；如缺失 2 个则为标准型，患者无症状，血红蛋白电泳无异常发现。

（2）血红蛋白 H（hernoglobin H，HbH）病：4 个 α 基因仅缺失 3 个则为 β 珠蛋白四聚体（β_4）病，患者贫血轻到中度，伴肝脾肿大和黄疸，少数贫血可达重度。

（3）血红蛋白 Bart 胎儿水肿综合征：父母双方均为 α 地中海贫血，4 个 α 基因全部缺失，胎儿皮肤苍白，全身水肿伴腹水，肝脾显著肿大，是 α 地中海贫血最严重的类型；胎儿多死于宫内或产后数小时。

2. β 地中海贫血

β 地中海贫血是 β 珠蛋白基因缺失或缺陷，导致 β 珠蛋白链合成减少或缺乏的一种疾病。1 条 11 号染色体上有 1 个 β-珠蛋白基因，正常人有 2 个 β-珠蛋白基因，以"β/β"表示。多数 β 地中海贫血是由基因突变引起。如果父母双方均为 β 地中海贫血杂合子，则其子女有 1/4 为纯合子（重型），2/4 为杂合子（轻型），另 1/4 正常。根据 β 基因缺失的程度，可以分为以下几种类型：

（1）轻型：临床无症状或有轻度贫血，偶有轻度脾大。胎儿血红蛋白（Fetal hemoglobin，HbF）正常或轻度增加（< 5%）。

（2）中间型：中度贫血，脾大，少数有轻度骨骼改变，性发育迟缓，可见靶形红细胞。HbF 可达 10%。

（3）重型（Cooley 贫血）：患儿出生后半年皮肤逐渐苍白，贫血进行性加重，有黄疸及肝脾大。靶形红细胞可达 10%~35%，患儿生长发育迟缓，骨质疏松，易骨折，呈特殊面容，表现为额部隆起，鼻梁凹陷，眼距增宽。

3. 地中海贫血简易诊断思路

见图 1-7-1。

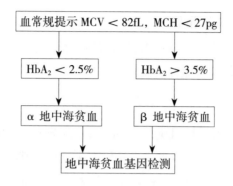

图 1-7-1 地中海贫血简易诊断思路

（三）异常血红蛋白病的鉴别诊断

见表 1-8-1。

表 1-8-1 异常血红蛋白病的鉴别诊断

症状	异常血红蛋白病	特点	鉴别疾病	鉴别要点
溶血性贫血	血红蛋白S病、血红蛋白C病、不稳定血红蛋白病	血红蛋白电泳正常，血红蛋白变性试验阳性	自身免疫性溶血、红细胞酶或膜缺陷的溶血性贫血	血红蛋白电泳正常，血红蛋白变性试验阴性
红细胞增多	高氧亲和力血红蛋白病	氧解离曲线左移，动脉氧压正常，EPO增高	真性红细胞增多症、其他继发性红细胞增多症	氧解离曲线正常
紫绀	血红蛋白M病、氧亲和力减低的异常血红蛋白病	吸收光谱异常、有家族史，氧解离曲线右移，发绀与活动无关	后天性高铁血红蛋白血症，酶缺乏性高铁血红蛋白血症	有生活、工业、用药原因，酶测定异常
栓塞	血红蛋白S病、高氧亲和力血红蛋白病	镰变试验阳性，氧解离曲线左移	引起栓塞的其他血液病、血管病	镰变试验阴性及氧解离曲线正常

注：①地中海贫血临床常见表现为小细胞性贫血，需要与其他小细胞性贫血疾病相鉴别，如缺铁性贫血、慢性病贫血；②血红蛋白异常性疾病，除了先天性遗传外，也可能是后天获得性的。

三、治疗

（一）主要治疗

1. 输血

轻型地中海贫血不需治疗，青少年应采用高量输血疗法以保证比较正常的生长发育。

2. 祛铁治疗

铁过载患者（如当接受输注 10~20U 红细胞或血清蛋白浓度大于 1000μg/L 时）应行祛铁治疗。

（二）脾切除

对输血依赖明显增多、巨脾及脾功能亢进且年龄在 5 岁以上者，可行脾切除术或脾动脉栓塞术，以减轻溶血。

（三）促造血治疗

羟基脲、罗特西普（luspatercept）对 β 地中海贫血有一定的疗效。

（四）造血干细胞移植

重型地中海贫血患者可考虑行异基因造血干细胞移植。

（五）基因疗法

基因修饰的自体干细胞移植已取得了一定的进展，但还没有广泛应用到临床。

四、预防

开展育龄夫妇地中海贫血基因的规范筛查并对携带者进行规范管理，是控制重型地中海贫血患儿出生的重要措施。

五、预后

地中海贫血患者的预后主要取决于基因分型，输血依赖患者血液和腹腔肿瘤的发生率明显高于其他患者。

【参考文献】

［1］中华医学会血液学分会红细胞疾病学组．非输血依赖型地中海贫血诊断与治疗中国专家共识（2018 年版）［J］．中华血液学杂志，2018，39（9）：705-708.

［2］中华医学会围产医学分会，中华医学会妇产科学分会产科学组．地中海贫血妊娠期管理专家共识［J］．中华围产医学杂志，2020，3（9）：577-584.

［3］TAHER A T, CAPPELLINI M D, KATTAMIS A, et al. Luspatercept for the treatment of anaemia in non-transfusion-dependent β-thalassaemia（BEYOND）: a phase 2, randomised, double-blind, multicentre, placebo-controlled trial［J］. Lancet Haematol, 2022; 9: e733-744.

［4］ITALIA K Y, JIJINA F F, MERCHANT R, et al. Effect of hydroxyurea on the transfusion requirements in patients with severe HbE-beta-thalassaemia: a genotypic and phenotypic study［J］. J Clin Pathol, 2010, 63（2）: 147-150.

［5］CHUNG，W S，LIN C L，LIN C L，et al. Thalassaemia and risk of cancer：a population-based cohort study［J］. J Epidemiol Community Health，2015，69（11）：1066-1070.

［6］中华医学会血液学分会红细胞疾病（贫血）学组 . 中国输血依赖型 β 地中海贫血诊断与治疗指南（2022 年版）［J］. 中华血液学杂志 . 2022，43（11）：889-896.

（祝亮方　林艳娟）

第九节 真性红细胞增多症

一、概述

真性红细胞增多症（polycythemia vera，PV）是一种以克隆性红细胞异常增多为主的慢性骨髓增殖性疾病。

二、诊断标准及鉴别诊断要点

（一）临床表现

（1）起病隐匿，好发于中老年，男性稍多于女性。皮肤黏膜红紫，血液黏滞度增高可致血流缓慢和组织缺氧，表现为头痛、眩晕、多汗、疲乏、肢端麻木与刺痛等症状；约半数患者合并高血压病。

（2）伴血小板增多时，可有血栓形成或发生梗死。

（3）嗜碱性粒细胞增多时可致消化性溃疡、瘙痒症、高尿酸血症，少数可出现痛风、肾结石及肾功能损害。

（4）伴肝脾肿大者，可引起腹胀、纳差、便秘，发生脾梗死引起脾区疼痛。

（5）病程进展分期：①红细胞及血红蛋白增多期，可持续数年；②骨髓纤维化期，常在诊断后 5~13 年发生；③贫血期有巨脾、髓外发生和全血细胞减少，个别演变为急性白血病。

（二）实验室检查

（1）必检项目：①外周血细胞计数；②骨髓穿刺涂片和外周血涂片分类计数；③骨髓活检组织切片病理细胞学分析，铁染色和网状纤维（嗜银）染色；④血清促红细胞生成素（EPO）、血清铁、血清铁蛋白水平、乳酸脱氢酶（LDH）、尿酸和肝功能测定；⑤ *JAK2V617F* 和 *JAK2exon 12* 基因突变检测（骨髓或外周血）；⑥肝脏、脾脏超声或 CT 检查。

（2）对于血小板计数增高和（或）脾大或有临床不能解释的出血患者，建议进行凝血酶原时间（prothrombin timc，PT）、活化部分凝血活酶时间（actived partial thromboplastim，APTT）、血管性血友病因子胶原结合试验（von Willebrand factor collagen binding assay，vWF：CBA）等活性测定。

（3）对有家族病史者建议筛查 *EPOR*、*VHL*、*EGLN1/PHD2*、*EPAS1/HIF2α*、*HGBB*、*HGBA* 和 *BPGM* 等基因突变。

（4）二代测序（next-generation sequencing，NGS）不作常规推荐，但采用包括 *LNK*、*CBL*、*TET2*、*ASXL1*、*IDH*、*IKZF1*、*EZH2*、*DNMT3A*、*TP53*、*NFE2*、*SF3B1*、*SRSF2* 和 *U2AF1* 等基因的套餐（panel）靶向测序结果有助于患者总生存期（overall survival，OS）、无纤维化生存和白血病转化率的评估，可酌情选择。

（三）PV 的诊断标准［WHO (World Health Organization) 2016 诊断标准］

（1）主要标准：①男性 Hb > 165g/L、女性 Hb > 160g/L，或者男性 HCT > 0.49、女性 HCT > 0.48，或者 HCT 在正常预测均值的基础上升高 > 25%；②骨髓病理提示年龄矫正的高度增生和三系增生伴多形性成熟巨核细胞；③*JAK2V617F* 或 *JAK212* 号外显子基因突变。

（2）次要标准：血清 EPO 水平低于正常参考值。

（3）诊断要求：3 项主要标准，或者前 2 项主要标准 + 次要标准。如果主要标准 3 和次要标准同时满足，且男性 Hb > 185g/L、女性 Hb > 165g/L，或者男性 HCT > 0.55、女性 HCT > 0.495，主要标准 2（骨髓病理）不必要求。

（四）PV 后骨髓纤维化（post-PV MF）的诊断标准

（1）必要标准：①之前按 WHO 2016 诊断标准确诊 PV；②骨髓活检提示纤维组织分级为 2~3 级（按 0~3 级标准）。

（2）附加标准（至少满足 2 条）：①贫血或不需持续静脉放血或降细胞治疗来控制红细胞增多；②外周血可见幼红、幼粒细胞；③进行性脾肿大；④以下 3 种体征中至少出现 1 项，6 个月内体重下降 > 10%、盗汗、不明原因发热（T > 37.5℃）。

（五）鉴别诊断

（1）继发性红细胞增多症：①缺氧所致红细胞增多，如长期高原居住、慢性肺疾病、发绀性先天性心脏病、大量吸烟或一氧化碳中毒、睡眠呼吸暂停综合征、肾动脉狭窄等；②非组织缺氧所致红细胞增多，药物（使用雄激素、EPO 治疗）或分泌 EPO 增多的肿瘤。

（2）相对性红细胞增多症：见于脱水、烧伤、慢性肾上腺皮质功能减退所致的血液浓缩。

（3）其他骨髓增殖性疾病：如原发性血小板增多症、慢性髓细胞白血病等。

三、预后分组

（一）血栓风险分组

按年龄和血栓病史分为高危组和低危组。

（1）高危组：年龄 ≥ 65 岁和（或）此前有 PV 相关动脉或静脉血栓。

（2）低危组：年龄 < 65 岁和（或）此前无 PV 相关动脉或静脉血栓。

（二）生存预后分组

（1）患者未行 NGS，则采用 IWG-PV 预后分组积分系统，依据年龄（≥ 67 岁，5 分；57~66 岁，2 分）、WBC > 15 × 10^9/L（1 分）和静脉血栓史（1 分），分为低危组（0 分）、中危组（1 或 2 分）和高危组（≥ 3 分），中位 OS 时间分别为 28、19、11 年。

（2）患者行 NGS，可采用加入基因突变的预后分组积分系统，依据 *SRSF2* 基因突变（3 分）、年龄＞ 67 岁（2 分）、WBC ≥ 15×10⁹/L（1 分）、血栓史（1 分），将患者分为低危组（0~1 分）、中危组（2~3 分）和高危组（≥ 4 分），中位 OS 时间分别为 24、13.1、3.2 年。

（三）post-PV 生存预后分组

采用 PV 和 ET 继发骨髓纤维化预后模型（MYSEC-PM），依据确诊时年龄（分值为 0.15× 年龄）、HGB＜110g/L（2 分）、外周血原始细胞比例≥ 3%（2 分）、无 CALR Ⅰ型突变（2 分）、PLT＜150×10⁹/L（1 分）和有体质性症状（1 分），将患者分为低危组（＜11 分）、中危组 1（≥ 11 分且＜14 分）、中危 2 组（≥ 14 分且＜16 分）和高危组（≥ 16 分）。

四、治疗

（一）治疗目标

避免初发或复发的血栓形成、控制疾病相关症状、预防 post-PV MF 和（或）急性白血病转化。现阶段治疗策略主要依据患者血栓风险预后分组来加以制定。多血症期治疗目标是控制红细胞压积（HCT）＜45%。

（二）治疗选择

1. 共存疾患和对症处理

有高血压、高血脂、糖尿病等共存疾病的患者，应同时配合相关科室，积极进行相应处理，控制病情。

2. 血栓预防

确诊患者均应进行血栓预防。首选口服低剂量阿司匹林（70~100mg/d），不能耐受的患者可选用口服氯吡格雷 75mg/d 或双嘧达莫 25~50mg，每日 3 次。

3. 静脉放血

开始阶段为每次 300~450mL，每周 1 次或 2 次，HCT 降至正常（＜45%）后可延长放血间隔时间。年龄低于 50 岁且无血栓病史患者可首选此种治疗方法。必要时采取红细胞单采去除术可短时间内快速降低 HCT。能有效使升高的血液黏度降低或恢复正常，对改善头痛等症状有益。以防红细胞及血小板反跳性增高，高危患者需联合降细胞治疗。

4. 降细胞治疗

降细胞治疗适用于高危患者。对静脉放血不能耐受或需频繁放血、有症状或进行性脾大、有严重的疾病相关症状、PLT＞1500×10⁹/L，以及进行性白细胞增高亦为降细胞治疗指征。羟基脲或常规剂型干扰素 α（IFN-α）和长效 INF-α（聚乙二醇干扰素 α 和聚乙二醇脯氨酸干扰素 α）为任何年龄需降细胞治疗 PV 患者的一线药物。小于 60 岁患者推荐首选干扰素，年长患者（＞70 岁）可考虑口服白消安（2~4mg/d）。

（1）羟基脲：起始剂量为 30mg/（kg·d），口服，1 周后改为 5~20mg/（kg·d），需维持给药并调整用药剂量。

（2）干扰素（IFN-α）：常规剂型 IFN-α 用药剂量为（9~25）×10^6 单位 / 周（分 3 次皮下注射）。聚乙二醇干扰素 α 起始剂量为 45μg，每周 1 次，聚乙二醇脯氨酸干扰素 α 起始剂量为 100μg，每 2 周 1 次。

5. JAK2 抑制剂

芦可替尼已经被美国食品药品监督管理局（U. S. Food and Drug Aministration，FDA）批准用于治疗羟基脲疗效不佳或不耐受伴有脾大的 PV 患者（表 1-9-1）。推荐起始剂量为 20mg/d，在开始治疗的前 4 周不进行剂量调整，每次剂量调整间隔不应少于 2 周，最大剂量不超过 50mg/d。芦可替尼最常见的血液学不良反应为 3/4 级的贫血、血小板减少以及中性粒细胞减少。治疗过程中，出现贫血的患者可加用 EPO 或达那唑，外周血 PLT ＜ 50×10^9/L 或中性粒细胞绝对值 ＜ 0.5×10^9/L、HGB ＜ 80g/L 应停药。停药应在 7~10 日内逐渐减停，避免突然停药，停药过程中推荐加用泼尼松（20~30mg/d）。

表 1-9-1　真性红细胞增多症羟基脲治疗耐药或不耐受的判断标准

至少 2g/d 羟基脲治疗 3 个月后，仍需放血以维持红细胞压积（HCT）＜ 45%
至少 2g/d 羟基脲治疗 3 个月后，仍不能控制骨髓增殖（PLT ＞ 400×10^9/L 及 WBC ＞ 10×10^9/L）
至少 2g/d 羟基脲治疗 3 个月后，触诊的巨大脾脏未能缩小 50% 以上或脾大相关的临床症状未能完全缓解
在使疾病达到完全或部分临床血液学反应所需的羟基脲最小剂量下，中性粒细胞绝对值（ANC）＜ 1×10^9/L 或 PLT ＜ 100×10^9/L 或 HGB ＜ 100g/L
任何剂量羟基脲治疗下，出现小腿溃疡或其他不能耐受的羟基脲相关非血液学毒性（皮肤黏膜表现、胃肠道症状、肺炎、发热等）

6. PV 后 MF 和白血病变患者的治疗

参照相应 MF 和白血病的专家共识及指南处理。

五、疗效判断标准

根据欧洲白血病网以及骨髓增殖性肿瘤研究和治疗国际工作组 2013 年修订的 PV 疗效评价标准（表 1-9-2），主要包括临床血液学及骨髓组织学评价两方面。分子生物学疗效对于评价完全缓解（CR）或部分缓解（PR）不是必需的。完全分子生物学缓解定义为：原先存在的异常完全消失。部分分子生物学缓解仅用于基线的等位基因突变负荷 ≥ 20% 且等位基因突变负荷下降 ≥ 50% 的患者。

表 1-9-2 真性红细胞增多症疗效评价标准

疗效标准	定义
完全缓解（CR）	以下 4 条必须全部符合： ①包括可触及的肝、脾大等疾病相关体征持续（≥ 12 周）消失，症状显著改善（MPN-SAF TSS 积分下降≥ 10 分）； ②外周血细胞计数持续（≥ 12 周）缓解，未行静脉放血情况下 HCT < 45%、PLT < 400×10^9/L、WBC < 10×10^9/L； ③无疾病进展，无任何出血或血栓事件； ④骨髓组织学缓解，按年龄校正后的骨髓增生程度正常，三系高度增生消失和无 > 1 级的网状纤维（欧洲分级标准）
部分缓解（PR）	以下 4 条必须全部符合： ①包括可触及的肝、脾大等疾病相关体征持续（≥ 12 周）消失，症状显著改善（MPN-SAF TSS 积分下降≥ 10 分）； ②外周血细胞计数持续（≥ 12 周）缓解，未行静脉放血情况下 HCT < 45%、PLT < 400×10^9/L、WBC < 10×10^9/L； ③无疾病进展，无任何出血或血栓事件； ④未达到骨髓组织学缓解，存在三系高度增生
无效（NR）	疗效未达到 PR
疾病进展（progressive disease，PD）	演进为真性红细胞增多症后骨髓纤维化（post-PV MF）、骨髓增生异常综合征或急性白血病

六、预后

PV 病程可长达 10 年以上。血栓并发症是 PV 患者致死的主要原因，个别 PV 可演变为急性白血病。

【参考文献】

［1］中华医学会血液学分会白血病淋巴瘤学组 . 真性红细胞增多症诊断和治疗中国专家共识（2016 年版）［J］. 中华血液学杂志，2016，37（4）：265-268.

［2］ARBER D A，ORAZI A，HASSERJIAN R，et al. The 2016 revision to the World Health Organization classification ofmyeloid neoplasms and acute leukemia［J］. Blood，2016，127（20）：2391-2405.

［3］沈悌，赵永强 . 血液病诊断及疗效标准［M］. 4 版 . 北京：科学出版社，2018.

［4］KAUSHANSKY K，MARSHALL A L，JOSEF T P，et al. Williams Hematology［M］. 9th ed. McGraw-Hill Education，2018.

［5］中华医学会血液学分会白血病淋巴瘤学组．真性红细胞增多症诊断与治疗中国指南（2022年版）［J］．中华血液学杂志，2022，43（7）：537–541.

（连晓岚　林艳娟）

第二部分　白细胞疾病

急性髓系白血病（非 APL）

一、概述

急性髓系白血病（AML）是一类髓系造血干祖细胞来源的恶性克隆性疾病。临床以感染、出血、贫血和浸润为主要表现。

二、诊断标准和鉴别诊断要点

（一）AML 的诊断

1. 病史与体检

（1）年龄；有无血液病史，主要指骨髓增生异常综合征（MDS）、骨髓增殖性肿瘤（myeloproliferative neoplasm，MPN）等，是否具有治疗相关性（包括放疗、化疗），有无重要脏器功能不全（主要指心、肝、肾功能），有无髓外浸润，有无肿瘤家族史或遗传代谢性疾病史。

（2）贫血：注意贫血相关症状和体征。

（3）发热：主要是感染所致，注意查找感染部位和判断病原微生物。

（4）出血：注意皮肤黏膜和内脏出血表现，颅内出血和肺出血是常见死因。

（5）白血病浸润表现：①皮肤、牙龈浸润常见于急性单核细胞白血病；②胸骨压痛常见，肝脾肿大，而淋巴结肿大和骨关节痛更多见于 ALL；③髓系肉瘤是髓系原始细胞组成的一种髓外肿瘤，又名绿色瘤，好发在眼眶、副鼻窦、胸壁、乳房、唾液腺、纵隔、神经、胃肠道和泌尿生殖系等处。

2. 诊断急性髓系白血病的实验室检测项目

（1）血细胞计数及分类：大部分患者均有贫血，多为中重度；白细胞计数可高可低，血涂片可见不同数量的白血病细胞；血小板计数大多数低于正常。

（2）骨髓检查（MICM 分型相关检查）：① M 常规细胞形态学和细胞化学，必要时骨髓活检病理检查；② I 免疫学分型，白血病免疫分型全套；③ C 细胞遗传学，核型分析、FISH 检测（必要时）；④ M 分子学检测，急性白血病相关融合基因全套筛查，AML 相关基因突变检查，必要时定量检测，特别是与治疗、预后相关的基因。

3. AML 的诊断标准

外周血或骨髓原始粒（或原幼单核）细胞≥20%，可诊断为 AML。当患者被证实有克隆性重现性细胞遗传学异常 t（8；21）（$q22$；$q22$）、inv（16）（$p13$；$q22$）或 t（16；16）（$p13$；$q22$）以及 t（15；17）（$q22$；$q12$）时，即使原始细胞<20%，也应诊断为 AML。原始细胞≥20%，伴奥氏小体（Auer rod）或 POX 阳性可以诊断 AML。

（二）AML 的鉴别诊断

主要与骨髓增生异常综合征、巨幼红细胞贫血、某些感染相关白细胞异常等鉴别。

三、诊断分型及危险度分组

（一）AML 分型（依照欧洲白血病网，即 ELN2022）

1. AML 伴重现性基因异常

（1）APL 伴 t（15；17）（$q24.1$；$q21.2$）/PML：：RARA。

（2）AML 伴 t（8；21）（$q22$；$q22.1$）/RUNX1：：RUNX1T1。

（3）AML 伴 inv（16）（$p13.1$；$q22$）or t（16；16）（$p13.1$；$q22$）/CBFB：：MYH11。

（4）AML 伴 t（9；11）（$p21.3$；$q23.3$）/MLLT3：：KMT2A。

（5）AML 伴 t（6；9）（$p22.3$；$q34.1$）/DEK：：NUP214。

（6）AML 伴 inv（3）（$q21.3$；$q26.2$）or t（3；3）（$q21.3$；$q26.2$）/GATA2，MECOM（EVI1）。

（7）AML 伴其他罕见重现性易位。

（8）AML 伴 NPM1 突变。

（9）AML 伴 bZIP 框内 CEBPA 突变。

（10）AML 伴 t（9；22）（$q34.1$；$q11.2$）/BCR：：ABL1（原始细胞≥20%）。

2. 类别指定 AML（原始细胞≥20%）或 MDS/AML（原始细胞 10%~19%）

（1）AML 伴 TP53 突变。

（2）AML 伴骨髓增生异常基因突变（ASXL1，BCOR，EZH2，RUNX1，SF3B1，SRSF2，STAG2，U2AF1，ZRSR2）。

（3）AML 伴骨髓增生异常细胞遗传学异常。

（4）AML 非特指（not otherwise specified，NOS）。

3. 髓系肉瘤

（1）唐氏综合征相关髓系增生异常。

（2）唐氏综合征相关的短暂性异常髓系增生。

（3）唐氏综合征相关的髓系白血病。

（4）母细胞性浆细胞样树突细胞肿瘤。

4. 未定系列急性白血病

（1）急性未分化白血病。

（2）急性混合细胞白血病伴 *t*（9；22）（*q34.1*；*q11.2*）/*BCR*：：*ABL*。

（3）急性混合细胞白血病伴 *t*（*v*；*11q23.3*）/*KMT2A* 重排。

（4）急性混合细胞白血病伴 B/ 髓系，非特指。

（5）急性混合细胞白血病伴 T/ 髓系，非特指。

（6）治疗相关 AML 和 MDS 或 MPN 转化 AML 未独立分型，可作为诊断限定。

（二）预后和分层因素

（1）AML 不良预后因素：年龄 ≥ 60 岁，此前有 MDS 或 MPN 病史，治疗相关性 / 继发性 AML，高白细胞（≥ 100×10^9/L），合并中枢神经系统白血病（central nervous syster leukemia，CNSL），合并髓外浸润（除外肝、脾、淋巴结受累）。

（2）AML 遗传学危险度分级：60 岁以下 AML 遗传学预后分组见表 2-1-1。

表 2-1-1　AML 患者的预后危险程度

预后等级	遗传学异常
预后良好	*t*（8；21）（*q22*；*q22.1*）/*RUNX1*：：*RUNX1T1*
	inv（16）（*p13.1*；*q22*）or *t*（16；16）（*p13.1*；*q22*）/*CBFB*：：*MYH11*
	NPM1 突变但不伴有 *FLT3-ITD* 突变
	bZIP 框内 *CEBPA* 突变
预后中等	*FLT3-ITD* 突变伴野生型或突变型 *NPM1*
	t（9；11）（*p21.3*；*q23.3*）/*MLLT3*：：*KMT2A*
	其他异常
预后不良	*t*（6；9）（*p23*；*q34.1*）/*DEK*：：*NUP214*
	t（*v*；*11q23.3*）/*KMT2A* 重排
	t（9；22）（*q34.1*；*q11.2*）/*BCR*：：*ABL1*
	t（8；16）（*p11*；*p13*）/*KAT6A*：：*CREBBP*
	inv（3）（*q21.3*；*q26.2*）or *t*（3；3）（*q21.3*；*q26.2*）/*GATA2*，*MECOM*（*EVI1*）
	t（*3q26.2*；*v*）/*MECOM*（*EVI1*）重排
	-5 or *del*（*5q*）；*-7*；*-17*/*abn*（*17p*）
	复杂核型，单体核型
	ASXL1，*BCOR*，*EZH2*，*RUNX1*，*SF3B1*，*SRSF2*，*STAG2*，*U2AF1*，or *ZRSR2* 突变基因，且无预后良好异常。
	TP53 突变

注：C-kit D816 对 *t*（8；21）（*q22*；*q22*）、*inv*（16）（*p13*；*q22*）或 *t*（16；16）（*p13*；*q22*）对预后有影响，其他的突变位点对预后没有影响，仍归入预后良好组。

DNMT3a，RNA 剪接染色质修饰基因突变（*SF3B1*，*U2AF1*，*SRSF2*，*ZRSR2*，*EZH2*，*BCOR*，*STAG2*），这几种基因突变在同时不伴有 *t*（8；21）（*q22*；*q22*）、*inv*（16）（*p13q22*）或 *t*（16；16）（*p13*；*q22*）或 *t*（15；17）（*q22*；*q12*）时，预后不良。

四、AML 治疗

所有 AML 患者，原则上可以首选参加临床研究，不符合临床研究者条件的可参照下述建议进行治疗。对于伴有特异性白血病基因异常的 AML 可以联合应用相应靶向药物。治疗方案的选择主要根据患者对治疗的耐受性、遗传学危险度分层和治疗后微量残留病灶（mininal residual disease，MRD）进行动态调整。

（一）年龄＜60 岁的 AML 患者

1. 诱导缓解治疗

蒽环类药物［去甲氧柔红霉素（IDA）、柔红霉素（DNR）］联合标准剂量阿糖胞苷（Ara-C）（即 3+7 方案）。

2. 诱导治疗后监测

诱导治疗过程中建议于骨髓抑制期（停化疗后第 7 日）、恢复期（停化疗后第 21~28 日）复查骨髓。根据骨髓抑制期、血象恢复期的骨髓情况进行治疗调整。

（1）化疗后第 7 日复查骨髓：存在明显的残留白血病细胞（≥10%），且增生活跃，可考虑双诱导治疗；其他情况时，等待恢复。

（2）化疗后第 21~28 日复查骨髓：①完全缓解，进入缓解后治疗；②白血病细胞比例下降不足 60% 的患者，按诱导失败对待；③未取得完全缓解，但白血病细胞比例下降超过 60% 的患者可重复原方案再治疗 1 个疗程；增生低下，残留白血病细胞比例小于10% 时，等待恢复；残留白血病细胞比例大于等于 10% 时，按诱导失败对待。

3. AML 完全缓解后治疗的选择

按遗传学预后危险度分组治疗。缓解后患者每隔 3 个月复查细胞遗传学和 MRD，如果 MRD 持续阳性则按预后不良组处理。

1）预后良好组

重复诱导缓解治疗方案 1 个疗程（2 个疗程缓解者不重复），或者大剂量 Ara-C（$2\sim3g/m^2$，每 12 小时，至少 6 个疗程，4~6 个疗程，单药治疗。其后可以停止化疗，也可以再予适当的标准剂量进行化疗巩固。

2）预后中等组

（1）有条件 HSCT：通常认为 HSCT 能提高无事件生存期（event-free survival，EFS）和 OS，尤其有同胞全相合供者异基因造血干细胞移植（allogeneic hematopoietic stem cell transplantation，allo-HSCT）。至少在 1~2 疗程中大剂量 Ara-C 巩固化疗，继而行配型相合供体的异基因造血干细胞移植。

（2）无条件 HSCT：重复诱导缓解治疗方案 1 个疗程（2 个疗程缓解者不重复），然后多疗程的大剂量 Ara-C（$2\sim3g/m^2$，每 12 小时，至少 6 个剂量）4~6 疗程。

3）预后不良组

（1）临床研究。

（2）异基因造血干细胞移植。寻找供体者期间行 1~2 疗程的大剂量 Ara-C 为基础的化疗或标准剂量化疗，移植后维持治疗。

（3）无条件移植者予参照中危组巩固。

（二）年龄 ≥ 60 岁的 AML 患者

1. 年龄 60~75 岁患者的诱导治疗

老年患者首先进行综合评估，包括体能评估（ECOG、ADL、SPPB 等量表），认知功能评估（MMSE、3MS 量表），合并症评估（HCT-CI、CCI 评分*），危险分层（参照非老年 AML 分层），可利用网络综合评分系统（http：//amlcompositemodel. org/）。然后根据综合评估结果分层治疗：①Fit 组，ECOG 0~2 分且无主要伴随疾病，同时 MMSE、SPPB 均达标；②Un-fit 组，ECOG 0~2 分且无主要伴随疾病，认知能力损伤（MMSE < 28），生活能力损伤（SPPB < 9）；③Frail 组，ECOG > 2 分，CCI > 1 分，ADL < 100 分。

1）Fit 组，且没有不良预后因素（遗传学不良、前期血液病、治疗相关）

（1）标准剂量化疗：Ara-C［100mg/（m^2·d）×7 日］联合 IDA［10~12mg/（m^2·d）］或 DNR（45~60mg/m^2·d）。

（2）低强度化疗：同下。

2）Fit 组，有不良预后因素（遗传学不良、前期血液病、治疗相关）

（1）低强度化疗：维奈克拉（第 1 天 100mg，第 2 天 200mg，第 3~28 天 400mg）联合阿扎胞苷［75mg/（m^2·d）×7 天］或地西他滨［20mg（m^2·d）×5 天］，阿扎胞苷或地西他滨治疗，小剂量化疗如 CAG、CHG 方案，阿扎胞苷或地西他滨联合小剂量化疗。

（2）标准剂量化疗：同上。

3）Un-fit 组

（1）低强度化疗：同上。

（2）支持治疗。

2. 年龄 ≥ 75 岁或 < 75 岁但合并严重血液学合并症患者的治疗

（1）低强度化疗：同上。

（2）支持治疗。

3. 诱导治疗后骨髓情况监测及对策

化疗后第 21~28 日复查骨髓、血象。

---

*：CCI 评分链接：https：//m. medsci. cn/scale/show. do?id=e2fb221e9d。

（1）完全缓解，进入缓解后治疗。

（2）白血病细胞比例下降不足60%的患者，按诱导失败对待。

（3）未达完全缓解，但白血病细胞比例下降超过60%的患者，可重复原方案再治疗1个疗程。

（4）增生低下：残留白血病细胞比例 < 10% 时，等待恢复；残留白血病细胞比例 ≥ 10% 时，可按诱导治疗失败对待。

4. 完全缓解（CR）后的治疗选择

1）经标准剂量诱导化疗达 CR

（1）标准剂量 Ara-C 为基础的方案巩固强化治疗。可与蒽环类（IDA、DNR）或蒽醌类、高三尖杉酯碱（HHT）等联合。总的缓解后化疗周期为4~6个疗程。

（2）年龄小于70岁，一般状况良好、肾功能正常、遗传学预后分级较好的患者可接受 Ara-C 0.5~2g/（m² · d），4~6个剂量，1~2个疗程后改为标准剂量方案治疗。总的缓解后化疗周期为4~6个疗程。

（3）年龄小于70岁，一般状况良好、重要脏器功能正常、伴预后不良因素、有合适供体者的患者，可进行非清髓 allo-HSCT。

（4）阿扎胞苷治疗。

2）经低强度化疗达 CR

对于预后好，达 CR 后能够耐受标准剂量化疗的患者，可以按经标准剂量诱导化疗达 CR 的患者处理，也可以继续前期的低强度化疗。

3）维持治疗

经诱导和巩固治疗后，可用阿扎胞苷维持治疗，直至疾病进展。

（三）AML 患者中枢神经系统白血病（CNSL）的诊断、预防和治疗

（1）不建议在诊断时对无症状者行腰椎穿刺检查。有头痛，精神错乱，感觉改变的患者应先排除其他疾病（神经系统出血、感染、白细胞淤滞）再考虑 CNSL。

（2）已达 CR 的患者，建议行腰椎穿刺，以进行 CNSL 筛查，并鞘内注射化疗药物，尤其是治疗前 WBC ≥ 50×10⁹/L、*FLT3-ITD* 突变或单核细胞分化的 AML 患者。

（3）诊断时有症状，脑脊液阳性患者的处理：①无局部神经损伤患者的处理：鞘内注射（以下简称鞘注）化疗药，每周2次，直至脑脊液正常，以后每周1次，共治疗4~6周；②局部神经损伤或放射线检查发现引起神经病变的绿色瘤患者的处理：主张采用放疗，若用鞘注化疗每周2次，直至脑脊液正常，以后每周1次，共治疗4~6周。

（四）复发性、难治性 AML 的治疗

复发是指 CR 后外周血再次出现原始细胞或者骨髓中原始细胞 > 5%，而无其他原因（如巩固化疗后骨髓再生），或者髓外原始细胞浸润。难治性 AML：经过标准方案治疗2

个疗程无效的初治病例；CR 后经过巩固强化治疗，12 个月内复发者；12 个月后复发但经过常规化疗无效者；2 次或多次复发者；髓外白血病持续存在者。

尽管近年来出现不少 AML 治疗新药，这类新药为一些复发难治性 AML 患者带来再次缓解的机会，但是复发性和难治性 AML 目前治疗效果仍欠佳。对于复发年轻患者，ELN 推荐根据患者复发时年龄（≤ 35 岁 0 分，36~45 岁 1 分，> 45 岁 2 分）、缓解至复发的时间（> 18 月 0 分，7~18 月 3 分，≤ 6 月 5 分）、初诊时细胞遗传学 [inv（16）或 t（16；16）0 分，t（8；21）3 分，其他 5 分] 和是否进行 HSCT（否 0 分，是 2 分）积分系统进行预后评估表（2-1-2）。

表 2-1-2 年轻（15~60 岁）复发 AML 预后评估

预后（占比）	积分	1 年 OS（%）	5 年 OS（%）
低危（9%）	0~6	70	46
中危（25%）	7~9	49	18
高危（66%）	10~14	16	4

难治性白血病的治疗原则包括：①新的靶向治疗药物；②中、大剂量的 Ara-C 组成的联合方案；③使用无交叉耐药的新药组成联合化疗方案；④ allo-HSCT；⑤免疫治疗等。针对靶向药物的使用，除了维持治疗，一般不主张单药治疗，多数联合去甲基化药物、化疗药物或其他靶向药物。

在化疗方案选择时，应综合考虑患者细胞遗传学、突变基因、复发时间、患者个体因素（如年龄、体能状况、合并症、早期治疗方案）等因素，以及患者和家属的治疗意愿。强调重新进行细胞和分子遗传学检查以帮助患者选择合适的治疗方案或临床试验。治疗原则按年龄、体能、复发时间、突变基因进行分层。

1. 年龄 < 60 岁

（1）早期复发者（≤ 12 个月）：①临床试验；②靶向药物治疗；③挽救化疗，获得 CR 后行 HSCT；④直接 allo-HSCT。

（2）晚期复发者（> 12 个月）：①重复初始有效的诱导化疗方案（如达到再次缓解，考虑行 allo-HSCT）；②临床试验；③靶向药物治疗；③挽救化疗，获得 CR 后行 HSCT。

难治性患者按早期复发者治疗方案处理。

2. 年龄 ≥ 60 岁

（1）早期复发者：①临床试验；②新药（包括靶向与非靶向药物）治疗；③最佳支持治疗；④挽救化疗，CR 后体能状况佳者考虑行 allo-HSCT。

（2）晚期复发者：①临床试验；②重复初始有效的诱导化疗方案；③新药（包括靶向与非靶向药物）治疗；④挽救化疗，CR 后体能状况佳者考虑行 allo-HSCT；⑤最佳支持治疗（用于不能耐受或不愿意进一步治疗的患者）。

3. 常见的复发难治 AML 治疗方案

1）靶向药物联合去甲基化药物或化疗方案

特异性靶向药物有 *FLT3* 抑制剂吉瑞替尼、索拉菲尼，*IDH1/2* 抑制剂艾伏尼布 / 恩西地平；非特异性靶向药物有维奈克拉、塞利尼索等。

2）联合化疗

分为强烈化疗方案和非强烈化疗方案。强烈化疗方案以包含嘌呤类似物（如氟达拉滨、克拉屈滨）的方案为主，非强烈化疗方案包括去甲基化药物、小剂量阿糖胞苷、靶向药物等。

（1）一般情况好、耐受性好的患者可选择以下化疗方案：① FLAG 方案或 CLAG ± IDA；②大剂量 Ara-C ± 蒽环类方案；③ HAA（或 HAD）方案；④ CAG 方案。

（2）对于耐受较差的患者，可选择以下化疗方案：①去甲基化药物；②低剂量 Ara-C 10mg/m^2，皮下注射，每 12 小时 1 次，第 1~14 日；③阿扎胞苷联合维奈克拉；④对伴 *FLT3* 突变的患者可选吉瑞替尼联合阿扎胞苷或者维奈克拉治疗。

3）HSCT

HSCT 可作为复发性、难治性白血病患者 CR2 期后的挽救治疗，具体参考中国 HSCT 专家共识。

（五）MRD 的作用

尽管获得 CR、CR 伴部分血细胞恢复（complete remission with partial hematologic recovery，CRh）或 CR 伴血细胞不完全恢复（complete remission with incomplete recovery，CRi）与生存期改善相关，但如果缓解后治疗不充分，标准形态学评估未检测到的 MRD 仍可能导致治疗失败；而 MRD 分析可检测低至 1×10^{-6}~1×10^{-4} 灵敏度的残留 AML 细胞，从而增加了任何特定时间点的缓解深度信息。

根据现行指南，MRD 阴性的标准定义取决于 MRD 技术的类型和靶点（即细胞或 DNA VAF 或 RNA 比率），但 MRD 检测阈值至少应为 1×10^{-3} 个细胞。经过 2 个周期的标准强化化疗后，近 2/3 的完全缓解患者经流式细胞术检测为 MRD 阴性，其复发或死亡的风险显著降低。但 MRD 阴性并不意味着 AML 细胞根除。

基于 MRD 的重要性，MRD 评估已纳入缓解评估中，当前的欧洲白血病网专门分类描述了完全缓解、CRi 和 CRh 伴无残留 MRD（CRMRD–、CRi MRD– 和 CRh MRD–），作为完全缓解的新指标。在强化化疗后和低强度治疗后，均已通过标准化检测确定了 MRD 阴性在形态学缓解中的预后价值。

根据不同技术的相对优势、MRD 靶点以及实时临床检测当前的适用性，欧洲白血病网进一步推荐了一种通过 MRD 检测体系管理个体患者的算法。例如对于融合基因（如核心结合因子白血病）的 MRD 监测，应优先进行逆转录聚合酶链反应（reverse transcription

PCR，RT-PCR）；流式细胞术和实时定量 PCR real-time quantitative PCR，rt-qPCR）MRD 分析法可监测所有 AML 亚型，通过二代测序进行分子 MRD 监测具有额外价值，尤其是可检出靶向突变如 *FLT3-ITD*。

（六）常用化疗方案

（1）标准 DA/IA 方案（7+3）：Ara-C 100~200mg/（m^2·d）×7 日；DNR 60~90mg/（m^2·d）×3 日、IDA 10~12mg/（m^2·d）×3 日。

（2）HAA/HDA 方案：HHT 2~2.5mg/m^2，第 1~7 日；Ara-C 100~200mg/m^2，第 1~7 日；Acla20mg/d，第 1~7 日（或 DNR 40mg/m^2，第 1~7 日）。

（3）FLAG/CLAG ± IDA 方案：氟达拉滨（Flu）30mg/m^2 或克拉曲滨（Cla）5mg/m^2，第 1~5 日；Ara-C 1~2g/m^2，Flu 用后 4 小时使用，第 1~5 日，静脉滴注 3h；G-CSF 300μg/m^2，第 0~5 日；IDA 8~10mg/m^2，第 1~3 日。

（4）MAE 方案：Mitox 10mg/m^2，第 1~3 日；依托泊苷（VP-16）100mg/m^2，第 1~5 日；Ara-C 100~150mg/m^2，第 1~7 日。

（5）CHG 方案：G-CSF 150μg/m^2，第 0~14 日；HHT 2mg/d，第 1~7 日；Ara-C 20mg/m^2，分 2 次皮下注射，第 1~14 日。

五、疗效标准

1. 缓解

（1）形态学无白血病状态：①骨髓原始细胞 < 5%；②不伴有 Auer 小体的原始细胞或持续存在的髓外病变，不需要血液学恢复。

（2）如果有残留白血病的疑问，应在一周内重新进行骨髓穿刺或活检；如果骨髓涂片中无骨髓小粒，应该活检。

（3）完全缓解（CR）：①骨髓缓解，不依赖输血，中性粒细胞 ≥ 1.0×10^9/L，血小板 ≥ 100×10^9/L，无髓外疾病残留；②细胞遗传学 CR，细胞遗传学正常（有细胞遗传学异常的患者）；③分子学缓解，原有分子检测阴性。

（4）CR 伴血细胞不完全恢复（CRi）：中性粒细胞 ≥ 0.5×10^9/L，血小板 ≥ 50×10^9/L，不依赖输血；其他符合 CR。

（5）CR 伴部分血细胞恢复（CRh）：中性粒细胞 < 1.0×10^9/L，血小板 < 100×10^9/L，不依赖输血，主要针对老年或有 MDS 病史者，通常是血小板减少；其他符合 CR。

（6）部分缓解（PR）：骨髓原始细胞较化疗前至少减少 50%，达 5% ~25%，且血细胞缓解。

2. 复发

（1）形态学复发：指 CR 后外周血再次出现原始细胞或者骨髓中原始细胞 > 5%，而无其他原因（如巩固化疗后骨髓再生），或者髓外原始细胞浸润。

（2）遗传学/分子学复发：已达遗传学或分子学完全缓解的患者又出现遗传学或分子学异常。

六、预后

AML 不经特殊治疗，平均生存期 3 个月左右，而积极治疗后不少病人长期存活。年轻低危 AML 强烈化疗生存好，高危组需要 allo-HSCT 才能改善生存。

【参考文献】

［1］中华医学会血液学分会白血病淋巴瘤学组 . 中国成人急性髓系白血病（非急性早幼粒细胞白血病）诊疗指南（2021 年版）［J］. 中华血液学杂志，2021，42（8）：617-623.

［2］中华医学会血液学分会白血病淋巴瘤学组 . 中国复发难治性急性髓系白血病诊疗指南（2021 年版）［J］. 中华血液学杂志，2021，42（8）：624-627.

［3］COURTNEY D，DINARDO C D，ERBA H P，FREEMAN S D，et al. Acute myeloid leukaemia［J］. Lancet，2023. 401（10393）：2073-2086.

［4］DOHNER H，WEI A H，APPELBAUM F R，et al. Diagnosis and management of acute myeloid leukemia in adults：2022 recommendations from an international expert panel［J］. Blood，2022，140（12）：1345-1377.

［5］DINARDO C D，JONAS B A，PULLARKAT V，et al. Azacitidine and venetoclax in previously untreated acute myeloid leukemia［J］. N Engl J Med，2020，383（7）：617-629.

【参考指南】

NCCN clinical practice guidelines in oncology：acute myeloid leukemia（2022. Version 2）.

（郑正津　王少元）

第二节 急性早幼粒细胞白血病

一、概述

急性早幼粒细胞白血病（acute promyeloaytic leukeemia，APL）是急性髓性白血病（AML）中的一个特殊亚型，约占成人 AML 的 10%~15%。APL 具有特异性染色体易位 t（15；17）（q22；q21），表达 PML-RARα 融合基因，也存在变异型，预后较好。

二、诊断标准和鉴别诊断要点

（一）诊断要点

1.临床表现

同 AML，出血表现更突出，经常合并弥散性血管内凝血（disseminated intravascular coagulation，DIC）致内脏出血。

2.实验室检查

（1）血细胞计数及分类：大部分患者有贫血，白细胞计数可高可低，血涂片可见不同数量的白血病细胞，血小板计数减少常见。

（2）骨髓检查：常规细胞形态学和细胞化学，骨髓活检病理检查。

（3）免疫分型：急性白血病免疫分型。

（4）细胞遗传学：核型分析、FISH 检测（即 fluorescence in situ hybridization，荧光原位杂交检测）（必要时）。

（5）分子学检测：白血病融合基因，PML/RARa 基因定量，AML 预后基因检测。

（6）凝血功能检查：凝血四项 +3P+FDP+D- 二聚体。

（7）其他检查：血生化、心电图、胸部 CT、腹部 B 超、心脏彩超等。

（二）诊断标准

外周血或骨髓异常早幼粒细胞 ≥ 20%，可诊断为 APL；确诊需要 t（15；17）（q22；q12）或 PML-RARα 融合基因等特征性遗传学异常，此时即使原始细胞 < 20% 亦可诊断。变异型 APL 存在其他 RARA- 重排或相应染色体异常。

三、危险度分组

初发 APL 患者按照治疗前外周血细胞计数进行预后分组。

（1）低危组：WBC < 10×10^9/L 且 PLT ≥ 40×10^9/L。

（2）中危组：WBC < 10×10^9/L，PLT < 40×10^9/L。

（3）高危组：WBC ≥ 10×10^9/L。

四、治疗

（一）诱导缓解治疗

1. 低中危组

（1）全反式维甲酸（all-trans retinoic acid，ATRA）+ 砷剂（亚砷酸，ATO）。

（2）ATRA+ 蒽环类（砷剂不耐受）。

2. 高危组

ATRA+ 砷剂 + 蒽环类。

药物使用剂量：ATRA 25mg/（m^2·d）口服至 CR，ATO 0.16mg/（kg·d）至 CR（最大剂量 10mg/d），RIF 60mg/（kg·d），IDA 8~12mg/（m^2·d）或 DNR 45mg/（m^2·d），静脉滴注，每日 1 次，或隔日 1 次，共 3~4 次。下同。

（二）巩固治疗

1. 低中危组

（1）ATRA+ 砷剂达 CR 者：ATRA 口服 2 周间歇 2 周为一疗程，共 7 个疗程；砷剂治疗 4 周后再间歇 4 周为一疗程，共 4 个疗程。

（2）ATRA+ 砷剂 + 蒽环类达 CR 者：原方案 2~3 疗程。

（3）ATRA+ 蒽环类（砷剂不耐受）达 CR 者：ATRA+ 蒽环类 2~3 疗程。

以上疗程中 ATRA 和砷剂治疗 2 周，蒽环类 3 日。

2. 高危组

（1）ATRA 口服 2 周后再间歇 2 周为一疗程，共 7 个疗程；砷剂治疗 4 周后再间歇 4 周为一疗程，共 4 个疗程。

（2）ATRA+ 砷剂 + 蒽环类，2~3 疗程。

（3）ATRA+ 蒽环类，2~3 疗程。

（4）ATRA+ 砷剂 + 高三尖杉酯碱 2mg/（m^2·d），2~3 疗程。

CR 后、巩固治疗后定期 MRD 及融合基因检测，复查阴性后进入维持治疗，复查从阴性转阳性者（4 周内复查）按复发处理。

（三）维持治疗

1. 低中危组

（1）ATRA 口服 2 周后再间歇 2 周为第 1 个疗程；砷剂治疗 2 周间歇 2 周再治疗 2 周为第 2~3 个疗程；3 个疗程为一个周期，共进行 3 个周期、9 个疗程的治疗。

（2）砷剂不耐受，ATRA 口服 2 周后间歇 2 周为第 1 个疗程；MTX 15mg/m²，每周 1 次，共 2 次，6MP 50mg/（m²·d），治疗 14 日后间歇 14 日，第 2~3 疗程；3 个疗程一个周期，共进行 3 个周期 8 个疗程的治疗。

2. 高危组

（1）ATRA 口服 2 周后间歇 2 周为第 1 个疗程。砷剂治疗 2 周后间歇 2 周再治疗 2 周为第 2~3 个疗程；3 个疗程为一个周期，共进行 5 个周期 15 个月的治疗。

（2）砷剂不耐受，ATRA 口服 2 周后间歇 2 周为第 1 个疗程；MTX 15mg/m²，每周 1 次，共 2 次，6MP 50mg/（m²·d），治疗 14 日后间歇 14 日，第 2~3 疗程；3 个疗程为一个周期，共进行 3 个周期 8 个疗程的治疗。

（四）化疗中及化疗后治疗

（1）防治感染：发热患者建议立即进行病原微生物培养并积极抗感染治疗。

（2）防治脏器功能损伤：止吐、保肝、水化、碱化。

（3）成分输血：适用于 Hb < 70g/L，PLT < 30×10⁹/L 或有活动性出血的患者，分别输浓缩红细胞、单采或多采血小板。有心功能不全者可放宽输血指征。

（五）凝血功能异常的处理

APL 发生凝血功能异常时，可补充新鲜冰冻血浆、纤维蛋白原、冷沉淀及血小板，维持纤维蛋白原 ≥ 1.5g/L，血小板 ≥ 30×10⁹/L；发生 DIC，先补充凝血因子，必要时使用肝素钠或低分子肝素治疗。

（六）诱导分化综合征的处理

诱导缓解过程中，患者出现以下症状、体征之一即应考虑诱导分化综合征的诊断：呼吸困难，不能解释的发热，体重增加，外周性水肿，不明原因的低血压，急性肾功能不全，急性充血性心功能不全，影像学证实的间质性肺浸润或胸腔、心包积液。

处理：地塞米松 10~20mg/d，直至上述症状、体征完全消失。除非发生重症情况如肾衰、呼吸窘迫，否则不建议停用 ATRA 或砷剂。

（七）中枢神经系统白血病的防治

患者达到血液学缓解后，高危或有颅内出血的患者在每一巩固治疗阶段均给予预防性鞘注，鞘内注射 Ara-C 50mg+ 地塞米松（Dex）10mg ± MTX 10mg 进行 6 次预防性鞘内治疗。低中危组患者及无颅内出血的预防性鞘内治疗尚有争议，砷剂可以透过血脑屏障。

如确诊 CNSL，每周鞘内注射 Ara-C 50mg+Dex 5mg ± MTX 10mg 1~2 次，直至脑脊液正常后再巩固 6 次。

五、MRD 监测

PML-RARα 基因定量监测：①初诊；② CR；③巩固治疗后；④维持治疗及治疗结束后第一年内每 3 个月一次，之后每半年一次，直至停止治疗后两年。

六、APL 变异体

APL 变异体在临床上发生率较低，包括 *t（11；17）（q23；q21）*、*t（5；17）（q35；q21）*、*t（11；17）（q13；q21）*、*der（17）* 等，分别表达 *PLZF-RARα*、*NPM-RARα*、*NuMA-RARα* 及 *STAT5b-RARα* 融合基因。这些变异体对 ATRA 具有不同的敏感性。*NuMA-RARA*、*NPM1-RARA* 和 *FIP1L1-RARA* 对 ATRA 敏感，按经典 APL 治疗；*STAT5b-RARA* 和 *PLZF-RARA* 对 ATRA 耐药，按 AML 处理。

七、造血干细胞移植

巩固治疗结束后 *PML-RARα* 持续阳性；首次复发再诱导分子生物学缓解，可行自体或异体造血干细胞移植或亚砷酸巩固（未进行移植者）6 个疗程；再诱导未缓解或多次复发者建议异基因造血干细胞移植或临床试验。

八、疗效标准

同 AML 缓解和复发标准。

九、预后

治疗早期死亡原因主要有出血、感染和分化综合征；缓解后规范治疗复发少，多数能治愈。

【参考文献】

［1］中华医学会血液学分会.中国急性早幼粒细胞白血病诊疗指南（2018 年版）［J］.中华血液学杂志，2018，39（3）：179-183.

［2］中国抗癌协会小儿肿瘤专业委员会.中国儿童急性早幼粒细胞白血病诊疗指南［J］.中华实用儿科临床杂志，2022，37（02）：81-88.

（郑正津　王少元）

第三节　　急性淋巴细胞白血病

一、概述

急性淋巴细胞白血病（acute lymphoblastic leukemia，ALL）是一类淋巴造血干细胞来源的恶性克隆性血液病。临床以感染、贫血、出血和髓外浸润为主要表现。

二、诊断标准和鉴别诊断要点

（一）ALL 的诊断

1. 病史与体检

（1）年龄；有无血液病史，是否具有治疗相关性（包括放疗、化疗），有无重要脏器功能不全（主要指心、肝、肾功能）。

（2）贫血：注意贫血相关症状和体征。

（3）发热：主要是感染所致，注意查找感染部位和判断病原微生物。

（4）出血：注意皮肤黏膜和内脏出血表现，颅内出血和肺出血是常见死因。

（5）白血病浸润表现：皮肤、黏膜浸润较 AML 少见。胸骨压痛肝脾淋巴结肿大常见，高白细胞或长生存者易出现 CNSL。

2. 诊断 ALL 的实验室检测项目

（1）血细胞计数及分类：大部分患者有贫血，多为中重度；白细胞计数可高可低，血涂片可见不同数量的白血病细胞；血小板计数大多数低于正常。

（2）骨髓检查：M 常规细胞形态学和细胞化学，必要时骨髓活检病理检查。I 免疫学分型：白血病免疫分型全套。C 细胞遗传学：核型分析、FISH 检测（必要时）。

（3）M 分子学检测：急性白血病相关融合基因全套筛查，ALL 相关基因突变检查，必要时定量检测。

3. ALL 的诊断标准

外周血或骨髓原始和幼稚淋巴细胞 ≥ 20%，可诊断为 ALL。

（二）ALL 鉴别诊断

主要与 AML、AA、MDS、类白血病反应、关节炎、风湿病等鉴别。

三、诊断分型和危险度分组

（一）诊断分型

原始细胞免疫表型分析不但可以区分 AML 和 ALL，还可以进一步区分 T 细胞和 B 细胞（见表 2-3-1）；细胞和分子遗传学分析对 ALL 分型、预后判断、治疗选择具有重要意义。

表 2-3-1　EGIL* 诊断急性白血病的积分系统（EGIL，1998）

积分	B 淋巴细胞系	T 淋巴细胞系	髓系
2	cCD79a**	c/mCD3	MPO
	cIgM、cCD22	抗 TCR	
1	CD19	CD2	CD117
	CD20	CD5	CD13
	CD10	CD8	CD33
		CD10	CD65
0.5	TdT	TdT	CD14
	CD24	CD7	CD15
		CD1a	CD64

*：EGIL 指欧洲白血病免疫表型小组，即 European Group Forth Immunophenotyping of Leukemias。

**：每一系列 ≥ 2 分才可以诊断。

（二）2022 年国际共识分类

1. 急性 B 淋巴细胞白血病（B-ALL）

（1）B-ALL 伴重现性基因异常。

（2）B-ALL 伴 t（9；22）（q34.1；q11.2）/BCR：：ABL1。

（3）B-ALL 伴 t（v；11q23.3）/KMT2A 重排。

（4）B-ALL 伴 t（12；21）（p13.2；q22.1）/ETV6：：RUNX1。

（5）B-ALL 伴超二倍体。

（6）B-ALL 伴亚二倍体。

（7）B-ALL 伴 t（5；14）（q31；q32）；IL-3-IGH。

（8）B-ALL 伴 t（1；19）（q23；p13.3）；TCF3-PBX1。

（9）B-ALL，BCR-ABL 样，ABL-1 重排。

（10）B-ALL，BCR-ABL 样，JAK-STAT 活化。

（11）B-ALL，BCR-ABL 样，非特指型。

（12）B-ALL 伴 iAMP21。

（13）B-ALL 伴 MYC 重排。

（14）B-ALL 伴 DUX4 重排。

（15）B-ALL 伴 MEF2D 重排。

（16）B-ALL 伴 ZNF384 重排。

（17）B-ALL 伴 NUTM1 重排。

（18）B-ALL 伴 HLF 重排。

（19）B-ALL 伴 *UBTF*∷*ATXN7L3/PAN3*，*CDX2*（"*CDX2/UBTF*"）。

（20）B-ALL 伴 *IKZF1N159Y*。

（21）B-ALL 伴 *PAX5P80R*。

暂定存在：

（1）B-ALL *ETV6*∷*RUNX1* 样。

（2）B-ALL 伴 *PAX5* 改变。

（3）B-ALL 伴 *ZEB2*（*p.H1038R*）突变/*IGH*∷*CEBPE*。

（4）B-ALL *ZNF384* 重排样。

（5）B-ALL *KMT2A* 重排样。

2. 急性 T 淋巴细胞白血病（T-ALL）

（1）早期 T 前体 ALL（ETP-ALL），*BCL11B* 活化。

（2）ETP-ALL，非特指型。

（3）T-ALL，非特指型。

（4）暂定存在：自然杀伤细胞 ALL。

（5）暂定存在：伴 *BCL11B*、*TAL1/2*、*TLX*、*HOXA*、*LMO* 等重排亚型。

（三）ALL 预后分组

预后分组可参考 2021 年美国国家综合癌症网络（national comprehensive cancer network，NCCN）细胞遗传学预后分组和 Gökbuget 等（主要的非遗传学因素）建议的危险度分组标准（表 2-3-2、表 2-3-3）。

表 2-3-2　成人急性 B 淋巴细胞白血病的细胞遗传学预后分组（NCCN，2021）

组别	细胞遗传学
预后良好组	高超二倍体（51~65 条染色体；4、10、17 三体预后最好） *t*（*12*；*21*）（*p13*；*q22*）或 *TEL-AML1*
预后不良组	低二倍体（< 44 条染色体） KMT2A 重排：*t*（*4*；*11*）或其他 *t*（*v*；*14q32*）/*IgH* *t*（*9*；*22*）（*q34*；*q11.2*）或 *BCR-ABL1*[a] 复杂染色体异常（≥ 5 种染色体异常） BCR-ABL1 样（Ph 样）ALL *JAK-STAT*（*CRLF2r*、*EPORr*、*JAK1/2/3r*、*TYK2r*；*SH2B3*、*IL7R*、*JAK1/2/3* 突变） ABL 同源激酶重排阳性（如 *ABL1*、*ABL2*、*PDGFRA*、*PDGFRB*、*FGFR* 等） 其他（*NTRKr*、*FLT3r*、*LYNr*、*PTL2Br*） 21 号染色体内部扩增（*iAMP21-ALL*） *t*（*17*；*19*）或 *TCF3-HLF* 融合基因阳性 *IKZF1* 改变

a：随着酪氨酸激酶抑制剂（TKI）的应用，Ph 阳性 ALL 的预后逐渐改善。

表 2-3-3　成人急性淋巴细胞白血病（ALL）预后危险度分组（非遗传学因素）

因素	预后好	预后差	
		B-ALL	T-ALL
诊断时			
WBC（$\times 10^9$/L）	< 30	> 30	> 100
免疫表型	胸腺 T	早期前 B（CD10⁻）	早期前 T（CD1a⁻，sCD3⁻）
		前 B（CD10⁻）	成熟 T（CD1a⁻，sCD3⁺）
治疗个体反应			
达 CR 的时间	早期	较晚（> 3 周）	
CR 后 MRD	阴性 / < 10^{-4}	阳性 / ≥ 10^{-4}	
年龄	< 35 岁	≥ 35 岁	
其他因素	依从性、耐受性等		
	多药耐药基因过表达、药物代谢相关基因的多态性等		

注：ETP-ALL 为预后较差的类型，因文章发表年代早，此表未包括这一类型（引自 Gökbuget N2009 年发表的 *Sem Hematol*，第 46 卷，第 64 页）。

四、治疗

成人 ALL 总体疗效较差，推荐参加临床试验。初步确立诊断后即应尽快进行诱导治疗，根据患者预后分组调整治疗，高危患者积极寻找 HLA 配型相合供者，择机于 CR1 期行干细胞移植。儿童方案显著提高 40 岁以下成人 ALL 的疗效，这类患者宜使用儿童方案进行治疗。诱导治疗时儿童方案多为四药联合，成人方案常加入 CTX 构成五药联合。缓解后治疗无公认、一致的标准，治疗方案和疗程各治疗中心差别较大。一般采用原诱导方案、多药组成的新方案、大剂量化疗或干细胞移植。总体包括诱导治疗、巩固强化治疗、维持治疗等几个阶段和髓外白血病的预防与治疗。靶向免疫等非化疗的应用近年来临床研究不断开展并取得明显疗效。

（一）预治疗

高白细胞或高肿瘤负荷患者接受预治疗以避免溶瘤综合征。口服糖皮质激素（强的松或地塞米松）或静脉给药，连续使用 3~5 日；或者糖皮质激素联合环磷酰胺［CTX 200mg/（m² · d），静脉滴注，连续使用 3~5 日］。

（二）Ph 阴性 ALL 的治疗

1. 诱导缓解治疗

（1）< 35 岁成人患者采用儿童方案 CCCG-ALL 2015（见儿童 ALL 诊疗规范）。

（2）35~60 岁患者采用 VDCLP 方案或 Hyper-CVAD 方案。

（3）> 60 岁患者采用 VDP 方案。

2. 诱导治疗推荐方案的药物剂量

（1）蒽环类药物：柔红霉素（DNR）30mg/（m^2·d）×3 日（第 1、3 周，或仅第 1 周用药，依据 d14 骨髓和临床而定）。老年患者或脏器功能不良或伴严重疾病者，减少蒽环类和环磷酰胺用量。

（2）单次应用 CTX 剂量较大时（> 1g），可予以美司钠解救。

（3）诱导治疗第 14 日复查骨髓，根据骨髓情况调整第 3 周的治疗。诱导治疗第 28（±7）日判断疗效，未能达 CR 的患者进入挽救治疗。

3. CR 后的巩固强化治疗

（1）治疗分层：达 CR 后应根据患者的危险度分组情况判断是否需要行 allo-HSCT 并积极寻找供体。有合适供体的患者（尤其是高危组患者、微量残留病监测持续阳性或 > 10^{-4} 的标危组患者）尽快行 allo-HSCT。无合适供体的高危组患者（尤其是微量残留病持续阴性者）、标危组患者可以考虑在充分的巩固强化治疗后进行 ABMT。ABMT 后的患者应继续给予一定的维持治疗。不具备造血干细胞移植条件的患者、持续属于低危组的可继续巩固强化治疗。

（2）达到 CR 后应尽快进入缓解后（巩固强化）治疗：缓解后强烈的巩固治疗可提高疗效（尤其是高危组患者），最常用的方案是包括 6~8 个疗程的联合化疗：2~4 个疗程为含大剂量 MTX、Ara-C、L- 门冬酰胺酶（L-ASP）的方案，1~2 个疗程再诱导方案。CR 后 MRD 阳性的患者，可予贝林妥欧单抗等治疗。

4. 维持治疗

（1）ALL 患者强调维持治疗，维持治疗的基本方案：①6- 巯嘌呤（6-MP）60~100mg/m^2 每日 1 次（晚上用药效果较好）；②硫鸟嘌呤（6-TG）替代 6-MP；③ MTX 15~30mg/m^2 每周 1 次。④维持治疗期间应注意监测血常规和肝功能，调整用药剂量。

（2）维持治疗既可以在完成巩固强化治疗之后单独连续应用，也可序贯进行。

（3）自取得 CR 后总的治疗周期不少于 2 年。

（三）Ph 阳性 ALL 治疗

1. 非老年（年龄 < 60 岁）Ph 阳性 ALL 的治疗

1）诱导治疗

开始治疗和一般 Ph 阴性 ALL 一样，建议予 VDP 方案诱导治疗，不再应用 L-ASP，分子学明确后立即加用酪氨酸激酶抑制剂（推荐达沙替尼 100~140mg/d），持续用于诱导治疗和巩固治疗期间，包括化疗间歇期。若粒细胞缺乏持续时间较长（超过 1 周）、出现感染发热等并发症时，可以临时停用 TKI，以减少患者的风险。

诱导化疗结束时（治疗的第 28 ± 7 天左右）复查骨髓象和细胞遗传学、BCR/ABL 融合基因等以判断疗效。血象恢复（WBC $\geq 1 \times 10^9$/L，血小板 $\geq 50 \times 10^9$/L）进行鞘注预防中枢神经系统白血病。

2）缓解后治疗

原则上一般参考 ALL，可以不再使用 L-ASP，并保证 TKI。有供体的患者可以在一定的巩固强化治疗后，尽早行 allo-HSCT；持续口服 TKI 至维持治疗结束。

CNSL 的预防治疗参考一般 ALL 患者。

3）维持治疗

TKI 维持治疗，可联合长春新碱（VCR）、糖皮质激素至 CR 后 2 年。

维持治疗期间应尽量保证 3~6 个月复查一次，包括血常规、骨髓象、染色体核型和 / 或融合基因（*BCR/ABL*）。

2. 老年 Ph⁺-ALL（年龄 ≥ 60 岁）的治疗

可以在确诊后采用达沙替尼 +VP 方案联合治疗，获得缓解后持续达沙替尼治疗至整个治疗结束，能耐受化疗者参考年轻患者化疗。

（四）微量残留病监测

（1）采用流式细胞术（结合初诊时的免疫表型特点组合抗体）进行微量残留病（MRD）监测，表达特殊融合基因者（如 BCR/ABL）需结合基因表达量。

（2）监测时机：诱导治疗期间（第 14 日）和 / 或结束时（第 28 日左右）、早期强化结束、晚期巩固结束、维持治疗阶段，每 3 个月进行 1 次。

（五）中枢神经系统白血病（CNSL）的诊断、预防和治疗

1. 诊断标准

参照 1985 年（罗马）急性淋巴细胞白血病预后危险因素关于 CNSL 诊断标准。

（1）脑脊液白细胞计数 $\geq 10 \times 10^9$/L（10 个 /μL）。

（2）离心标本证明细胞为原始细胞者，即可诊断 CNSL。

2. CNSL 的预防

任何类型的成人 ALL 均应强调 CNSL 的早期鞘内化疗预防。

（1）时机诱导治疗过程中没有中枢神经系统症状者可在外周血已无原始细胞后（白细胞 $\geq 1 \times 10^9$/L，血小板 $\geq 50 \times 10^9$/L）行腰穿、鞘注药物化疗。

（2）鞘内注射主要用药包括：MTX 10~15mg/ 次 +Dex（每次 5~10mg）、MTX+Ara-C（每次 30~50mg）+Dex（每次 5~10mg）三联（或两联）用药。

（3）巩固强化治疗中应积极采用鞘注预防 CNSL（鞘注次数一般应达 6 次以上，高危组患者可达 12 次以上），鞘注频率一般不超过 2 次 / 周。

3. CNSL 治疗

（1）已确诊 CNSL 的患者，尤其是症状和体征较明显者，建议先行腰椎穿刺、鞘注。MTX 每次 10~15mg+Dex（每次 10mg）、MTX（每次 10~15mg）+Ara-C（每次 30~50mg）+Dex 三联（或两联）鞘注，2 次 / 周，直至脑脊液正常；以后每周 1 次连续使用 4~6 周。

（2）也可以在鞘注化疗药物至脑脊液白细胞数正常、症状体征好转后再转放疗科行放疗。已接受预防性头颅放疗的患者原则上不进行二次放疗。

（六）复发难治性 ALL 的治疗

1. 复发难治性 Ph 阴性 ALL

复发难治性 Ph 阴性 ALL 的治疗目前无统一意见，可以选择的方案如下。

（1）临床试验：如新药临床试验，各种靶点的 CAR-T 细胞治疗（如靶向 CD19、CD22、CD20 的单靶点或双靶点 CAR-T 细胞治疗 B-ALL，靶向 CD7 的 CAR-T 细胞治疗 T-ALL 等）及研究者发起的临床研究（如 CD38 单抗治疗 CD38 阳性的 ALL，西达本胺为基础的 T-ALL 方案，*BCL-2* 抑制剂的应用）等。

（2）难治复发 B-ALL 可以考虑 CD19/CD3 双抗（贝林妥欧单抗）、CD22 抗体偶联药物（ino）为基础的挽救治疗。

（3）CD20 阳性 B-ALL 患者可以联合 CD20 单克隆抗体（利妥昔单抗）治疗（如 MopAD 方案）。

（4）强化的 Hyper-CVAD 方案。

（5）中大剂量 Ara-C 为主的联合化疗方案（如氟达拉滨联合 Ara-C 方案）。

（6）其他联合化疗方案（如 VP-16、异环磷酰胺、米托蒽醌方案）。

（7）T-ALL 可以采用奈拉滨（nelarabine）单药或奈拉滨为基础的治疗。

2. 复发难治性 Ph 阳性 ALL

（1）临床试验：如新药临床试验，各种靶点的 CAR-T 细胞治疗（如靶向 CD19、CD22、CD20 的单靶点或双靶点 CAR-T 细胞等）及研究者发起的临床研究（如 BCL-2 抑制剂的应用）等。

（2）规范应用以 TKI 为基础的治疗中复发、难治的患者：以 *ABL1* 激酶区突变结果、前期用药情况为依据，选择合适的 TKI 药物。可以继续联合化疗（参考初诊患者的诱导治疗方案）或维奈克拉。

（3）CD19/CD3 双抗、CD22 抗体偶联药物为基础的挽救治疗。

（4）无敏感 TKI 选择的患者可以采用复发难治性 Ph 阴性 ALL 的治疗方案。

对于复发难治性 ALL，在挽救治疗的同时即应考虑造血干细胞移植，积极寻找供体者，尽快实施 allo-HSCT。

（七）常用化疗方案

1. VDCLP 方案

VCR 1.4mg/（m² · d）。最大每次不超过 2mg，第 1、8、15、22 日［可依照个体情况以长春地辛（VDS）每次 4mg 取代 VCR］；DNR 30mg/（m² · d），第 1~3 日、第 15~16日（依照第 14 日骨髓情况以及患者临床情况进行调整）；CTX 750mg/（m² · d）第 1 日、第 15 日（美司钠解救）；门冬酰胺酶（ASP）6000IU/（m² · d），第 5、7、9、11、13、15、17、19、21、23 日；Pred 1mg/（kg · d），第 1~28 日。

2. Hyper-CVAD 方案

CTX 300mg/m²，每 12 小时 1 次，第 1~3 天（美司钠解救）；VCR 2mg，第 4、11 日（可用 VDS 每次 4mg 取代）；阿霉素（ADM）50mg/（m² · d），第 4 日，DXM 20~40mg/d，第 1~4 日和第 11~14 日。

五、疗效标准

（一）缓解

（1）完全缓解（CR）：①外周血无原始细胞，无髓外白血病；②三系造血恢复，骨髓原始细胞 < 5%；③中性粒细胞绝对值（ANC）≥ 1.0 × 10⁹/L；④血小板计数 > 100 × 10⁹/L；⑤4 周内无复发。

（2）CR 伴血细胞不完全恢复（CRi）：血小板计数 < 100 × 10⁹/L 或 ANC < 1.0 × 10⁹/L。其他应满足 CR 的标准。

（3）总体反应率（overall response rate，ORR）：CR+CRi。

（二）难治、复发

（1）难治性疾病：诱导治疗结束未能取得 CR。

（2）疾病进展（PD）：外周血或骨髓原始细胞增加 25%，或出现髓外疾病。

（3）复发：已取得 CR 的患者外周血或骨髓又出现原始细胞（比例 > 5%），或出现髓外疾病。

六、预后

ALL 不经特殊治疗，生存数月，积极治疗则不少病人长期存活，高危患者需要 allo-HSCT 才能改善生存。

【参考文献】

［1］中国抗癌协会血液肿瘤专业委员会，中华医学会血液学分会白血病淋巴瘤学组. 中国成人急性淋巴细胞白血病诊断与治疗指南（2021 年版）［J］. 中华血液学杂志，

2021，42（9）：705-716.

［2］DUFFIEID A S，MULLIGHAN C G，BOROWITS M Z. International Consensus Classification of acute lymphoblastic leukemia/lymphoma［J］. Virchows Arch，2023，482（1）：11-26.

［3］ARBER D A，ORAZI A，HASSERJIAN R，et al. The 2016 revision to the World Health Organization classification of myeloid neoplasms and acute leukemia. Blood，2016，127：2391-2405.

［4］马军，王建祥，吴德沛，等 . 双特异性 T 细胞衔接器治疗急性淋巴细胞白血病指导原则（2022 年版）. 中华血液学杂志，2022，43（6）：448-455.

【参考指南】

NCCN clinical practice guidelines in oncology：acute lymphoblastic leukemia（2022. Version）.

（郑正津　王少元）

第四节　成人 T 细胞白血病 / 淋巴瘤

一、概述

成人 T 细胞白血病 / 淋巴瘤（adult T-cell leukemia/lymphoma，ATLL）是一种与 Ⅰ 型人类 T 细胞白血病病毒（HTLV-Ⅰ）感染直接相关、发生于成人的特殊类型淋巴系统恶性克隆增殖性疾病，其病变主要累及外周血淋巴细胞或淋巴组织，亦可侵及骨髓及其他脏器。在福建东部沿海市县存在 HTLV-Ⅰ 的小流行区。

二、诊断标准及鉴别诊断要点

（一）诊断标准

（1）临床表现：具体见各个亚型。

（2）病理学：典型的肿瘤细胞为中等以上大小，核多形性明显，核仁染色质粗而浓聚，核仁明显；外周血可见花瓣样核淋巴细胞。

（3）免疫表型：肿瘤细胞表达 T 细胞相关抗原（CD2+、CD3+、CD5+、CD7-、CD25+、CD30+），多数患者为 CD4+CD8-，少数为 CD4-CD8- 或 CD4+CD8+。

（4）遗传学：T 细胞受体基因为克隆性重排。ATLL 患者肿瘤细胞内可检测到克隆性整合的 HTLV-Ⅰ 基因组。

（二）鉴别诊断要点

（1）外周 T 细胞淋巴瘤：ATLL 属于成熟 T 细胞淋巴瘤，表达 T 细胞淋巴瘤的免疫标记，与外周 T 细胞淋巴瘤不同，ATLL 肿瘤细胞具有多形性，具有特异性 CD25 的表达，同时 HTLV-Ⅰ 病毒检测阳性。

（2）蕈样肉芽肿：通过临床病史、病程、组织活检病理和免疫分型相鉴别，且 ATLL 患者 HTLV-Ⅰ 病毒检测阳性，是主要鉴别要点。

（3）间变性大细胞淋巴瘤：间变性大细胞淋巴瘤进展相对缓慢，EMA 和多数 ALK 阳性，而 ATLL 为阴性，HTLV-Ⅰ 病毒检测阳性，因此可以鉴别。

三、诊断分型 / 危险分组 / 预后分层

（一）诊断分型

按血象及髓象、器官侵犯、LDH 以及高钙血症等表现不同，分为 4 种临床亚型，冒烟型（smoldering type）、慢性型（chronic type）、淋巴瘤型（lymphoma type）、急性型（acute type）。各分型见表 2-4-1。

（1）冒烟型：白细胞计数正常，外周血异常 T 细胞比例增高。ATLL 肿瘤细胞通常小而形态正常。患者常有皮肤损害（多为红斑和丘疹）或肺部病变。无肝脾、淋巴结肿大，无高钙血症。血清 LDH 正常。

（2）慢性型：常见皮肤损害及肺部病变，轻度肝脾、淋巴结肿大，淋巴细胞绝对值增高，外周血异常 T 细胞少见，LDH 轻度升高，无高钙血症。

（3）淋巴瘤型：以显著的淋巴结肿大为特征，无外周血受累。晚期患者表现和急性型相似。另外，常见皮肤损害，高钙血症少见。

（4）急性型：最常见的一种分型，以白血病期的表现为特点，常有全身症状，白细胞计数升高（嗜酸性粒细胞增多常见），伴皮疹和广泛的淋巴结病变，肝脾肿大。常有高钙血症（有或无溶骨性改变）、皮肤损害、LDH 升高。许多患者伴有 T 细胞免疫缺陷。

（二）危险分组 / 预后分层

目前尚无国际认可的预后分层系统。采用 Ann Arbor 分期，临床类型、年龄、基础状态、血钙和 LDH 水平是传统的主要预后因素。血小板减少、嗜酸性粒细胞增多、骨髓浸润、血清 IL-5 水平、CCR4 表达、肺耐药蛋白、$p53$ 基因突变及 $p16$ 基因缺失是 ATLL 新的预后不良相关指标，见表 2-4-1。

表 2-4-1　ATLL 分型标准

	冒烟型	慢性型	淋巴瘤型	急性型
抗 HTLV- Ⅰ 抗体	+	+	+	+
外周血淋巴细胞计数（×10⁹/L）	< 4	≥ 4[a]	< 4	*
异常 T 细胞	≥ 5%	+[b]	≤ 1%	+[b]
T 细胞表面抗原阳性的"花细胞"	偶见	偶见	无	有
血 LDH	≤ 1.5N	≤ 2N	*	*
高钙血症[Δ]	< 2.74	< 2.74	*	*
组织学证实的淋巴结病变	无	*	+	*
肿瘤浸润				
皮肤	**	*	*	*
肺	**	*	*	*
淋巴结	无	*	有	*
肝 / 脾	无	*	*	*
CNS	无	无	*	*
骨髓	无	无	*	*
胸 / 腹腔积液	无	无	*	*
胃肠道	无	无	*	*

注：N 为正常值上限；CNS 为中枢神经系统。

*：指标不受限。

**：若满足其他条件，则指标不受限，当外周血中异常 T 淋巴细胞＜ 5% 时，必须有组织学证实的肿瘤性病变。

Δ：校正后的血钙浓度 ≥ 2.74mmol/L。

a：伴有 T 淋巴细胞 ≥ 3.5×10⁹/L。

b：当外周血中异常 T 淋巴细胞＜ 5% 时，必须有组织学证实的肿瘤性病变。（源自 Shimoyama M 等人 1991 年在 Br J Haematol 发表的文献，第 79 卷，第 428 至 437 页）

四、治疗

（一）治疗指征

对于无症状的冒烟型和预后良好的慢性型患者，无需干预，继续观察即可；对于有症状表现的冒烟型和预后良好的慢性型患者，可进行抗病毒（齐多夫定联合干扰素）治疗和针对局部皮肤病损的治疗；对于侵袭性的预后不良慢性型、淋巴瘤型和急性型，需进行积极干预。

（二）治疗方法

ATLL 治疗策略主要根据临床分型和相关预后因素表现进行选择。

1. 一线治疗

多采用多药联合化疗，其中 DA-EPOCH（调整剂量的依托泊苷、强的松、长春新碱、环磷酰胺和多柔比星），维布妥昔单抗 +CHP 方案（适用 CD30+ 病例）、CHOEP 及 Hyper CVAD 方案被作为 NCCN 指南推荐化疗方案，齐多夫定和干扰素也被推荐用于急性、慢性和冒烟亚型，但疗效均不佳。年轻且有合适供体者的患者，治疗反应达到≥ PR，应尽早行异基因造血干细胞移植术。

2. 二线治疗

对于一线治疗失败或复发的患者，首选临床试验；化疗单药首选维布妥昔单抗（适用 CD30+ 病例）、来那度胺、莫格利珠单抗、阿仑单抗、硼替佐米、普拉曲沙等；联合化疗推荐 DHAP、ESHAP、GDP、GEMOX、GVD、ICE 及齐多夫定联合干扰素等方案。治疗达到反应后，仍推荐进行异基因造血干细胞移植术。局部有症状性病灶可行放射治疗。

五、疗效判断标准

成人 T 细胞白血病 / 淋巴瘤，常同时具备白血病和淋巴瘤的特点，临床表现复杂，疗效评估较困难。目前，采用的 ATLL 疗效评估标准由日本肿瘤研究协会提出，1991 年开始使用，经 2009 年国际共识会议修正后的 ATLL 疗效评估标准，如表 2-4-2 所示。

表 2-4-2　成人 T 细胞白血病 / 淋巴瘤的疗效标准

疗效	定义	淋巴结	结外包块	肝脾	皮肤	外周血	骨髓
完全缓解	所有病变消失	正常	正常	正常	正常	正常	正常
不确定完全缓解	巨块型病变中的残留包块稳定	缩小≥ 75%	缩小≥ 75%	正常	正常	正常	正常
部分缓解	疾病好转	缩小≥ 50%	缩小≥ 50%	无增大	缩小≥ 50%	下降≥ 50%	无关

续表

疗效	定义	淋巴结	结外包块	肝脾	皮肤	外周血	骨髓
疾病稳定	未获得完全/或部分缓解但无疾病进展	大小无变化	大小无变化	大小无变化	无变化	无变化	无变化
疾病复发或进展	出现新的病灶或原有病灶增大	新发或增大≥50%	新发或增大≥50%	新发或增大≥50%	增大≥50%	新出现或升高≥50%	复发

六、预后

不同类型的 ATLL 预计中位生存时间不同。日本临床肿瘤学组淋巴瘤研究组统计的急性型、淋巴瘤型、慢性型和冒烟型的 4 年 OS 率分别为 5%、6%、27% 和 63%。中位 OS 分别为 6、10、24 个月和未达到。近 25% 的慢性型和冒烟型患者可向急性型发展。新药时代及 allo-HSCT 的开展给 ATLL 患者带来了新的希望，生存期有所延长，大约三分之一患者经 allo-HSCT 获得了长期生存。对于复发或病情进展的患者采用供体者淋巴细胞输注可能有效。

【参考文献】

[1] RATNER L，RAUCH D，ABEL H，et al. Dose-adjusted EPOCH chemotherapy with bortezomib and raltegravir for human T-cell leukemia virus-associated adult T-cell leukemia lymphoma [J]. Blood Cancer J，2016，6（3）：e408.

[2] PHILLIPS A A，FIELDS P A，HERMINE O，et al. Mogamulizumab versus investigator's choice of chemotherapy regimen in relapsed/refractory adult T-cell leukemia/lymphoma [J]. Haematologica，2019，104（5）：993-1003.

[3] TSUKASAKI K，HERMINE O，BAZARBACHI A，et al. Definition，prognostic factors，treatment，and response criteria of adult T-cell leukemia-lymphoma：a proposal from an international consensus meeting [J]. J Clin Oncol，2009，27（3）：453-459.

[4] 沈悌，赵永强. 血液病诊断及疗效标准 [M]. 4 版. 北京：科学出版社，2018：119.

【参考指南】

NCCN Guidelines：Adult T-cell Leukemia/Lymphoma（2023，Version 1）.

（郑　静）

第五节　慢性髓系白血病

一、概述

慢性髓系白血病（chronic myelogenous leukemia，CML）是一组以髓系增生为主的造血干细胞恶性肿瘤，中国 CML 患者较西方更为年轻化，国内流行病学调查显示 CML 发病年龄中位数为 40~50 岁，发病率随年龄增长而增加；而西方国家 CML 的发病年龄中位数为55~65 岁。

二、诊断标准及鉴别诊断要点

（一）诊断标准

1. 临床表现

起病缓慢，部分患者早期无症状，因查体或偶然发现血常规异常或脾大。典型症状包括乏力、低热、盗汗、体重减轻，脾大是最突出的体征。如果疾病处于加速或急变期，病情恶化，常伴有不明原因的发热、骨痛、脾脏进行性肿大等症状。

2. 辅助检查

血常规见白细胞增多，外周血中见髓系不成熟细胞，外周血或骨髓检测 Ph 染色体和 /或 *BCR-ABL* 融合基因阳性是诊断必要条件。

3. 分期

（1）慢性期：外周血或骨髓中原始细胞 < 10%，未达到诊断加速期或急变期的标准。

（2）加速期：符合下列任何一项：外周血或骨髓中原始细胞占 10%~19%，外周血嗜碱性粒细胞 ≥ 20%，与治疗无关的持续血小板减少（PLT < 100×10^9/L）或治疗无法控制的持续血小板增高（PLT > 1000×10^9/L），克隆演变，进行性脾脏增大或白细胞计数增高。

（3）急变期：符合下列任何一项：外周血或骨髓中原始细胞 ≥ 20%，骨髓活检见大片状或灶状原始细胞，髓外原始细胞浸润。

（二）鉴别诊断要点

1. 类白血病反应

见于感染、肿瘤、药物、妊娠等，并有与原发病相关的临床表现。白细胞多 < 50×10^9/L，分类中可见髓系不成熟细胞，有核左移现象，中性粒细胞碱性磷酸酶（neutrophil alkaline phosphatase，NAP）活性呈强阳性，*Ph* 染色体或 *BCR-ABL* 融合基因阴性。原发病控制后或妊娠结束后白细胞恢复正常。

2. 其他骨髓增生性疾病

如真性红细胞增多症、原发性血小板增多症、骨髓纤维化等，多数存在 *JAK2v617F*、*CALR* 或 *MPL* 基因阳性，*Ph* 染色体或 *BCR-ABL* 融合基因阴性。

三、预后分层

目前，常用的评分系统为 Sokal 和欧洲治疗和预后研究组织长期生存（European Treatment and Outcome Study long term survival，ELTS）积分，均以临床指标作为与 CML 相关生存期的预测因素，计算公式如下（表 2-5-1）。

表 2-5-1　预后评分系统

积分系统	公　式	预后评估
Sokal 积分	exp［0.0116×（年龄 −43.4）］+0.0345×（脾脏大　小 −7.51）+0.188×［（PLT/700）^{2}−0.563］+0.0887×（原始细胞 −2.10）	低危 < 0.8 中危 0.8~1.2 高危 > 1.2
ELTS 积分	0.0025×（年龄 /10）3+0.0615× 脾脏大小 +0.1052× 外周血原始细胞 +0.4104×（PLT/1000）−0.5	低危 < 1.5680 中危 1.5680~2.2158 高危 > 2.2158

注：PLT 单位为 $×10^9$/L，年龄单位为岁，脾脏大小单位为肋下厘米数，原始细胞、嗜酸性粒细胞、嗜碱性粒细胞为外周血分类百分数，所有数据应当在任何慢性髓性白血病相关治疗开始前获得。

四、治疗

CML 基本治疗目标是减少疾病进展，改善生活质量，延长生存期并最终获得无治疗缓解。

（一）CML 慢性期患者的初始治疗

参照 NCCN、ELN 及中国指南，结合药物的可及性及中国食品药品监督管理局（Chinese Food and Drug Administration，CFDA）批准，一线治疗包括：伊马替尼 400mg，每日 1 次；尼洛替尼 300mg，每日 2 次；氟马替尼 600mg，每日 1 次；达沙替尼 100mg，每日 1 次。对于中高危风险的患者以及期望停药的年轻患者，二代 TKI 一线治疗有望获得深层分子学反应（deep molecalar response，DMR），延缓疾病进展，达到停药的门槛。如果疾病处于加速期或急变期，病情恶化，常伴有不明原因的发热、骨痛、脾脏进行性肿大等症状，对于年老和或存在基础疾病的患者，一代 TKI 具有更好的安全性，而二代 TKI 相关的心脑血管栓塞性事件、糖脂代谢异常和肺部并发症可能是致死性的不良反应，需要谨慎使用。氟马替尼作为新型二代 TKI，相对不良反应较少。

（二）CML 进展期治疗

1. 加速期治疗

参照患者既往治疗史、基础疾病以及 BCR-ABL 激酶突变情况选择适合的 TKI；伊马替尼推荐初始剂量为 600mg/d 或 800mg/d，尼洛替尼为 400mg，每日 2 次，达沙替尼为 70mg，每日 2 次或 140mg，每日 1 次。病情回至慢性期者，可继续使用 TKI 治疗，如果患者有合适的造血干细胞供者来源，可考虑行 allo-HSCT；存在 *T315I* 突变或第二代 TKI 不敏感突变的患者，可选择三代 TKI 奥雷巴替尼 40mg，隔日 1 次，并及早行 allo-HSCT 或参加其他新药试验。

2. 急变期治疗

参照患者既往治疗史、基础疾病以及突变情况选择二代或三代 TKI 药或联合化疗提高诱导缓解率，缓解后应尽快行 allo-HSCT 或参加新药试验。

（三）二代及三代 TKI 的选择

对于伊马替尼治疗不耐受、反应或治疗失败的患者考虑换用二代 TKI，可选择的二代 TKI 为尼洛替尼和达沙替尼，二者的选择可参照如下原则。

（1）应综合考虑患者病史、合并症、合并用药、药物不良反应以及药物说明书并结合 BCR-ABL 激酶突变类型进行选择。如有肺部疾病、出血史及正在接受非甾体抗炎药治疗的患者，尼洛替尼可能较为合适。相反，达沙替尼更适合有胰腺炎、糖尿病的患者。

（2）参照 BCR-ABL 激酶突变类型，目前以下 7 种类型突变对于尼洛替尼或达沙替尼选择具有较为明确的指导意义：① *T315I*，二者均耐药，选择三代 TKI 奥雷巴替尼更易获得临床疗效，有条件者可进入其他新药临床试验，并尽快行 allo- HSCT；② *F317L/V/I/C*、*V299L*、*T315A*，采用尼洛替尼治疗更易获得临床疗效；③ *Y253H*、*E255K/V*、*F359C/V/I*，选择达沙替尼更易获得临床疗效。

五、疗效判断标准

CML 患者接受 TKI 治疗过程中疗效评价包括血液学、细胞遗传学以及分子生物学分析。临床治疗反应包括最佳反应、警告反应及治疗失败（表 2-5-2）。警告及治疗失败的患者在评价治疗依从性、患者的药物耐受性、合并用药的基础上及时行 BCR-ABL 激酶区突变检测，适时更换 TKI（表 2-5-3），二线 TKI 治疗患者反应评估参照表 2-5-4。二线 TKI 治疗失败的患者可考虑换三代 TKI，并行 allo-HSCT。

表 2-5-2　一线 TKI 治疗慢性髓系白血病反应评价标准

时间	最佳反应	警告	治疗失败
3 个月	BCR-ABL^{IS} ≤ 10% 和（或）*Ph*+ 细胞 ≤ 35%	BCR-ABL^{IS} > 10% 和（或）*Ph*+ 细胞 36%~95%	未达到 CHR 和（或）*Ph*+ 细胞 > 95%

时间	最佳反应	警告	治疗失败
6 个月	BCR–ABL^{IS} < 1% 和（或）Ph+ 细胞 0	BCR–ABL^{IS} 1%~10% 和（或）Ph+ 细胞 1%~35%	BCR–ABL^{IS} > 10% 和（或）Ph+ 细胞 > 35%
12 个月	BCR–ABL^{IS} ≤ 0.1%	BCR–ABL^{IS} > 0.1% 且 ≤ 1%	BCR–ABL^{IS} > 1% 和（或）Ph+ 细胞 > 0
任何时间	BCR–ABL^{IS} ≤ 0.1%	CCA/Ph+（-7 或 7q-）	丧失 CHR 或 CCyR 或 MMR 出现伊马替尼或其他 TKI 耐药性突变，出现 CCA/Ph+

注：最佳反应和警告反应中评价标准均指在达到完全血液学反应（CHR）的基础上；CyR 为细胞遗传学反应；PCyR 为部分细胞遗传学反应；CCyR 为完全细胞遗传学反应；MMR 为主要分子学反应；IS 为国际标准化；CCA/Ph 为细胞基础上的其他克隆性染色体异常；CCA/Ph+ 指 Ph 细胞基础上的其他克隆性染色体异常。

表 2-5-3 一线 TKI 治疗慢性髓系白血病慢性期患者治疗调整策略

治疗反应	评估	治疗方案调整
最佳反应		继续原方案治疗
警告	①评价患者依从性；②评价药物相互作用；③BCR–ABL 激酶区突变分析	①更换其他 TKI；②继续原方案；③临床试验；④一线伊马替尼治疗者可考虑提高剂量
治疗失败	①评价患者依从性；②评价药物相互作用；③BCR–ABL 激酶区突变分析	①更换其他 TKI；②HSCT 评估；③临床试验
不耐受		①更换其他 TKI；②HSCT 评估；③临床试验

注：HSCT 为造血干细胞移植

表 2-5-4 二线治疗 CML 慢性期患者治疗反应评价标准

时间	最佳反应	警告	治疗失败
3 个月	至少达到 mCyR（Ph+ 细胞 ≤ 65%）BCR–ABL% ≤ 10%	未达到 mCyR（Ph 细胞 66%~95%）BCR–ABL% > 10%	无 CHR 无任何 CyR（Ph+ 细胞 > 95%）新发突变
6 个月	至少达到 PCyR（Ph+ 胞 ≤ 35%）BCR–ABL% ≤ 10%	达到 mCyR 但未达到 PCyR Ph 细胞 36%~65%	未达到 mCyR（Ph+ 细胞 > 65%）BCR–ABL^{IS} > 10% 新发突变

续表

时间	最佳反应	警告	治疗失败
12 个月	达到 CCyR BCR–ABL% < 1%	BCR–ABL^{IS}1%~10% 达到 PCyR（*Ph*+ 细胞 1%~35%） 新发突变	未达到 PCyR（*Ph*+ 细胞 > 35%） BCR–ABL^S > 10%
任何时间	稳定或达到 MMR	CCA/*Ph*（-7 或 *7q*-） BCR–ABL^{IS} > 0.1%	丧失 CHR 或 CcyR 或 PCyR 或 MMR 新发耐药性突变 出现 CCA/*Ph*+

六、预后

TKI 治疗显著改善了 CML 的预后，追求无治疗缓解（treatment free remission，TFR）逐步成为 CML 治疗的新目标。目前全球前瞻性或回顾性停药试验数据显示，伊马替尼或二代 TKI 治疗获得 DMR 2 年以上患者停止 TKI 治疗维持分子学反应比例为 40%~60%。仅获得 CCyR 或 MMR 的患者停药后均迅速导致分子学复发。

NCCN 2022 及 ELN 2020CML 指南对于停止 TKI 治疗提出明确建议。建议除临床试验外，满足下列条件尝试停药：①初诊时处于慢性期；②未曾在任何时间、对任何 TKI 发生耐药；③达到 DMR 至少 2 年；④患者应该充分知情 TFR，并积极主动地停药而非迫于压力；⑤患者应当充分理解分子学复发并不代表治疗"失败"，此时需要重启治疗；⑥分子学监测可在 2~4 周内重复进行有条件接受严格规范的国际标准化的分子学监测，分子学结果解读正确迅速；在有经验的临床医师的指导下进行 TFR 尝试；能够获得及时再治疗以及正确的再治疗后开展分子学监测。

【参考文献】

SAUSSELE S，RICHTER J，GUILHOT J，et al. Discontinuation of tyrosine kinase inhibitor therapy in chronic myeloid leukaemia（EURO–SKI）：a prespecified interim analysis of a prospective, multicentre, non–randomised, trial［J］. Lancet Oncol, 2018, 19（6）：747–757.

【参考指南】

［1］NCCN Guidelines：Chronic Myeloid Leukemia 2022，Version 1.

［2］编写审定专家组：慢性髓性白血病中国诊断与治疗指南（2022 年版）.

［3］CSCO 恶性血液病诊疗指南编委会：CSCO 恶性血液病诊疗指南 2022 更新要点.

（郑　静）

第六节　慢性淋巴细胞白血病

一、概述

慢性淋巴细胞白血病 / 小淋巴细胞淋巴瘤（chronic lymphocytic leukemia，CLL/small lymphocytic lymphoma，SLL）是一种成熟 B 淋巴细胞克隆增殖性肿瘤，以淋巴细胞在外周血、骨髓、脾脏和淋巴结聚集为特征。CLL 与 SLL 本质上是同一种疾病因主要累及部位不同而造成的不同表现形式。

二、诊断标准和鉴别诊断要点

（一）CLL 诊断标准

（1）外周血单克隆 B 淋巴细胞计数 ≥ 5×10^9/L，且持续大于等于 3 个月。

（2）血涂片中的白血病细胞特征性表现为小的、成熟淋巴细胞显著增多，其细胞质少，核致密，核仁不明显，染色质部分聚集。外周血不典型淋巴细胞及幼稚淋巴细胞 < 55%。

（3）外周血典型的免疫表型：CD5+、CD10-、CD19+、FMC7-、CD23+、CD43+/-、CCND1-。表面免疫球蛋白（sIg）、CD20、CD22 及 CD79b 弱表达（dim）。白血病细胞限制性表达 κ 或 λ 轻链。

免疫表型积分系统见表 2-6-1。

表 2-6-1　CLL 免疫表型积分系统

免疫表型	积分	
	1	0
SmIg	弱阳性	强阳性
CD5	阳性	阴性
CD23	阳性	阴性
FMC7	阴性	阳性
CD22/CD79b	弱阳性	强阳性

注：积分 4~5 分为典型 CLL；3 分需进一步行淋巴结活检或脾切除病理检查，并参考 FISH 检测等结果明确诊断；1~2 分基本不是 CLL。

若外周血单克隆 B 淋巴细胞计数 < 5×10^9/L，并出现血细胞减少或疾病相关症状，排除其他原因导致的，按照 2018 年 iwCLL 诊断标准亦可诊断为 CLL。

（二）SLL 诊断标准

淋巴组织具有 CLL 的组织形态与免疫表型特征，包括：①淋巴结和（或）脾大、肝大；②无骨髓浸润所致的血细胞减少；③外周血克隆性 B 淋巴细胞 < 5×10^9/L。

（三）单克隆 B 淋巴细胞增多症诊断标准

单克隆 B 淋巴细胞增多症（monoclonal B lymphocytosis，MBL）是指健康个体外周血存在低水平的单克隆 B 淋巴细胞。① B 淋巴细胞克隆性异常（κ：λ > 3：1 或 < 0.3：1）。②克隆性 B 淋巴细胞 < 5×10^9/L。③无肝、脾、淋巴结肿大（所有淋巴结 < 1.5cm）。④无贫血及血小板减少。⑤无淋巴组织增殖性疾病（lymphoproliferative disorders，LPD）的其他临床症状。

（四）鉴别诊断

CLL 与幼淋巴细胞白血病、毛细胞白血病、套细胞淋巴瘤、脾边缘区淋巴瘤、滤泡性淋巴瘤等主要依据免疫表型（表 2-6-2）鉴别诊断。

表 2-6-2　慢性 B 淋巴细胞增殖性肿瘤的免疫表型

疾病	sIg	CD5	CD10	FMC7	CD19	CD20	CD22	CD23	CD25	CCND1
CLL	+/-	++	-	-/+	+	+/-	-/+	++	-/+	-
PLL	++	+/-	-	++	+	+/-	+	-/+	-	-
HCL	+	-	-	++	+	+	++	-	+	+/-
MCL	+	++	-	++	+	+	+	-/+	-	++
SMZL	+	-/+	-	++	+	+	+/-	-/+	-	+
FL	+	-	+	++	+	++	+	-/+	-	+

注：CLL 为慢性淋巴细胞白血病；PLL 为幼淋巴细胞白血病；HCL 为毛细胞白血病；MCL 为套细胞淋巴瘤；SMZL 为脾边缘区淋巴瘤；FL 为滤泡性淋巴瘤。

三、临床分期和预后

（一）临床分期

CLL 临床病程异质性很大，中位生存期 2~20 年不等。但不同患者的预后呈高度异质性。许多临床和实验室数据（如临床分期、骨髓组织病理、外周血淋巴细胞计数、淋巴细胞倍增时间、淋巴细胞形态、细胞遗传学异常等）均可影响其预后。目前公认的 CLL 分期标准有两个：Rai 分期（1975 年发布，1987 年修订）和 Binet 分期（1981 年发布）。见表 2-6-3 和表 2-6-4。

表 2-6-3　Rai 临床分期系统

	分期	临床特点	中位生存期（年）
低危	0	淋巴细胞增多	> 10
中危	I	淋巴细胞增多 + 淋巴结肿大	7~9
	II	淋巴细胞增多 + 脾或肝大	
高危	III	淋巴细胞增多 + Hb < 110g/L	1.5~5
	IV	淋巴细胞增多 + PLT < 100×10^9/L	

表 2-6-4　Binet 临床分期系统

分期	临床特点	中位生存期（年）
A	淋巴细胞增多 + 小于 3 个区域的淋巴组织肿大	> 10
B	淋巴细胞增多 + 大于等于 3 个区域的淋巴组织肿大	7
C	同 B，Hb < 110g/L 和（或）PLT < 100×10⁹/L	5

注：5 个淋巴组织区域包括头颈部、腋下、腹股沟（单、双侧均计 1 个区域）、肝和脾。

（二）预后

目前推荐应用国际预后指数进行综合预后评估（表 2-6-5）。

表 2-6-5　CLL 国际预后积分系统

特点	积分（分）	分期	5 年生存率（%）
TP53 突变或缺失	4	低危：0~1 分	93.2
IGHV 无突变	2	低中危：2~3 分	79.4
β_2-MG > 3.5mg/L	2		
BinetB/C 或 Rai Ⅰ–Ⅳ	1	高中危：4~5 分	63.6
年龄 65 岁以上	1	高危：≥ 6 分	23.3

四、治疗

（一）治疗指征

CLL 的诊断确定后，首要问题不是选择如何治疗，而是考虑何时开始治疗。不是所有 CLL 都需要治疗，至少具备以下 1 项时开始治疗。不符合治疗指征的患者，每 2~6 个月随访，随访内容包括血常规、临床症状和肝、脾、淋巴结肿大等。

（1）进行性骨髓衰竭的证据：表现为血红蛋白和（或）血小板进行性减少。

（2）巨脾（如左肋缘下 > 6cm）或进行性或有症状的脾大。

（3）巨块型淋巴结肿大（如最长直径 > 10cm）或进行性或有症状的淋巴结肿大。

（4）进行性淋巴细胞增多，如 2 个月内增多 50%，或淋巴细胞倍增时间（LDT）< 6 个月。对于初始淋巴细胞计数 < 30×10⁹/L 的，不能单凭 LDT 作为治疗指征。

（5）淋巴细胞计数 > 200×10⁹/L，或存在白细胞淤滞症状。

（6）自身免疫性溶血性贫血（AIHA）和（或）免疫性血小板减少症（immune thrombocytopenia，ITP）对皮质类固醇或其他标准治疗反应不佳。

（7）至少存在下列一种疾病相关症状：①6 个月内无明显原因体重下降 ≥ 10%。②严重疲乏（如 ECOG 体能状态 ≥ 2，不能进行常规活动）；③无感染证据，体温 > 38℃，持续 2 周以上；④无感染证据，夜间盗汗 1 个月以上。

（8）临床试验。

（二）治疗前评估

治疗前（包括复发患者治疗前）必须对患者进行全面评估。评估内容包括：①病史和体格检查：特别是淋巴结（包括咽淋巴环和肝脾大小）；②体能状态：美国东部肿瘤协作组（Eastern Cooperative Oncology Group，ECOG）和（或）疾病累积评分表（cumulative illness rating scale，CIRS）评分；③B 症状：盗汗、发热、体重减轻；④血常规：包括白细胞计数及分类、血小板计数、血红蛋白等；⑤血清生化，包括肝肾功能、电解质、LDH 等；⑥血清 β_2-MG；⑦骨髓活检 ± 涂片：治疗前、疗效评估及鉴别血细胞减少原因时进行，典型病例的诊断、常规随访无需骨髓检查；⑧常规染色体核型分析（CpG 寡核苷酸 +IL-2 刺激）；⑨ FISH 检测 del（13q）、+12、del（11q）、del（17p）；检测 TP53 和 IGHV 等基因突变。因 TP53 等基因的亚克隆突变可能具有预后意义，故在有条件的单位，建议开展二代测序检测基因突变，以帮助判断预后和指导治疗；感染筛查包括乙型肝炎病毒（HBV）、丙型肝炎病毒、人类免疫缺陷病毒、EB 病毒等检测。

特殊情况下检测：免疫球蛋白定量，网织红细胞计数和直接抗人球蛋白试验（怀疑有溶血时必做），心电图、超声心动图检查，妊娠筛查（育龄期妇女，拟采用放化疗时），颈、胸、腹、盆腔增强 CT 检查，PET-CT 检查（怀疑 Richter 转化时）等。

（三）一线治疗

根据 TP53 缺失和（或）突变、年龄及身体状态进行分层治疗。患者的体能状态和实际年龄均为重要的参考因素，治疗前评估患者的 CIRS 评分和身体适应性极其重要。因 CLL 目前仍为不可治愈的疾病，鼓励所有患者参加临床试验。

1. 无 del（17p）/TP53 基因突变 CLL 患者的治疗方案推荐

（1）身体状态良好（包括体力活动尚可、肌酐清除率 ≥ 70mL/min 及 CIRS 评分 ≤ 6 分）的患者：优先推荐泽布替尼、氟达拉滨 + 环磷酰胺 + 利妥昔单抗（用于 IGHV 有突变且年龄 < 60 岁的患者）、苯达莫司汀 + 利妥昔单抗（用于 IGHV 有突变且年龄 ≥ 60 岁，且 BTK 不可获得的患者）。其他推荐：伊布替尼、奥布替尼、维奈克拉 + 利妥昔单抗 / 奥妥珠单抗、氟达拉滨 + 利妥昔单抗、氟达拉滨 + 环磷酰胺等。

（2）身体状态欠佳的患者：优先推荐泽布替尼、苯丁酸氮芥 + 利妥昔单抗 / 奥妥珠单抗。其他推荐：伊布替尼、奥布替尼、维奈克拉 + 利妥昔单抗 / 奥妥珠单抗、奥妥珠单抗、苯丁酸氮芥、利妥昔单抗。

2. 伴 del（17p）/TP53 基因突变 CLL 患者的治疗方案推荐

优先推荐：泽布替尼。其他推荐：伊布替尼、奥布替尼、维奈克拉 + 利妥昔单抗 / 奥妥珠单抗、大剂量甲泼尼龙 + 利妥昔单抗 / 奥妥珠单抗。

（四）复发、难治患者的治疗

复发指患者达到完全缓解（CR）或部分缓解（PR），大于等于 6 个月后疾病出现疾病进展（PD）；难治指治疗失败（未获 PR）或最后 1 次化疗后小于 6 个月病情进展。复发、难治患者的治疗指征、治疗前检查同一线治疗，在选择治疗方案时除考虑患者的年龄、体能状态及遗传学等预后因素外，应同时综合考虑患者既往治疗方案的疗效（包括持续缓解时间）及耐受性等因素。

1. 无 *del*（*17p*）/*TP53* 基因突变患者

（1）身体状态良好的患者：优先推荐泽布替尼、伊布替尼、奥布替尼。其他推荐：氟达拉滨 + 环磷酰胺 + 利妥昔单抗（年龄＜ 60 岁）、苯达莫司汀 + 利妥昔单抗、维奈克拉 + 利妥昔单抗 / 奥妥珠单抗、大剂量甲泼尼龙 + 利妥昔单抗、奥妥珠单抗、来那度胺 ± 利妥昔单抗。

（2）身体状态欠佳的患者：优先推荐泽布替尼、伊布替尼、奥布替尼。其他推荐：苯丁酸氮芥 + 利妥昔单抗 / 奥妥珠单抗、维奈克拉 + 利妥昔单抗 / 奥妥珠单抗、大剂量甲泼尼龙 + 利妥昔单抗 / 奥妥珠单抗、来那度胺 ± 利妥昔单抗。

2. 伴 *del*（*17p*）/*TP53* 基因突变患者

优先推荐：泽布替尼、伊布替尼、奥布替尼、维奈克拉 + 利妥昔单抗 / 奥妥珠单抗。其他推荐：大剂量甲泼尼龙 + 利妥昔单抗、来那度胺 ± 利妥昔单抗。

（五）维持治疗

（1）一线治疗（免疫化疗）后维持：结合微量残留病（MRD）评估和分子遗传学特征进行维持治疗，对于血液中 MRD ≥ 0.01 或 MRD ＜ 0.1 伴 *IGHV* 无突变状态或 *del*（*17p*）/*TP53* 基因突变的患者，可考虑使用来那度胺（推荐小剂量）进行维持治疗。原来使用伊布替尼、泽布替尼、奥布替尼等 BTK 抑制剂治疗者，继续治疗。

（2）二线治疗后维持：免疫化疗取得 CR 或 PR 后，使用来那度胺（推荐小剂量）进行维持治疗。原来使用伊布替尼、泽布替尼、奥布替尼等 BTK 抑制剂治疗者，继续治疗。

（3）应用 BTK 抑制剂单药治疗原则上需要持续治疗。如果患者因不能耐受、经济或其他原因需要停止治疗，建议在停药前桥接免疫化疗，以防疾病反弹。桥接治疗的疗程依据患者前期 BTK 抑制剂治疗的时间、缓解深度及耐受性等综合确定。有限疗程的治疗方案如维奈克拉 + 奥妥珠单抗或 BTK 抑制剂 + 维奈克拉等，正在研究应用中。

（六）新药治疗与新疗法

欧美国家针对 CLL 的治疗药物开发获得快速发展，在国外上市的药物包括阿可替尼（acalabrutinib）、艾代拉利司（idelalisib）、杜韦利西布（duvelisib）等。以 BTK 抑制剂为基础的有限期的治疗正在临床探索中。此外，嵌合抗原受体 T 细胞免疫疗法在复发、难治 CLL 临床试验中显示出一定的疗效。

（七）造血干细胞移植

自体造血干细胞移植有可能改善患者的无进展生存，但并不延长总生存期，不推荐采用。异基因造血干细胞移植目前仍是 CLL 唯一的治愈手段，但由于 CLL 主要为老年患者，仅少数适合移植，近年来随着 BTK 抑制剂、BCL-2 抑制剂等小分子靶向药物的使用，异基因造血干细胞移植的地位和使用时机有所变化，仅适用于难治患者和 CLL 克隆相关 Richter 转化患者。

（八）组织学转化或进展

对于临床上疑似有转化的患者，应尽可能进行淋巴结切除活检以明确诊断；当无法切除活检时，可行粗针穿刺，结合免疫组化、流式细胞术等辅助检查明确诊断。PET-CT 检查可用于指导活检部位（摄取最高部位）。

组织学转化在组织病理学上分为弥漫大 B 细胞淋巴瘤（diffuse large B cell lymphoma，DLBCL）与经典型霍奇金淋巴瘤（classical Hodgkin lymphoma，cHL）。对于前者，应进行 CLL 和转化后组织的 IGHV 基因测序以明确两者是否为同一克隆起源。

组织学进展包括：①加速期 CLL，增殖中心扩张或融合（＞ 20 倍高倍视野）且 Ki-67 ＞ 40% 或每个增殖中心＞ 2.4 个有丝分裂象；② CLL 伴幼稚淋巴细胞增多（CLL/PL），外周血幼稚淋巴细胞比例增加（10%~55%）。

治疗前除进行常规 CLL 治疗前评估外，还需要进行 PET-CT 检查或增强 CT 检查。

1. Richter 综合征

对于 Richter 综合征患者，需根据转化的组织学类型以及是否为克隆相关决定治疗方案。

（1）克隆无关的 DLBCL：参照 DLBCL 进行治疗。

（2）克隆相关的 DLBCL 或不明克隆起源：可选用免疫化疗［R-DA-EPOCH、R-HyperCVAD（A 方案）、R-CHOP］± 维奈克拉或 ±BTK 抑制剂、PD-1 单抗 ±BTK 抑制剂、参加临床试验等方案，如取得缓解，尽可能进行异基因造血干细胞移植，否则参照难治复发 DLBCL 治疗方案。

（3）cHL：参考 cHL 治疗方案。

2. CLL/PL 或加速期 CLL

CLL/PL 或加速期 CLL 不同于 Richter 综合征，但预后较差，迄今为止最佳的治疗方案尚不明确。临床实践中，参照 CLL 治疗方案。

五、疗效标准

在 CLL 患者的治疗中应定期进行疗效评估，若应用联合化疗进行诱导治疗通常以 6

个疗程为宜，每 2 个疗程进行一次疗效评估；若应用伊布替尼治疗，每 3 个月进行一次疗效评估。疗效标准见表 2-6-6。

（1）CR：达到表 2-6-6 所有标准，无疾病相关症状。

（2）CRi：除骨髓造血未恢复正常外，其他符合 CR 标准。

（3）PR：至少达到 2 个 A 组标准 +1 个 B 组标准。

（4）疾病稳定（stable disease，SD）：疾病无进展同时不能达到 PR。

（5）PD：达到任何 1 个 A 组或 B 组标准。

（6）复发：患者达到 CR 或 PR，停疗 6 个月后 PD。

（7）难治：治疗失败（未获 CR 或 PR）或最后 1 次化疗后 < 6 个月 PD。

伴有淋巴细胞增多的 PR（PR-L）：B 细胞受体（BCR）信号通路的小分子抑制剂如 BTK 抑制剂伊布替尼和 PI3K8 抑制剂艾代拉利司治疗后出现短暂淋巴细胞增多，淋巴结、脾脏缩小。淋巴细胞增多在最初几周出现，并会持续数月，此时单纯的淋巴细胞增多不作为疾病进展依据。

（8）MRD 阴性：多色流式细胞术检测残存白血病细胞小于 0.1‰。

表 2-6-6　CLL 疗效标准

		完全缓解（PR）	部分缓解（PR）	进展	疾病稳定（SD）
A	淋巴结	最大淋巴结长径 < 1.5cm	减小 ≥ 50%	增加 ≥ 50% 或未出现新病灶	变化 -49%~49%
	肝 / 脾	正常	减小 ≥ 50%	增加 ≥ 50% 或未出现新病灶	变化 -49%~49%
	症状	无	任何	任何	任何
	血淋巴细胞 （×10⁹/L）	< 4	降低 ≥ 50%	增高 ≥ 50%	变化 -49%~49%
B	血小板 （×10⁹/L）	> 100	> 100 或较基线提高 ≥ 50%	较基线降低 ≥ 50% （CLL 所致）	变化 -49%~49%
	血红蛋白	> 100g/L	> 100g/L 或较基线提高 ≥ 50%	较基线降低 ≥ 20g/L （CLL 所致）	介于 PR 和 PD 之间
	骨髓	增长正常，无 CLL 细胞，无淋巴结节	存在 CLL 细胞或 B 淋巴结节，或未做	骨髓活检 CLL 细胞增加 > 50%	无变化

六、预后

预后好，低危患者中位生存 10 年以上，高危患者 5 年生存率不足 1/4，但 BTK 抑制剂的应用能够克服高危遗传学预后，改善预后。

【参考文献】

[1] 中国抗癌协会血液肿瘤专业委员会，中华医学会血液学分会，中国慢性淋巴细胞白血病工作组 . 中国慢性淋巴细胞白血病 / 小淋巴细胞淋巴瘤的诊断与治疗指南（2022年版）［J］. 中华血液学杂志，2022；43（5）：353-358.

[2] 中华医学会血液学分会白血病淋巴瘤学组，中国慢性淋巴细胞白血病工作组 . B细胞慢性淋巴增殖性疾病诊断与鉴别诊断中国专家共识（2018 年版）［J］. 中华血液学杂志，2019，39：359-365.

（郑正津　王少元）

第七节　多毛细胞白血病

一、概述

多毛细胞白血病（hair cell leukemia，HCL）是一种罕见的慢性克隆性 B 细胞增生性疾病，其发病中位年龄为 50 岁。HCL 起病隐匿，约 1/4 的患者无症状，且多数患者无淋巴结肿大，最突出的特征是脾大和全血细胞减少，骨髓易"干抽"，外周血、骨髓或肝脾中可见细胞胞质突起的"毛细胞"。HCL 根据临床表现，免疫表型和电镜结果等相关检查可分为经典型和变异型（HCL-V）两类。

二、诊断依据及鉴别诊断要点

（一）临床表现

最常见的症状为乏力、左上腹部不适，贫血、出血、感染、体重下降、纳差，易合并血管炎也是较常见的病症。常见体征为脾大，发生率为 80%~90%，肝脏肿大不如脾脏明显，浅表淋巴结肿大少见。约 1/4 的患者伴有自身免疫性疾病。较罕见的病症尚有骨损害，多发生于股骨近端，病损类似于多发性骨髓瘤，系毛细胞浸润所致。

（二）血常规检查

白细胞可明显下降、正常、增高，可有中性粒细胞绝对值和单核细胞减少，血红蛋白下降、血小板减少或正常。

（三）生化检查

包括血糖、肝肾功能、LDH、乙肝 DNA、妊娠实验（生育期妇女）等检测。

（四）骨髓检查（骨髓穿刺常为干抽）

1. 形态学

光镜下淋巴细胞大小不一，典型多毛细胞胞浆中等量，瑞氏染色呈天蓝色，周边不规则，呈锯齿状或伪足突起，有时为细长毛发状。核呈椭圆形，可有凹陷，偶见核仁。病理活检见增生活跃或低下，多毛细胞呈散在或成簇分布，典型者可见特征性的多毛细胞之间分隔"荷包蛋"样形状；胞浆丰富、透明，核染色质细，呈毛玻璃样；网状纤维增多。

2. 免疫表型

典型 HCL 的典型免疫表型为 CD5-、CD10-、CD11c+、CD20+（亮）、CD22+、CD25+、CD103+、CD123+、cyclin D1+、annexin A1+ 和 CD200+（亮）；HCL- 突变的特征是 CD25-，CD123-，膜联蛋白 A1-，而 *BRAF V600E* 突变为阴性。

3. 基因检查

基因测序法提示 *BRAFV600E* 突变阳性；*IGHV* 突变检测可见 *IgHV4-34* 表达等。

4. 细胞遗传学

1q42、*2q11* 和 *5q13* 异常可能是本病较特征性的改变。其中 5 号染色体受累而致 5 号染色体三体、*5q13* 臂间倒位和中间缺失常见；*P53*、*BCL* 突变约 25% 可见。

鉴别诊断：多毛细胞白血病应与脾边缘区淋巴瘤、B 幼淋巴细胞白血病、慢性淋巴细胞白血病、骨髓纤维化及脾功能亢进等疾病相鉴别。

三、治疗

（一）治疗指征

出现全身症状、脾大或肝大引起压迫症状、反复感染、血细胞减少（ANC < 1.0×10^9/L、血红蛋白 < 110g/L、血小板 < 100×10^9/L），进行性淋巴细胞增多或淋巴结肿大，不明原因的消瘦（6 个月之内体重减轻 > 10%），明显乏力。若无上述指征者，不需治疗，但需定期随访，以监测病情进展。

（二）治疗

1. 嘌呤类似物

克拉曲滨 0.14mg/（kg·d）（持续静脉输注 2 小时，每日 1 次，连续输注 5 日，28 日为 1 周期，共 4~6 周期），± 利妥昔单抗（375mg/m²，克拉曲滨前一日应用）。

2. BRAF 抑制剂

BRAFV600E 突变是一种 HCL 患者潜在的基因损害。维罗非尼（vemurafenib）单药治疗（剂量 960mg，每日 2 次）可用于复发性或是难治性多毛细胞白血病。

3. 抗 CD22 免疫毒素剂量

主要适用于既往接受过至少 2 种全身治疗（包括 1 种及以上嘌呤类似物）的复发难治性 HCL 患者。推荐剂量：40μg/kg（静脉注射 30 分钟，第 1、3 和 5 的 28 天为 1 个周期，最多 6 个周期治疗）。

4. 脾切除术

脾切除术治疗 HCL 可能的指征包括：①有症状的脾大（重度增大、疼痛、梗死、破裂）；②其他治疗后仍存在脾大引起的全血细胞减少；③对于有症状的妊娠女性，作为一种临时措施。

四、疗效标准

（一）完全缓解（CR）

（1）症状、体征完全消失。

（2）血象恢复：ANC $> 1.5 \times 10^9$/L、血红蛋白 > 110g/L（无输血）、血小板 $> 100 \times 10^9$/L。

（3）外周血或骨髓多毛细胞消失。

（4）骨髓活检无 HCL 证据，网状纤维恢复正常。

（二）部分缓解（PR）

以上指标改善，但未全部恢复到正常，外周血计数接近正常（如 CR）；同时，器官肿大和 HCL 骨髓浸润活检至少改善 50%。

（三）疾病稳定（SD）

以上指标改善，但未全部恢复正常，血象至少有一系血细胞恢复正常，血液或骨髓多毛淋巴细胞减少 50% 以下。

（四）疾病进展（PD）

疾病相关症状加重，器官肿大超过 25%，血象下降超过 25%。必须区分与骨髓抑制作用相关的血细胞计数下降与 PD。

（五）HCL 复发

形态学复发和血液学复发。

五、预后

HCL 总体预后较好，伴有 *Ig VH4-34* 片段重排和 *IGHV* 未突变的患者预后较差。若不治疗，中位生存期大约为 4 年。尽管不能治愈，但患者经现代方法治疗后的生存率仅略低于一般人群。经克拉屈滨单药单疗程治疗，90% 以上的患者有持久缓解，中位无进展生存期为 9~11 年。长时间缓解后再复发后的患者再次应用嘌呤类似物治疗可再次获得长时间的缓解。感染是 HCL 的主要死因，严重粒细胞缺乏者常发生败血症或肺炎。由于单核细胞减少，NK 和 T 细胞功能缺乏，导致细胞免疫缺陷，因而 HCL 患者发生机会性感染的危险也增加。

【参考文献】

［1］沈悌，赵永强，等 . 血液病诊断及疗效标准［M］. 4 版 . 北京：科学出版社，2018.

［2］张之南，郝玉书，赵永强，等 . 血液病学［M］. 2 版 . 北京：人民卫生出版社，2012.

［3］KAUSHANSKY K，LICHTMAN M A，PRCHAL J T. 威廉姆斯血液学［M］. 陈竺，陈赛娟，译 . 9 版 . 北京：人民卫生出版社，2018.

［4］TROUSSARD X，MAITRE E，CORNET E. Hairy cell leukemia 2022：Update on diagnosis，risk-stratification，and treatment［J］. Am J Hematol，2022，97（2）：226-236.

【参考指南】

NCCN clinical practice guidelines in oncology：Hairy Cell Leukemia（2023，Version 1）.

（陈鑫基　付丹晖）

第八节 幼淋巴细胞白血病

一、概述

幼淋巴细胞白血病（prolymphocytic leukemia，PLL）是一种少见的成熟淋巴细胞克隆增殖性疾病，起源于 B 或 T 淋巴细胞，以白细胞明显增高、外周血幼淋巴细胞增高为特点。发病人群以中老年人为主，多见于男性。具有高度侵袭性，预后较差。

二、诊断标准及鉴别诊断要点

（一）临床表现

病程可以表现为急性、亚急性和慢性，以慢性居多。始发症状包括疲乏虚弱、体重下降，常有低热及复发性口腔溃疡，少数患者有骨痛及获得性出血倾向。脾大是本病的特征，可有巨脾。肝脏亦可呈轻到中度肿大。B 细胞性 PLL（B-PLL）很少或没有淋巴结肿大，而 T 细胞性 PLL（T-PLL）淋巴结肿大常见。约 1/3 的 T-PLL 患者有皮肤浸润，最常表现为躯干、上肢和面部皮肤的结节性皮疹。

（二）实验室检查

1. 外周血象

几乎所有患者均有正细胞正色素性贫血，半数以上的患者有血小板减少；多数患者的白细胞明显增高，常大于 100×10^9/L，幼淋巴细胞比例大于 50%。幼淋巴细胞形态特点为：胞体稍大，胞质丰富，核/质比例稍低，核染色质浓集呈块状或粗细不等，排列不匀，沿核膜周边较密集，核质与核仁发育不同步，即核仁明显而核质较成熟。T-PLL 患者的幼淋巴细胞核/质比例高，胞质强嗜碱性，无颗粒，常有突起；核椭圆形或不规则，可有折叠、扭曲，核染色质较致密，核仁明显，通常为 1 个。约 19% 的 T-PLL 胞体小，光镜下核仁不明显，电镜下则可见核仁，这组病例为小细胞变异型 T-PLL。

2. 骨髓象

增生明显活跃，以淋巴细胞为主，幼淋巴细胞形态特点与外周血一致。骨髓干抽现象少见，活检示白血病细胞呈弥漫性或混合性浸润。

3. 免疫表型

分为 B-PLL 和 T-PLL。

B-PLL：sIgM 和 sIgD 高表达，CD19+、CD20+、CD22+、CD79a+、FMC7+、CD23-，CD5 可为阳性。

T-PLL：CD2+、sCD3+/-、cCD3+/-、CD5+、CD7++；TdT-、CD1a-。65% 的患者 CD4+/CD8-，21% 的患者 CD4+/CD8+，13% 的患者 CD4-/CD8+。

4. 细胞遗传学

B-PLL 多有 *TP53* 缺失或突变，*C-MYC* 基因重排和 / 或 IgHV 基因重排；T-PLL 可出现特征性的 *inv*（*14*）（*q11*；*q32*）、（*14*；*14*）（*q11*；*q32*）、*t*（*X*；*14*）（*q28*；*q11*），可检出 *TCR* 基因重排等。

（三）鉴别诊断

需与慢性淋巴细胞白血病、毛细胞白血病、脾边缘区淋巴瘤、套细胞淋巴瘤、急性淋巴细胞白血病等相鉴别。

三、治疗

（一）治疗指征

有 PLL 相关的全身症状，进行性骨髓衰竭，合并自身免疫溶血性贫血，巨脾，全身淋巴结肿大或白细胞数大于 200×10^9/L。无症状患者需要定期复诊检查，一旦出现病情进展及时进行治疗。

（二）一线治疗方案

（1）B-PLL：FC ± R，获治疗反应后行异基因造血干细胞移植。

（2）T-PLL：阿仑单抗，获治疗反应后行异基因造血干细胞移植。

（三）二线治疗（复发难治病例）

（1）B-PLL：伊布替尼或新药治疗，如 idelalisib。获治疗反应后行异基因造血干细胞移植。

（2）T-PLL：新药治疗如喷司他丁、奈拉滨、苯达莫司汀等，获治疗反应后行异基因造血干细胞移植。

四、疗效标准

1. 完全缓解

（1）症状消失，体征完全恢复正常。

（2）血象，三系指标恢复正常，Hb ≥ 120g/L、PLT ≥ 100×10^9/L、ANC ≥ 1.5×10^9/L，血涂片中幼稚淋巴细胞消失。

（3）骨髓象：恢复正常，幼稚淋巴细胞消失，淋巴细胞值在正常范围内。

2. 部分缓解

脾、肝缩小 50% 以上。血象二系以上恢复正常或接近正常。血片中幼淋巴细胞减少 50% 以上。

3. 进步

体征有好转，血象有一、二系改善；血、骨髓中幼淋巴细胞有所减少。

4. 无效

未达到以上指标。

五、预后

PLL 具高度侵袭性，预后差。B-PLL 的中位生存期为 1~2 年，T-PLL 的中位生存期为 7.5 个月，性别、脾大皮损淋巴细胞数等对预后均无影响。淋巴结肿大年龄小于 50 岁无肝脾肿大者预后较好。本病即使获得 CR 也将很快复发，因此缓解后建议行异基因造血干细胞移植。

【参考文献】

［1］沈悌，赵永强，等．血液病诊断及疗效标准［M］．4 版．北京：科学出版社，2018.

［2］张之南，郝玉书，赵永强，等．血液病学［M］．2 版．北京：人民卫生出版社，2012.

［3］KAUSHANSKY K，LICHTMAN M A，PRCHAL J T. 威廉姆斯血液学［M］．陈竺，陈赛娟，译．9 版．北京：人民卫生出版社，2018.

［4］PHILLPP B S，MARCO H，CLAIRE D. Consensus criteria for diagnosis，staging，and treatment response assessment of T-cell prolymphocytic leukemia［J］．Blood，2019，134（14）：1132-1143.

［5］SHUMILOV E，HASENKAMP J，SZUSZIES C J，et al. Patterns of late relapse after allogeneic hematopoietic stem cell transplantation in patients with T-Cell prolymphocytic leukemia［J］．Acta Haematol，2021,144：105-110.

（陈鑫基　付丹晖）

第九节 大颗粒淋巴细胞白血病

一、概述

大颗粒淋巴细胞白血病（large granular lymphocytic leukemia，LGLL）是一种具有细胞毒性效应 T 细胞的惰性 T 淋巴细胞增殖性疾病。其中 T 细胞型 LGLL（T-LGLL）发病率最高，约占 LGLL 的 85%，NK 细胞型 LGLL（NK-LGLL）约占 15%。临床表现为血液系统和免疫功能异常的症状和体征，包括反复感染、脾大、中性粒细胞减少和 LGLL 细胞增多，约 1/3 诊断时无症状。极少数 LGLL 具有侵袭性特征，表现为 B 症状、肝脾肿大、全血细胞减少和 LGL 细胞增生。

二、诊断标准及鉴别诊断要点

（一）诊断标准

1. 临床表现

中性粒细胞减少常见，可有反复感染、肝脾大等症状，骨髓可受累，贫血、血小板减少并不常见，伴随中性粒细胞减少时可出现全血细胞减少。常伴有溶血、纯红再障、骨髓增生异常综合征等血液系统其他疾病，也常伴风湿性疾病如类风湿性关节炎、系统性红斑狼疮、克罗恩病、干燥综合征和银屑病关节炎等合并症，还可伴发其他实体肿瘤。

2. 细胞形态学

外周血或骨髓中具有典型的 LGLL 细胞（中等至丰富的细胞质伴明显的嗜天青颗粒）异常增多，多数 $> 2 \times 10^9$/L。增多持续时间至少 6 个月。病理 EBER 检测部分可呈阳性。

3. 免疫表型

常对外周血进行流式细胞仪免疫表型检测，T-LGLL 的免疫表型常见为 CD3+、CD8+、CD2+、CD57+、TCRαβ+；少部分患者有 CD8+ 或 CD4-/CD8-。NK-LGLL 的免疫表型为 CD16+、CD56+、CD2+、CD7+、CD8+、TCRαβ-。

4. 分子生物学检测

检测 *IGH*、*IGK*、*TCR* 基因克隆性重排，二代测序可有 *STAT3*、*STAT5b* 突变阳性。

（二）鉴别诊断要点

（1）反应性大颗粒淋巴细胞增多症：多见于病毒感染，EB 病毒（EBV）感染者外周血异型淋巴细胞 CD5-，巨细胞病毒（CMV）感染可致 CD3+、CD57+ 的大颗粒淋巴细胞增多，但无 *TCR* 基因重排，人类免疫缺陷病毒（HIV）感染者 CD16+ 的大颗粒淋巴细胞增多，细胞呈多克隆性，相关病毒抗体检测阳性。

（2）骨髓衰竭性疾病：如再生障碍性贫血、骨髓增生异常综合征、阵发性睡眠性血红蛋白尿，均可表现为血细胞减少，但外周血和骨髓淋巴细胞呈多克隆性，无 *TCR* 基因重排。行骨髓常规、病理活检、染色体、MDS FISH、PNH 克隆等检测可鉴别。

三、诊断分型、危险分组及预后分层

根据免疫表型，分为 T-LGLL 和 NK-LGLL。目前尚无国际认可的预后分层系统。

四、治疗

（一）治疗指征

T-LGLL 临床呈惰性病程，早期无症状时无需治疗，继续观察并定期复查。治疗指征包括：① ANC $< 0.5 \times 10^9$/L；② Hb < 100g/L 或需输红细胞支持；③ PLT $< 50 \times 10^9$/L；④合并需要治疗的自身免疫性疾病；⑤症状性脾大；⑥严重的 B 症状；⑦本病继发的肺动脉高压。

（二）治疗方法

（1）一线治疗首选进入临床试验，或以免疫抑制剂为主的治疗。低剂量甲氨蝶呤（MTX）每周 10mg/m^2 ± 糖皮质激素，或口服环磷酰胺（CTX）100mg/d ± 糖皮质激素，或环孢素 A（CsA）3mg/（kg·d）± 糖皮质激素，治疗至少 4 个月再评估疗效。

（2）二线治疗：临床试验，嘌呤类似物或一线未用过的其他药，CD52 单抗 alemtuzumab，CD20 单抗 rituximab。

（3）新药临床试验：CD122 单抗 Mik β$_1$、CD2 单抗 siplizumab、法尼基转移酶抑制剂 tipifarnib 等。

五、疗效判断标准

1. 血液学应答

（1）完全缓解（CR）：血红蛋白 > 120g/L，血小板计数 $> 100 \times 10^9$/L，中性粒细胞计数 $> 1.5 \times 10^9$/L，淋巴细胞绝对值 $< 4 \times 10^9$/L 同时外周血 LGLL 计数在正常范围（$< 0.5 \times 10^9$/L）。

（2）部分缓解（PR）为血红蛋白 > 80g/L，血小板计数 $> 50 \times 10^9$/L，中性粒细胞计数 $> 0.5 \times 10^9$/L，脱离输血。

2. 分子学应答

PCR 扩增未检测到克隆性 T 细胞。

六、预后

T-LGLL 是慢性疾病，病程呈惰性，中位生存期约 13 年。进展期患者预后差，需联合化疗，多数在治疗 1 年内死亡。死亡多与中性粒细胞减少、感染相关。

【参考文献】

［1］潘成林，徐开林，李振宇 . T- 大颗粒淋巴细胞白血病的临床研究进展［J］. 国际输血及血液学杂志，2017，40（5）：432-436.

［2］LOUGHRAN T P J，ZICKL L，OLSON T L，et al. Immunosuppressive therapy of LGL leukemia：prospective multicenter phase II study by the Eastern Cooperative Oncology Group（E5998）［J］. Leukemia，2015，29（4）：886-894.

［3］DUMITRIU B，ITO S，FENG X，et al. Alemtuzumab in T-cell large granular lymphocytic leukaemia：interim results from a single-arm，open-label，phase 2 study［J］. Lancet Haematol，2016，3（1）：e22-29.

【参考指南】

NCCN Guidelines：T-cell Large Granular Lymphocytic Leukemia（2023，Version 1）.

（郑　静）

第十节 骨髓增生异常综合征

一、概述

骨髓增生异常综合征（MDS）是一组造血干细胞、祖细胞获得性克隆性疾病，伴三系血细胞发育异常（又称病态造血），进行性难治性外周血细胞减少，骨髓无效性造血；具有向 AML 转化的高危险性。

二、诊断标准及鉴别诊断要点

（一）诊断

目前 MDS 的诊断参照维也纳诊断标准，需要满足 2 个必要条件和至少 1 个确定标准。

1. 必要条件

（1）持续（4 个月）一系或多系血细胞减少（如检出原始细胞增多或 MDS 相关细胞遗传学异常，无需等待可诊断 MDS）。

（2）排除其他可导致血细胞减少和发育异常的造血及非造血系统疾病。

2. 确定标准

以下几条标准中，至少满足一条。

（1）发育异常：骨髓涂片中红细胞系、粒细胞系、巨核细胞系发育异常细胞的比例 ≥ 10%。

（2）环状铁粒幼红细胞占有核红细胞比例 ≥ 15% 或 ≥ 5%，同时伴有 *SF3B1* 突变。

（3）原始细胞：骨髓涂片原始细胞达 5% ~19% 或外周血涂片 2%~19%。

（4）常规核型分析或 FISH 检测检出有 MDS 诊断意义的染色体异常。

3. 辅助标准

对于符合必要条件、未达确定标准、存在输血依赖的大细胞性贫血等常见 MDS 临床表现的患者，如符合 2 条或 2 条以上辅助标准，诊断为疑似 MDS。

（1）骨髓活检切片的形态学或免疫组化结果支持 MDS 诊断。

（2）骨髓的流式细胞术检测发现多个与 MDS 相关的表型异常，并提示红系和（或）髓系存在单克隆细胞群。

（3）测序 MDS 相关基因突变，提示存在髓系细胞的克隆群体。

（二）鉴别诊断

（1）慢性再生障碍性贫血：慢性再生障碍性贫血淋巴细胞相对增多，骨髓中红系、粒系、巨核系形态并无异常，且巨核细胞常减少或缺如，骨髓小粒主要是非造血细胞。染色体检查无异常。MDS 的贫血患者的网织红细胞可正常或升高，外周血可见到有核红细胞，骨髓发育异常明显，早期细胞比例不低或增加，染色体异常。

（2）巨幼细胞贫血：巨幼细胞贫血常可找到叶酸、维生素 B_{12} 缺乏的原因，血清叶酸和（或）维生素 B_{12} 测定降低，红细胞、粒细胞、巨核细胞均可巨幼样变，幼红细胞 PAS 染色阴性，补充叶酸、维生素 B_{12} 病情可改善。

（3）急性红白血病（M6）：MDS 骨髓红系比例可明显增加，有时可达 50% 有核细胞，需和 M6 相鉴别，如外周血或骨髓原始细胞 < 20%，骨髓非红系细胞中原始细胞 < 20%，应诊断为 MDS。

三、诊断分型 / 危险分组 / 预后分层

（一）诊断分型

见表 2-10-1。

表 2-10-1　骨髓增生异常综合征（MDS）2016 年 WHO 修订分型

疾病类型	发育异常	血细胞减少	环形铁粒幼红细胞	骨髓和外周血原始细胞	常规核型分析
MDS 伴单系血细胞发育异常（MDS-SLD）	1 系	1~2 系	< 15% 或 < 5% [a]	骨髓 < 5%，外周血 < 1%，无 Auer 小体	任何核型，但不符合伴单纯 del（5q）MDS 标准
MDS 伴多系血细胞发育异常（MDS-MLD）	2~3 系	1~3 系	< 15% 或 < 5% [a]	骨髓 < 5%，外周血 < 1%，无 Auer 小体	任何核型，但不符合伴单纯 del（5q）MDS 标准
MDS 伴环形铁粒幼红细胞（MDS-RS）					
MDS-RS-SLD	1 系	1~2 系	≥ 15% 或 ≥ 5% [a]	骨髓 < 5%，外周血 < 1%，无 Auer 小体	任何核型，但不符合伴单纯 del（5q）MDS 标准
MDS-RS-MLD	2~3 系	1~3 系	≥ 15% 或 ≥ 5% [a]	骨髓 < 5%，外周血 < 1%，无 Auer 小体	任何核型，但不符合伴单纯 del（5q）MDS 标准
MDS 伴单纯 del（5q）	1~3 系	1~2 系	任何比例	骨髓 < 5%，外周血 < 1%，无 Auer 小体	仅有 del（5q），可以伴有 1 个其他异常 [-7 或 del（7q）除外]
MDS 伴原始细胞增殖（MDS-EB）					
MDS-EB-1	0~3 系	1~3 系	任何比例	骨髓 5%~9% 或外周血 2%~4%，无 Auer 小体	任何核型

续表

疾病类型	发育异常	血细胞减少	环形铁粒幼红细胞	骨髓和外周血原始细胞	常规核型分析
MDS-EB-2	0~3 系	1~3 系	任何比例	骨髓 10%~19% 或外周血 5%~9%，无 Auer 小体	任何核型
MDS，不能分类型（MDS-U）					
外周血原始细胞 1%	1~3 系	1~3 系	任何比例	骨髓 < 5%，外周血 < 1%[b]，无 Auer 小体	任何核型
单系血细胞发育异常伴全血细胞减少	1 系	3 系	任何比例	骨髓 < 5%，外周血 < 1%，无 Auer 小体	任何核型
伴有诊断意义的核型异常	0 系	1~3 系	≤ 15%[c]	骨髓 < 5%，外周血 < 1%，无 Auer 小体	有定义 MDS 的核型异常

注：血细胞减少定义为血红蛋白 < 100g/L、血小板计数 < 100×10^9/L、中性粒细胞绝对计数 < 1.8×10^9/L，极少情况下 MDS 可见这些水平以上的轻度贫血或血小板减少，外周血单核细胞必须 < 1×10^9/L。

a：如果存在 *SF3B1* 突变。

b：外周血 =1% 的原始细胞必须有两次不同时间检查的记录。

c：若环状铁粒幼红细胞 ≥ 15% 的病例有明显红系发育异常，则归类为 MDS-RS-SLD。

（二）危险及预后分层

（1）国际预后评分系统（international prognostic score system，IPSS）危险度的分级根据以下 3 个因素确定：原始细胞百分比、血细胞减少的系别数和骨髓细胞遗传学特征。分组如下：低危 0 分，中危 - Ⅰ 0.5~1.0 分，中危 - Ⅱ 1.5~2.0 分，高危 ≥ 2.5 分。低危至高危患者中位生存期依次为 5.7、3.5、1.2、0.4 年，发生 AML 转化的中位时间分别为 9.4、3.3、1.1 和 0.2 年，见表 2-10-2。

表 2-10-2　IPSS 预后评分系统

预后变量	标准	积分
骨髓原始细胞	< 5%	0
	5%~10%	0.5
	11%~20%	1.5
染色体核型	良好［正常，-Y，*del（5q）*，*del（20q）*］	0
	中等（其余异常）	0.5
	差［复杂（≥ 3 个异常）或 7 号染色体异常］	1

预后变量	标准	积分
血细胞减少 [a]	无或一系减少	0
	两系或三系减少	0.5

a：表示中性粒细胞计数＜ $1.5×10^9$/L，HGB ＜ 100g/L，PLT ＜ $100×10^9$/L。

（2）IPSS–R 预后积分系统对 IPSS 预后评分系统进行了修订，对细胞遗传学改变及外周血细胞减少程度做了更细致分组，提出了修订的 IPSS（IPSS–R），IPSS–R 预后积分系统见表 2–10–3。

表 2–10–3　IPSS–R 预后积分系统

预后变量	积分						
	0	0.5	1	1.5	2	3	4
细胞遗传学	极好		好		中等	差	极差
骨髓原始细胞（%）	≤ 2		2~5		5~10	＞ 10	
血红蛋白（g/dl）	≥ 10		80~100	＜ 80			
血小板（ $×10^9$/L）	≥ 100	50~100	＜ 50				
中性粒细胞（ $×10^9$/L）	≥ 0.8	＜ 0.8					

细胞遗传学预后分组如下：

①极好：del（11q），-Y；②好：正常，del（5q），del（12p），del（20q），伴 del（5q）的两种异常；③中等：del（7q），+8，i（17q），+19，任何其他单独异常或 2 个独立的克隆；④差：7，inv（3）/t（3q）/del（3q），包含 -7/7q 的两种异常，3 种异常；⑤极差：3 种以上异常。

IPSS–R 预后危险度分组分为极低危≤ 1.5 分、低危＞ 1.5 且≤ 3 分、中危＞ 3 且≤ 4.5 分、高危＞ 4.5 且≤ 6 分和极高危＞ 6 分 5 组，其中位生存期分别为 6.8、4.3、2.3、1.5 和 0.9 年，发生 AML 转化的中位时间分别为未达到、未达到、15.7、4.8 和 2.6 年。

四、治疗

MDS 患者自然病程和预后的差异很大，治疗宜个体化。目前主要依据 IPSS–R，同时结合患者年龄、体能状况、依从性等进行综合评定，选择个体化治疗方案。针对低危组 MDS 患者以支持造血、预防感染、出血和提高生活质量为目的的治疗；中高危组 MDS 患者预后较差，易转化为 AML，则以改善自然病程为目的进行治疗，采用去甲基化药物、化疗和造血干细胞移植。

（一）支持治疗

（1）红细胞输注：一般在 HGB < 60g/L，或伴有明显贫血症状时输注红细胞。年老、代偿反应能力受限、需氧量增加的患者，可放宽输注条件，不必满足 HGB < 60g/L。

（2）祛铁治疗：长期接受输血治疗，红细胞输注依赖的 MDS 患者出现铁超负荷，可行祛铁治疗。

（3）血小板输注：存在血小板消耗危险因素者，如感染、出血等情况血小板输注点为 PLT 20×10^9/L，而病情稳定者输注点为 PLT 10×10^9/L。

（二）促造血治疗

（1）雄性激素治疗：司坦唑醇 0.2mg，每日 3 次，或十一酸睾酮 40~80mg，每日 2 次。

（2）促中性粒细胞治疗：中性粒细胞缺乏患者，可给 G-CSF 和 / 或 GM-CSF，使中性粒细胞 > 1.0×10^9/L。

（3）促红细胞生成治疗：促红细胞生成素（EPO）是低危 MDS、输血依赖者主要的初始治疗，加用 G-CSF 可以增加红系反应。

（三）免疫抑制治疗

环孢素治疗：无克隆性证据、小于等于 60 岁的低危或中危 -1 患者，或者骨髓增生低下，HLA-DRl5 或伴有小的 PNH 克隆，可给予环孢素进行治疗。原始细胞比例 > 5%，伴染色体 -7 或者复杂核型者，不宜使用环孢素。

（四）免疫调节治疗

常用的免疫调节药物包括沙利度胺（thalidomide）和来那度胺（1enalidomide）等。沙利度胺治疗后主要的改善以红系为主，疗效持久。来那度胺对染色体 *5q-* 异常者效果很好，但对于复杂染色体异常和伴 *p*53 基因突变者有导致疾病进展风险。建议 *5q-* 综合征患者先使用 EPO，无效后换用来那度胺。

（五）表观遗传学修饰治疗

高危 MDS、低危并发严重血细胞减少和（或）输血依赖患者是去甲基化药物治疗的适宜对象。

（1）硫唑嘌呤（AZA）75mg/（m² · d），皮下注射或静脉输注共 7 天，28 天为 1 个疗程，为目前推荐方案。在毒性能耐受及外周血常规提示病情无进展的前提下，AZA 治疗 6 个疗程无改善者，换用其他药物。

（2）地西他滨：地西他滨推荐方案为 20mg/（m² · d），静脉输注，共 5 天，4 周为 1 个疗程。多数患者在第 2 个疗程结束起效，并且在同一时间点达到最佳效果。通常足量应用地西他滨 3~4 个疗程无效再考虑终止治疗。

（六）联合化疗

（1）AML 标准方案化疗：高危组尤其是原始细胞增高亚型的 MDS 患者预后相对较差，开始宜行类同于 AML 的治疗。

（2）预激方案化疗：CAG 或 HAG 方案为小剂量阿糖胞苷（Ara-C）（10mg/m^2，每12 小时 1 次，共 14 日）基础上加用 G-CSF，并联合阿克拉霉素（ACR）或高三尖杉酯碱（HHT）。

（七）异基因造血干细胞移植

异基因造血干细胞移植可能治愈 MDS，其适应证主要有以下几种。

（1）FAB 分类中的难治性贫血伴原始细胞增多（refractory anoemia excess blast，RAEB）、RAEB 转化型（RAEB-t）、慢性粒 – 单核细胞白血病（chronic myelomonocytic leukemia，CMML）及 MDS 转化的 AML 患者。

（2）IPSS 系统中的中危 – Ⅱ 及高危 MDS 患者，IPSS 高危染色体核型的患者。

（3）严重输血依赖，且有明确克隆证据的低危组患者，应该在器官功能受损前进行 allo-HSCT。

（4）有强烈移植意愿者。

【参考文献】

［1］MONTALBAN-BRAVO G，GARCIA-MANERO G. Myelodysplastic syndromes：2018 update on diagnosis，risk-stratification and management［J］. Am J Hematol，2018，93（1）：129-147.

［2］HASSERJIAN R P. Myelodysplastic syndrome updated［J］. Pathobiology，2019，86（1）：7-13.

［3］HAFERLACH T. The molecular pathology of myelodysplastic syndrome［J］. Pathobiology，2019，86（1）：24-29.

［4］KENNEDY J A，EBERT B L. Clinical implications of genetic mutationsin myelodysplastic syndrome［J］. J Clin Oncol，2017，35（9）：968-974.

［5］FENAUX P，PLATZBECKER U，ADES L. How we manage adults with myelodysplastic syndrome［J］. Br J Haematol，2020，189（6）：1016-1027.

（吴　勇）

第十一节 骨髓增生异常综合征 / 骨髓增殖性肿瘤

一、概述

骨髓增生异常综合征 / 骨髓增殖性肿瘤（myelodysplastic syndrome/myeloproliferative neoplasm，MDS/MPNs）包括 4 种独立的疾病：①慢性粒 – 单核细胞白血病（CMML）；②不典型慢性髓性白血病（atypical chronic myeloid leukemia，aCML）；③幼年型慢性粒单核细胞白血病（juvenile myelomonocytic leukemia，JMML）；④伴环形铁粒幼细胞和血小板增多的 MDS/MPN（myelodysplastic/myeloliferative neoplasm with ring sideroblasts and thrombocytosis，MDS/MPN–RS–T）。MDS/MPNs 患者造血系统的共同特征是既可有血细胞减少和发育异常的 MDS 表现，同时也可有髓系其他系列血细胞不同程度增生并伴发髓外造血的 MPN 特点。

二、诊断标准及鉴别诊断要点

（一）WHO 2016 诊断标准分类中 CMML 诊断标准

（1）外周血单核细胞持续性增多（≥ 1×10^9/L），单核细胞比例≥ 10%。

（2）不符合 WHO 关于 BCR–ABL1+CML、原发性骨髓纤维化、真性红细胞增多症，或特发性血小板增多症的诊断标准。

（3）无 *PDGFRA* 或 *PDGFRB* 或 *FGFR1* 基因重排或 *PCM1-JAK2* 证据（嗜酸性粒细胞增多病例应予以排除）。

（4）外周血和骨髓中原始细胞比例< 20%。

（5）大于 1 系髓系细胞呈病态造血，髓系无或极少病态造血时，如果符合其他以及以下标准，仍可做出 CMML 的诊断。①造血细胞存在获得性、克隆性细胞遗传学或分子遗传学异常；②单核细胞增多（定义如前）持续 3 个月以上，并排除导致单核细胞增多的其他原因。

依据外周血及骨髓原始细胞数不同，CMML 可分为两型：① CMML–0：外周血原始细胞（包括幼稚单核细胞）比例< 2%，骨髓原始细胞比例< 5%；② CMML–1：外周血原始细胞（包括幼稚单核细胞）比例 2%~4%，骨髓原始细胞比例 5%~9%；③ CMML–2：外周血原始细胞（包括幼稚单核细胞）比例 5%~19% 或骨髓原始细胞比例 10%~19%，和 / 或有 Auer 小体。

（二）WHO 2016 标准分类中 aCML 诊断标准

（1）中性粒细胞及其前体细胞增多（早幼粒细胞、中幼粒细胞、晚幼粒细胞，占白细胞比例≥ 10%），导致外周血白细胞增多。

（2）粒细胞生成异常，包括染色质凝集异常。

（3）嗜碱性粒细胞绝对数不增多或增多不明显，嗜碱性粒细胞比例 < 2%。

（4）单核细胞绝对数不增多或增多不明显，单核细胞比例 < 10%。

（5）骨髓细胞增多，伴粒细胞增多和粒系病态造血，伴或不伴有红系和巨核系病态造血。

（6）外周血或骨髓原始细胞比例 < 20%。

（7）无 PDGFRA、PDGFRB，或 FGFR1 基因重排，或 PCM1-JAK2 证据。

（8）不符合 WHO 关于 BCR–ABL1+CML、原发性骨髓纤维化、真性红细胞增多症、特发性血小板增多症的诊断标准。

（三）WHO 2016 诊断标准分类中 JMML 的诊断标准

（1）临床和血液学特征（需全部满足以下 4 项）：①外周血单核细胞计数 ≥ 1×10^9/L；②外周血和骨髓原始细胞比例（包括幼稚单核细胞）< 20%；③无 Ph 染色体或 BCR-ABL1 融合基因；④脾大。

（2）遗传学特征（满足 1 项即可）：① PTPN11，或 KRAS，或 NRAS 体细胞突变；②临床诊断为 1 型神经纤维瘤或 NF1 基因突变；③ CBL 基因胚系突变和 CBL 基因杂合性缺失。

（3）对于无遗传学特征的患者，除符合第 1 部分临床和血液学特征外，需满足以下标准：染色体 7 异常或其他任意染色体异常或者至少符合 2 条以下标准：① HbF 随年龄增长；②外周血涂片发现髓系或红系前体细胞；③克隆分析发现 GM–CSF 超敏性；④ STAT5 高度磷酸化。

（四）WHO 2016 诊断标准分类中 MDS/MPN–RS–T 的诊断标准

（1）红细胞系病态造血相关的贫血，伴或不伴多系病态造血，环形铁粒幼红细胞比例 ≥ 15%，外周血原始细胞比例 < 1%，骨髓原始细胞 < 5%。

（2）持续性血小板增多（血小板计数 ≥ 450×10^9/L）

（3）SF3B1 突变阳性或 SF3B1 突变阴性者近期未接受可解释骨髓增生异常 / 骨髓增生性肿瘤特征的细胞毒性或生长因子疗法。

（4）无 BCR-ABL1 融合基因，无 PDGFRA、PDCGFRB 或 FGFRI 重排，无 PCM1-JAK2，无 del（5q），t（3；3）（q21；q26）或 inv（3）（q21；q26）。

（5）无 MPN、MDS（除 MDS-RS 外）或其他类型 MDS/MPN 既往史。

三、治疗

（一）CMML 的治疗与预后

小剂量化疗和大剂量强化疗效果均不令人满意。异基因造血干细胞移植是唯一有希望治愈本病的手段，对于年龄较轻者应首先考虑异基因造血干细胞移植。有文献报道 10 年的无进展存活（progression-free survival，PFS）为 38%，复发率为 27%。但由于 CMML 患者多为老年人，一般不能耐受强烈的预处理方案，临床上多以支持治疗和对症处理为主。羟基脲一般用于脾脏增大伴白细胞计数升高患者，去甲基化治疗的总体反应率（ORR）为 40%，托扑替康为基础的方案或小剂量阿糖胞苷完全缓解率为 27%~40%。以上治疗存活时间大多不超过 2 年。CMML 只有极少数患者呈惰性病程，多数进展迅速，15%~30% 的病例转为急性白血病。外周血与骨髓原始细胞百分率是决定生存的最重要因素。

（二）aCML 的治疗与预后

羟基脲对于缓解白细胞增高、脾大引起的症状有效，总体反应率（ORR）在 80% 左右，但持续有效时间仅能维持 24 个月。α- 干扰素 300 万~600 万 U/d，43% 患者有治疗反应，也有少数病例获得完全或部分缓解。最近有采用地西他滨 $20mg/m^2 \times 5$ 天，1 个化疗周期获得血液学反应，3 个周期原始细胞下降的个案报道。aCML 中位生存期 14~29 个月。年龄 > 65 岁、女性、白细胞计数 $> 50 \times 10^9/L$、血小板减少及 Hb < 10g/L 为预后不良因素。约 20%~45% 的病例转化为急性白血病。异基因造血干细胞移植可能有利于改善预后。

（三）JMML 的治疗与预后

JMML 虽然很少转变为急性白血病，但如不治疗，将很快危及生命。有报告未进行异基因造血干细胞移植的患者中位生存期为 1 年左右。诊断时血小板计数低、年龄 > 2 岁以及高 HbF 预示生存期短。异基因造血干细胞移植的 5 年无事件生存（event-free survival，EFS）率为 52%。

（四）MDS/MPN-RS-T 的治疗与预后

预后介于 MDS-RS-SLD 和 ET 之间，MDS/MPN-RS-T 和 MDS-RS-SLD 的白血病转化率相似，高于 ET；MDS/MPN-RS-T 与 ET 的血栓发生率相似，高于 MDS-RS。贫血治疗遵循低风险 MDS 治疗，采用红细胞生成素和输血支持治疗，小剂量阿司匹林可用于 *JAK2* 突变、年龄较大或有心血管风险因素患者。MDS/MPN-RS-T 中 *del*（*5q*）并不常见，来那度胺有治疗作用。细胞减灭治疗可加重贫血，不作常规推荐，但有血栓形成、血管舒缩症状或获得性血管性血友病综合征多种风险因素时可实施。

【参考文献】

［1］PATNAIK M M，LASHO T. Myelodysplastic syndrome/myeloproliferative neoplasm overlap syndromes: a focused review［J］. Hematology Am Soc Hematol Educ Program，2020，（1）：460-464.

［2］PATNAIK M M，TEFFERI A. Chronic myelomonocytic leukemia：2018 update on diagnosis，risk stratification and management［J］. Am J Hematol，2018，93（6）：824-840.

［3］SCHWARTZ L C，MASCARENHAS J. Current and evolving understanding of atypical chronic myeloid leukemia［J］. Blood Rev, 2019, 33: 74-81.

［4］NIEMEYER C M, FLOTHO C. Juvenile myelomonocytic leukemia: who's the driver at the wheel［J］Blood, 2019, 133（10）: 1060-1070.

［5］TANAKA T N, BEJAR R. MDS overlap disorders and diagnostic boundaries［J］. Blood, 2019, 133（10）: 1086-1095.

［6］PATNAIK M M, LASHO T L. Genomics of myelodysplastic syndrome/myeloproliferative neoplasm overlap syndromes［J］. Hematology Am Soc Hematol Educ Program, 2020, 2020（1）: 450-459.

［7］KUENDGEN A, KASPRZAK A, GERMING U. Hybrid or mixed myelodysplastic/ myeloproliferative disorders-epidemiological features and overview［J］. Front Oncol, 2021, 11: 778741.

（吴　勇）

第十二节　白细胞减少症和粒细胞缺乏症

一、概述

白细胞减少症是指由各种原因导致成人外周血液循环中白细胞数低于 $4.0 \times 10^9/L$。当中性粒细胞计数低于 $0.5 \times 10^9/L$ 时，称为粒细胞缺乏症。

二、诊断依据

根据中性粒细胞减少的程度可分为轻度（中性粒细胞计数 $\geq 1.0 \times 10^9/L$）、中度（中性粒细胞计数 $0.5 \times 10^9/L \sim 1.0 \times 10^9/L$）和重度（中性粒细胞计数 $< 0.5 \times 10^9/L$）。重度减少者即为粒细胞缺乏症。

（一）临床表现

轻度粒细胞减少者临床上一般不出现特殊症状，多表现为原发病症状。中度和重度减少者易发生感染和出现疲乏、无力、头晕、食欲减退等非特异性症状。

（二）辅助检查

1. 血常规

白细胞减少，中性粒细胞减少，淋巴细胞百分率相对增加。根据中性粒细胞减少的程度可分为轻度、中度和重度。

2. 骨髓穿刺检查

根据病因可能出现不同的骨髓变化，必要时要行骨髓穿刺检查。

三、治疗

（一）病因治疗

对可疑药物或其他致病因素，应立即停止接触。继发减少者应积极治疗原发病。

（二）防治感染

轻度减少者不需特别的预防措施。中度减少者感染率增加，应注意保持皮肤和口腔卫生。粒细胞缺乏者应考虑采取无菌措施，防止交叉感染。有感染者应行感染部位病原学培养；必要时作胸片 X 线片、B 超等检查，采取相应的抗感染治疗。

（三）升白细胞药物

造血生长因子，如 rhGM-CSF、rhG-CSF 治疗粒缺患者疗效明确，可使中性粒细胞迅速提高，并增强其吞噬、杀菌及趋化功能。常用剂量为 $2 \sim 5\mu g/$（$kg \cdot d$）。

四、疗效标准

尚未有公认的疗效标准。以往国内有关资料中，有的以提升白细胞数多少作为疗效制定标准，有的则以提升百分比作为疗效判定标准。

【参考文献】

［1］中华医学会血液学分会，中国医师协会血液科医师分会. 中国中性粒细胞缺乏伴发热患者抗菌药物临床应用指南（2020 年版）［J］. 中华血液学杂志，2020，41（12）：969-978.

［2］沈悌，赵永强. 血液病诊断及疗效标准［M］. 4 版. 北京：科学出版社，2018：85.

（胡建达　郑晓云）

第十三节 类白血病反应

一、概述

类白血病反应（leukemoid reaction）是指非白血病原因而引起的外周血白细胞升高和 / 或出现幼稚细胞，临床上酷似白血病的一种综合征。类白血病反应与白血病的治疗和预后截然不同，当原发病治愈或解除，类白血病反应可完全消失。

二、诊断标准及鉴别诊断要点

（一）诊断标准

（1）外周血白细胞计数增高，和 / 或外周血见幼稚的白细胞。

（2）骨髓象无急、慢性白血病改变，增高的白细胞不具有克隆性，可排除急性或慢性白血病。

（3）存在引起类白血病反应的病因，包括严重感染、中毒、恶性实体肿瘤、大出血、急性溶血、自身免疫性疾病、服用某些药物等。

（4）针对病因治疗后白细胞数量和形态学恢复正常。

（二）鉴别诊断要点

诊断类白血病反应前一定要排除真正的白血病。同样，诊断急、慢性白血病之前亦需仔细排除类白血病反应。若要排除真正的白血病，骨髓检查是最基本、易行的手段，而免疫学、细胞遗传学、分子生物学方面的检查也必不可少。

三、治疗

主要是进行原发病的治疗，原发病去除后血象随之恢复。

四、疗效标准

原发病经治疗好转后，血液学改变逐渐恢复正常。

五、预后

主要取决于原发病的严重程度。

【参考文献】

［1］沈悌，赵永强，等.血液病诊断及疗效标准［M］.4 版.北京：科学出版社，2018.

［2］张之南，郝玉书，赵永强，等.血液病学［M］.2 版.北京：人民卫生出版社，2012.

［3］STAMATIS K，MINA K，KYRIAKOS P，et al. A prospective study of hospitalized patients with leukemoid reaction；causes，prognosis and value of manual peripheral smear review［J］. Rom J Intern Med，2019，57（3）：241-247.

（陈鑫基　付丹晖）

第十四节　传染性单核细胞增多症

一、概述

传染性单核细胞增多症（infectious mononucleosis，IM）特指由 EB 病毒引起，具有发热、咽峡炎和淋巴结肿大三联征的一组疾病。好发年龄为 12~25 岁，其特征性血液学变化是外周血淋巴细胞比例明显增加（占白细胞比例 > 50%），且单核样异型淋巴细胞占 10% 以上。

二、诊断标准及鉴别诊断要点

（一）临床表现

前驱症状可有畏寒、低热、厌食、不适、头痛、关节痛、肌肉痛等。发热、咽峡炎、淋巴结肿大三联征是患者最常见的临床表现，可有肝大或皮疹。

（二）血液学检查

（1）多数患者淋巴细胞增多（比例 > 50%），其中异型淋巴细胞 > 10%（有些可高达 60% ~70%）。

（2）常见轻度中性粒细胞减少和轻度血小板减少，大约 3% 的患者出现 Coombs 试验阳性的自身免疫性溶血性贫血。

（三）血清学检查

1. 血清嗜异性抗体

本病患者血清中存在 IgM 型嗜异性凝集抗体，在 IM 发病第 1 周阳性率 75%，第 2 周后阳性率 90% ~95%。

2. 抗 EB 病毒特异性抗体

（1）抗病毒壳抗原（VCA）抗体：抗 VCA-IGM 在病程早期即出现，临床发病时达高峰，持续 4~8 周后消失，是诊断 EB 病毒急性感染最重要的指标。抗 VCA-IgG 抗体也出现在病程早期，在临床发病时达高峰，可持续终身，只有当滴度 ≥1 ：160 时提示可能存在新近感染。

（2）抗早期抗原（EA）抗体：EA 抗原有弥散成分（D）和限制成分（R）两种。在 IM 急性期，40%~80% 的患者抗 EA-D IgG 抗体阳性，该抗体出现时间迟于抗 VCA 抗体，发病后 3~4 周达高峰，3~6 个月后完全消失。抗 EA-R 抗体偶见于 IM 患者。

（3）抗 EB 核抗原（EBNA）抗体：出现于病程后期，90%~95% 的患者抗 EBNA-IgG 抗体呈阳性，在发病后 3~4 周达高峰，并终身存在。

（四）聚合酶链反应检测 EB 病毒 DNA

实时定量 PCR（rt-qPCR）检测 EB 病毒 DNA，是早期诊断 IM 和监测 EB 病毒负荷的一种有效方法，尤其适用于血清学阴性患者。其敏感性 77%，特异性 98%。

如临床表现和血液学检查结果相符，加上血清嗜异性抗体阳性，即可诊断本病。如临床表现和血液学检查结果相符，但血清嗜异性抗体阴性，或临床高度疑似本病和血清嗜异性抗体阳性，但血液学检查不典型，应根据病期适当选择抗 EB 病毒特异性抗体检查：在发病早期，抗 VCA-IgM 抗体和 VCA-IgG 抗体阳性者可诊断本病；在病程后期，抗 EA-D 抗体或 EBNA 抗体阳性者可诊断本病。RT-PCR 技术检测 EB 病毒 DNA 也有助于本病的诊断。

三、治疗

对症支持治疗是传染性单核细胞增多症的主要治疗措施。有明显发烧、淋巴结肿大及溶血和免疫性血小板减少等并发症，可考虑应用糖皮质激素。糖皮质激素或抗病毒治疗不能缩短病程或减轻病情严重程度。发病 3 周内，避免腹部损伤引起脾破裂，2~3 个月内避免体育活动，6 个月内避免剧烈的体育运动。

四、疗效标准

（1）治愈：①症状与体征消失；②血象与肝功能等实验室检查恢复正常（血清抗 EB 病毒特异性抗体除外）；③并发症治愈；④观察 1 个月无复发。

（2）好转：①症状与体征好转；②血象与肝功能等实验室检查好转；③并发症好转或治愈。

（3）无效：①症状与体征无好转或恶化；②血象与肝功能等实验室检查无好转或恶化；③并发症发生或恶化。

五、预后

大多数 IM 患者在诊断后 1 个月左右疾病缓解，也有少数患者由于并发症致病情加重或迁延不愈，如 EB 病毒感染相关性噬血细胞综合征、脾脏破裂、神经病变、心肌炎、心包炎及慢性活动性 EB 病毒感染等。此外，有些肿瘤性疾病与 EB 病毒感染存在密切关系，如鼻咽癌和某些淋巴瘤亚型（如 Burkitt 瘤、鼻型 NKT 细胞淋巴瘤、血管免疫母细胞性 T 细胞淋巴瘤、浆母细胞淋巴瘤等）。

【参考文献】

［1］沈悌，赵永强，等. 血液病诊断及疗效标准［M］. 4 版. 北京：科学出版社，2018.

［2］张之南，郝玉书，赵永强，等. 血液病学［M］. 2 版. 北京：人民卫生出版社，2012.

［3］WOMACK J，JIMENEZ M. Common questions about infectious mononucleosis［J］. Am Fam Physician，2015，91（6）：372-376.

［4］ASHVIN K，BENJAMIN M J，NIKKI V，et al. Epidemiology of Epstein-Barr virus infection and infectious mononucleosis in the United Kingdom［J］. BMC Public Health，2020，20：912.

（陈鑫基　付丹晖）

第十五节　特发性高嗜酸性粒细胞综合征

一、概述

特发性高嗜酸性粒细胞综合征（idiopathic hypereosinophilic syndrome，特发性HES）和慢性嗜酸性粒细胞白血病，非特指（chronic eosinophilic leukemia，not otherwise specified，即 CEL，NOS）临床表现上甚难区分，究竟同属一组异质性的疾病还是为两种不同疾病实体，目前还未完全阐明。WHO 2001 诊断标准髓系肿瘤分类将两者以 CEL/HES 的病名列入慢性骨髓增生性疾病之中，修订后的 WHO 2008 诊断标准分类将 CEL，NOS 确定为骨髓增殖性肿瘤（MPN）中的一个疾病实体，并且强调诊断 CEL，NOS 必须确定不存在 *PDGFRA*，*PDGFRB* 或 *FGFR1* 异常。而特发性 HES 应在 CEL，NOS 诊断条件不能满足前提下做出。

二、诊断标准及鉴别诊断要点

特发性 HES 的诊断标准须符合：①外周血嗜酸性粒细胞增多 ≥ 1.5×10^9/L 至少 6 个月；②除外反应性和继发性高嗜酸性粒细胞增多症；③除外髓系肿瘤包括 AML、MPN、MDS、MDS/MPN 和系统性肥大细胞增生症；④除外具有免疫表型异常，细胞因子产生异常的 T 细胞亚群的疾病；⑤具有因嗜酸性粒细胞增多产生的组织损害。若只符合上述标准中的①~④，则应该诊断为特发性嗜酸性粒细胞增多，以便与特发性 HES 相鉴别。

CEL，NOS 诊断标准为：①外周血嗜酸性粒细胞增多 ≥ 1.5×10^9/L；②无 Ph 染色体或 *BCR-ABL1* 融合基因，无其他 MPN 或 MDS/MPN；③无 t（5；12）（q31-35；p13）或其他 *PDGFRB* 重排；④无 *FIP1L1-PDGFRA* 融合基因或其他 *PDGFRA* 重排；⑤无 *FGFRI* 重排；⑥外周血原始细胞和骨髓原始细胞 < 20%，无 inv（16）（p13；q22）或 t（16；16）（p13；q22），无 AML 其他特征；⑦有克隆性细胞遗传学或分子遗传学异常，或外周血原始细胞 > 2%，或骨髓原始细胞 > 5%。

三、治疗

特发性高嗜酸性粒细胞综合征治疗的基本药物是皮质激素和羟基脲。

（1）初用泼尼松 1mg/（kg·d）可使约 1/3 的患者得到缓解，用药一般需持续 2 个月，见效后逐渐减量至能控制病情的最小剂量。

（2）疗效不佳者可加用羟基脲口服。剂量为 0.5~1.5g/d，白细胞计数维持在 4×10^9~10×10^9/L。如嗜酸性粒细胞计数大于 100×10^9/L，应考虑白细胞单采术。

（3）对于部分 *FIP1L1-PDGFRA* 融合基因阴性的 HES 患者，伊马替尼也有一定的疗效。

四、预后

IHES 患者未经治疗，50% 于 1 年内死亡，平均存活时间为 9 个月。使用激素、细胞毒类药物等治疗，5 年生存率为 20%~80%。

【参考文献】

［1］WANG S A. The diagnostic work-up of hypereosinophilia［J］. Pathobiology，2019，86（1）：39-52.

［2］KLION A. Hypereosinophilic syndrome：approach to treatment in the era of precision medicine［J］. Hematology Am Soc Hematol Educ Program，2018，2018（1）：326-331.

［3］SHOMALI W，GOTLIB J. World Health Organization-defined eosinophilic disorders：2019 update on diagnosis，risk stratification，and management［J］. Am J Hematol，2019，94（10）：1149-1167.

［4］SHOMALI W，GOTLIB J. World Health Organization-defined eosinophilic disorders：2022 update on diagnosis，risk stratification，and management［J］. Am J Hematol，2022，97（1）：129-148.

（吴　勇）

第十六节　噬血细胞性淋巴组织细胞增生症

一、概述

噬血细胞性淋巴组织细胞增生症（hemophagocytic lymphohistioaytosis，HLH）又称噬血细胞综合征，是一种遗传性或获得性免疫调节功能异常导致的严重炎症反应综合征。这种免疫调节异常主要由淋巴细胞、单核细胞和巨噬细胞系统异常激活、增殖，分泌大量炎性细胞因子而引起的一系列过度炎症反应。临床以持续发热、肝脾肿大、全血细胞减少以及骨髓、肝、脾、淋巴结组织发现即噬血现象为主要特征；进展迅速，致死性高，未经治疗的 OS 小于 2 个月。

二、诊断标准

（一）HLH-2004 诊断标准

当患者符合以下 2 条中任意 1 条即可。

（1）经分子生物学检查明确存在家族性或已知遗传缺陷。

（2）符合以下 8 条中的 5 条：①发热，体温大于 38.5℃，持续时间大于 7 天；②脾大，肋下＞3cm；③血细胞减少，累及≥2 细胞系，血红蛋白＜90g/L，血小板＜$100×10^9$/L，中性粒细胞＜$1.0×10^9$/L 且非骨髓造血功能减低所致；④高甘油三酯血症和（或）低纤维蛋白原血症，甘油三酯＞3mmol/L 或高于同年龄的 3 个标准差，纤维蛋白原＜1.5g/L 或低于同年龄的 3 个标准差；⑤骨髓、肝脏、脾脏或淋巴结找到噬血现象；⑥血清铁蛋白≥500μg/L；⑦NK 细胞活性降低或缺如。⑧sCD25 升高。

（二）HLH 中枢神经系统受累

可为 HLH 首发临床表现，也可在 HLH 病程中发生：①症状/体征表现为精神和（或）神经系统症状（如易激惹、意识改变、癫痫、惊厥、脑膜刺激征、共济失调、偏瘫等）；②中枢神经系统影像学异常，表现为头颅 MRI 提示脑实质或脑膜异常；③脑脊液（cerebrospina fluids CSF）异常，表现为脑脊液细胞增多和（或）蛋白质升高。HLH 患者出现上述一项或多项异常时，需考虑诊断 CNS-HLH。所有疑似 CNS-HLH 的患者都建议进行头颅影像学检查和腰椎穿刺脑脊液检测。

三、HLH 临床诊断路径

（一）发现疑似病例——发热、血细胞减少、脾大或肝功能异常三联征

当患者出现临床上无法解释的持续发热，血细胞减少，伴脾大或肝功能异常时，应当怀疑 HLH 的可能。

（二）推进诊断的第一步——血清铁蛋白

铁蛋白 ≥ 500μg/L 成为 HLH 的诊断标准之一，诊断 HLH 的灵敏度是 84%。铁蛋白 < 500μg/L 可能成为诊断 HLH 的负性评价指标。建议对疑似 HLH 病例首先检测血清铁蛋白水平，如其显著升高对 HLH 诊断具有强烈的提示意义，应即刻开展确诊 HLH 相关的检测。

（三）确定诊断——遵循 HLH-2004 诊断标准

完善 HLH 确诊相关的检查：①空腹 TG > 3.0mmol/L 是 HLH-2004 诊断标准的指标之一，但因其影响因素较多，缺乏较好的特异性和敏感性，纤维蛋白原 < 1.5g/L 时具有诊断意义；②噬血现象不是 HLH 诊断的必要条件；③ NK 细胞活性降低是指 NK 细胞杀伤靶细胞的功能下降，不能以 NK 细胞的比例或数量减少来代替；④ HLH 相关细胞因子谱检测可以协助提高诊断 HLH 的敏感性和特异性。

当符合 HLH-2004 诊断标准 8 项指标中 5 项及以上时即可诊断 HLH，并进一步完善 HLH 病因的相关检查。当患者符合 4 项标准时，应密切监测病情变化，并重复评估 HLH 相关指标。

（四）病因诊断——寻找引起 HLH 的病因

1. 询问病史和查体

应仔细询问职业、婚育史（是否有近亲婚配）、家族史（家族成员是否有先证者或类似疾病史）、过敏史，有无发热、盗汗和体重下降，有无皮疹，有无淋巴结肿大等，详细了解特殊用药史和旅行史。

2. 细胞毒功能检查和 HLH 相关基因的蛋白表达检测

（1）Δ CD107a：颗粒胞吐损害（FHL-3~5，CHS 和 GS-2）相关的基因缺陷导致 NK 细胞和细胞毒性 T 淋巴细胞（cytotoxic T lymphocyte，CTL）溶酶体相关膜糖蛋白 CD107a 转移到细胞表面的功能受损。流式细胞术检测 NK 细胞和 CTL 细胞表面 Δ CD107a 可以快速筛查与脱颗粒途径有关的原发性 HLH。

（2）原发性 HLH 相关基因的蛋白表达：穿孔素、*Munc13-4*、*SAP*、*XIAP* 和颗粒酶 B 等 HLH 缺陷基因相对应的蛋白表达量和功能的检测可作为快速鉴别原发性 HLH 的可靠依据。

3. 基因测序

诊断原发性 HLH 的金标准。基因测序的推荐指征：①细胞毒功能检查和 HLH 相关基因的蛋白表达检测存在明确异常的患者；②阳性家族史或发病年龄 < 12 岁的患者；③未找到明确病因的 HLH 患者；④反复发作的 HLH 患者。

4. 病原学筛查

完善细菌、真菌、病毒以及原虫感染等病原学检测。EBV 感染既可以作为 HLH 的直接病因，也可以作为诱发因素与其他类型的 HLH 合并存在，促进病情的发展。无论是恶性肿瘤相关 HLH、风湿免疫性疾病相关 HLH，还是存在已知基因缺陷的原发性 HLH，EBV 都可能参与其中。因此 EBV-DNA（单个核细胞和血浆）检测对协助寻找 HLH 的病因或诱发因素具有重要意义。此外，病原学 NGS 检查可用于协助诊断感染病因。

5. 肿瘤性疾病筛查

根据典型病史，结合 PET-CT 等影像学检查、病理活检、骨髓免疫分型和染色体等检查诊断和鉴别诊断肿瘤相关 HLH。病初有淋巴结肿大的患者，应尽量在化疗前结合影像学结果行淋巴结活检术。成人患者均应行骨髓活检。

6. 风湿免疫性疾病筛查

完善病史采集、典型症状及体征、免疫球蛋白、补体和自身抗体等检查。风湿免疫性疾病相关 HLH 区别于其他类型 HLH 在于疾病早期多表现为非感染因素的白细胞及血小板升高、C- 反应蛋白升高、血沉增快和纤维蛋白原升高。随着疾病的进展，炎症指标的异常和血细胞的进行性下降是协助诊断 HLH 的重要指标。

7. 其他类型的 HLH

需结合病史和继发性 HLH 分子组学病因筛查等相关特殊检查明确。

四、分类

（一）原发性 HLH

常染色体或性染色体隐性遗传病，相关基因超百种，相对明确的 17 种。

（1）家族性 HLH（FHL）：FHL-1、FHL-2（*PRF1*）、FHL-3（*Unc13D*）、FHL-4（*STX11*）、FHL-5（*STXBP2*）。

（2）免疫缺陷综合征相关 HLH：格里塞利（Griscelli）综合征（*GS*- Ⅱ，由 *RAB27A* 基因突变引起）、Chediak-Higashi 综合征（CHS-1，由 *CHS1/LYST* 基因突变引起）、Hermansky-Pudlak 综合征（*HPS-II*，*AP3β1* 基因）。

（3）X 连锁淋巴增生性疾病（X-linked lymphopro liferative disorder，XLP）：缺陷基因为 *SH2D1A*、*XIAP*、*NLRC4*、*CDC42*。

（4）EBV 驱动型 HLH：缺陷基因有 IL-2 诱导的 T 细胞激酶（ITK）基因、*CD27*、*CD70*、*RASGRP1*、镁离子转运基因（*MAGT1*）。

（二）继发性 HLH

（1）恶性肿瘤相关 HLH：主要见于血液系统肿瘤，淋巴瘤（T 细胞和 NK 细胞）最为常见。

（2）风湿免疫性疾病相关 HLH（巨噬细胞活化综合征）。

（3）感染相关 HLH：病毒、细菌、真菌、原虫，EBV 多见。

（4）其他：药物、妊娠、干细胞移植。

五、治疗

HLH 的治疗主要分为两个阶段：首先，诱导缓解治疗主要针对过度的炎症状态以控制 HLH 活化进展；然后，病因治疗主要纠正潜在的免疫缺陷和控制原发病以防止 HLH 复发。由于 HLH 是一种进展迅速的高致死性疾病，及时启动合适的治疗方案是改善预后的关键。

（一）一线治疗

1. 治疗方案推荐——HLH-1994 方案

HLH-1994 方案适用于各种类型 HLH 的一线诱导治疗。8 周诱导治疗包括 VP-16 和 Dex，以及鞘内注射 MTX 和 Dex。HLH-1994 方案：① VP-16：150mg/m^2，每周 2 次，第 1~2 周；150mg/m^2，每周 1 次，第 3~8 周。② Dex：10mg/（m^2·d），第 1~2 周；5mg/（m^2·d），第 3~4 周；2.5mg/（m^2·d），第 5~6 周；1.25mg/（m^2·d），第 7~8 周。基于年龄调整的 VP-16 使用剂量已逐步得到认可：15 岁以下患者 75~150mg/m^2；15~39 岁患者 75~100mg/m^2；40 岁及以上患者 50~75mg/m^2。部分轻型 HLH 和风湿免疫性疾病相关 HLH 可以单纯应用糖皮质激素冲击治疗。一些特殊病原体（如杜氏利什曼原虫、布鲁杆菌等）感染相关 HLH 患者可以通过针对病原体的治疗后获得缓解，而无需加用免疫调节药物及细胞毒性药物。

2. 治疗疗程

诱导治疗并不意味着必须给予 8 周的治疗。大部分继发性 HLH 患者的治疗应根据患者的具体情况评估病情，在达到完全的临床应答后做出是否停止 HLH 治疗的决策及原发病明确后及时转入原发病治疗。

（二）挽救治疗

初始诱导治疗后 2 周应进行疗效评估，未能达到 PR 及以上疗效的难治性 HLH 患者建议尽早接受挽救治疗。复发性 HLH 指治疗后达到 PR 及以上疗效的患者再次出现 HLH 活动，可以采用原方案重复或与初始诱导治疗不同的挽救治疗方案。

1. DEP 方案

一种由脂质体多柔比星、依托泊苷和甲泼尼龙组成的联合治疗方案，成人难治性 HLH 总应答率达到 76.2%，其中 CR 率 27%。起始剂量为脂质体多柔比星 25mg/（m^2·d），第 1 日。依托泊苷 100mg/（m^2·d），第 1 日（年龄剂量调整原则参照 HLH-1994 诱导方案）。甲泼尼龙 2mg/（kg·d），第 1~3 日；0.2mg/（kg·d），第 4~14 日（风湿免疫性疾病相关 HLH 可予更高剂量甲泼尼龙维持治疗）。该方案每 2 周重复一次。针对难治性 EBV-HLH，可在 DEP 方案基础上联合培门冬酶或左旋门冬酰胺酶（L-DEP 方案）：培门冬酶的推荐剂量为 1800U/（m²·d），第 3 日，也可使用等效的左旋门冬酰胺酶。培门冬酶的使用时间间隔为 28 日，即可交替采用 DEP 和 L-DEP 方案。

DEP 方案可用于淋巴瘤相关 HLH 的初始诱导治疗，也可用于 HLH-1994 方案治疗无效的难治性患者。研究证实，DEP 方案初始诱导治疗的 2 周及 4 周 ORR 均优于 HLH-1994 方案；在 HLH-1994 方案无应答的难治性 LA-HLH 患者中也有较好的二次应答率。

2. 芦可替尼

一种 JAK1/2 抑制剂。单药治疗推荐用量为：① 14 岁以下，根据体重（≤ 10kg、≤ 20kg 或＞ 20kg），剂量分别为 2.5mg、5mg 或 10mg，2 次 / 日，② 14 岁及以上剂量为 10mg，2 次 / 日。此外，芦可替尼联合糖皮质激素、芦可替尼联合 HLH1994 方案或芦可替尼联合 DEP 方案可能进一步提高疗效。

3. 依帕伐单抗

一种干扰素 γ 的单克隆抗体，能有效中和 IFN-γ 且控制过度炎症反应，原发性 HLH 经治患者有效率 63%。依帕伐单抗起始剂量为 1mg/kg，3 次 / 日，根据临床和药代动力学评估调整剂量，随后剂量可递增至 3mg/kg，6mg/kg，最大为 10mg/kg。治疗时间初步设计为 8 周，可根据实际情况延长（等待接受造血干细胞移植）或缩短（不短于 4 周）。可与地塞米松联用，地塞米松剂量为 5~10mg/（m²·d），依帕伐单抗给药前 1 日开始，可根据患者情况评估减量。

4. 其他

主要为细胞因子靶向治疗及免疫治疗，例如 CD52 单抗（阿伦单抗）、IL-1 受体拮抗剂等。可根据医师经验及患者状况进行个体化选择。

（三）维持治疗

目前仅推荐于暂时不能进行 allo-HSCT 的原发性 HLH 患者。根据 HLH-1994 方案，维持治疗方案为依托泊苷联合地塞米松（依托泊苷 150mg/（m²·d），2 周 1 次；地塞米松 10mg/（m²·d），连续 3 日，每 2 周 1 次），维持治疗方案可以酌情调整，以最小的治疗强度防止 HLH 复发。继发性 HLH 患者在 HLH 症状缓解后及时转入原发病治疗。

（四）allo-HSCT

allo-HSCT 的指征包括：①已证实为原发性 HLH 的患者；②难治性 / 复发性 HLH；③严重中枢神经系统受累的 HLH 患者。

即使只有单倍体供者，allo-HSCT 也可以积极进行。此外，移植应尽可能在药物治疗达到临床缓解后及时进行。一般情况下，风湿免疫性疾病相关 HLH 的患者并不推荐 allo-HSCT，而难治性 / 复发性高侵袭性淋巴瘤相关 HLH 和 EBV-HLH 患者则可能从 allo-HSCT 中获益。

即使病因并未明确，患者一旦确诊 HLH 就应开始积极寻找供者，因为从发病至移植的时间间隔直接影响预后。HLH 患者的供者筛选除了需要考虑年龄、HLA 位点相合度、健康状况等，还需要评价供者是否存在与受者相关的疾病风险，如细胞毒功能（包括 NK 细胞活性、脱颗粒功能、HLH 缺陷基因对应的蛋白表达等）和 EBV-DNA 等。原发性 HLH 患者选择亲缘供者时应该进行 HLH 缺陷基因筛查。

（五）CNS-HLH 的治疗

确诊 CNS-HLH 的患者，病情允许时应尽早给予鞘内注射甲氨蝶呤和地塞米松，MTX 12mg 或 Dex 5mg。每周鞘内注射治疗至少持续到中枢神经系统（临床和 CSF 指标）恢复正常 1 周后。

（六）支持治疗

1. 感染

HLH 患者支持治疗的原则与 HSCT 的标准相似，包括真菌感染及肺孢子菌肺炎的预防、中性粒细胞减少的预防和补充免疫球蛋白等。新出现的发热症状，需鉴别 HLH 进展及感染，开始经验性广谱抗生素治疗。

2. 出血

HLH 患者因血小板减少和凝血功能异常，存在自发性出血的高风险。支持治疗目标是维持血小板计数 $> 50 \times 10^9/L$ 以及凝血检查相对正常。对于出血患者应输注血小板、凝血酶原复合物和新鲜冰冻血浆，必要时补充活化Ⅶ因子。促血小板生成药物，包括 rhTPO 和 TPO-RA 等，也可用于提高血小板。

3. 脏器功能

由于药物毒性及炎症反应，HLH 患者可能出现肝脏、肾脏和心脏等多脏器功能不全。治疗期间严密监测脏器功能，对症支持治疗。血浆置换及持续肾替代疗法可改善器官功能，提高重症 HLH 的总体生存率。

六、疗效标准

HLH 诱导治疗期间，每 2 周评估一次疗效；主要指标包括：sCD25、血清铁蛋白、血细胞计数、三酰甘油、噬血现象、意识水平（有 CNS-HLH 者）。

（1）CR：上述所有指标恢复正常范围。

（2）PR：≥ 2 项症状、实验室指标改善 25% 以上。个别指标需达到以下标准：

① sCD25 水平下降 1/3 以上；②铁蛋白和三酰甘油下降 25% 以上；③不输血情况下：中性粒细胞 $< 0.5 \times 10^9/L$ 者需上升 100% 并 $> 0.5 \times 10^9/L$，中性粒细胞 $0.5 \times 10^9 \sim 2.0 \times 10^9/L$ 者需上升 100% 并恢复正常；④丙氨酸转氨酶 $< 400U/L$ 者，需下降 50% 以上。

（3）NR：未达到上述标准。

七、预后

预后和原发病因关系密切，去除病因者预后较好；原发性或家族性经过 HSCT，可明显改善预后；淋巴瘤继发者预后较差；EB 病毒感染反复发作者则预后差。

【参考文献】

[1] 中国医师协会血液科医师分会，中华医学会儿科学分会血液学组，噬血细胞综合征中国专家联盟 . 中国噬血细胞综合征诊断与治疗指南（2022 年版）[J]. 中华医学杂志，2022，102（20）：1492–1499.

[2] 中国抗癌协会淋巴瘤专业委员会，中华医学会血液学分会淋巴细胞疾病学组，中国噬血细胞综合征专家联盟 . 淋巴瘤相关噬血细胞综合征诊治中国专家共识（2022 年版）[J]. 中华医学杂志，2022，102（24）：1794–1801.

（郑正津　王少元）

第三部分　出凝血疾病

第一节　原发性血小板增多症

一、概述

原发性血小板增多症（essential thrombocythemia，ET）系主要累及巨核细胞系的慢性骨髓增殖性肿瘤（MPN）。其特征为外周血中血小板持续增多，常伴功能异常，骨髓中巨核细胞过度增殖，临床有自发出血倾向及或有血栓形成，约半数患者有脾大。

二、诊断标准及鉴别诊断要点

（一）2016 年 WHO 提出的诊断标准

（1）主要标准：①血小板持续 ≥ 450×10^9/L；②骨髓活检示主要为巨核系高度增生，多为体积大、成熟巨核细胞，无明显粒系或红系增生和左移，网状纤维极少或轻度增多；③不能满足 BCR-ABL 阳性的慢性髓系白血病（CML）、真性红细胞增多症（PV）、原发性骨髓纤维化（primary melofibrosis，PMF）、骨髓增生异常综合征（MDS）或其他髓系肿瘤的诊断标准；④有 *JAK2*、*CALR* 或 *MPL* 基因突变。

（2）次要标准：有克隆性标志物或无反应性血小板增多（如缺铁、脾切除后、感染、炎症、结缔组织病、肿瘤转移、淋巴增殖性疾病、手术后）。诊断时需要满足全部 4 项主要标准或前 3 项主要标准加 1 项次要标准。

（二）鉴别诊断

（1）其他骨髓增殖性肿瘤：PV 及 PMF，皆可伴有血小板增多。但 PV 以红细胞增多为突出表现。*JAK2V617F* 阳性的 ET 更类似于 PV，其血液红细胞和白细胞水平较高，骨髓增生更明显，静脉血栓形成及转化为 PV 的可能更大。*JAK2V617F* 阴性的 ET 常有脾大，骨髓巨核细胞发育不良，容易转化为白血病。PMF 的患者外周血中有幼红细胞、幼粒细胞，红细胞大小不等及见到"泪滴样"红细胞增多，骨髓大多干抽，骨髓活检有纤维化的表现。

（2）反应性血小板增多症：见于脾切除后、脾萎缩、急性或慢性失血、溶血、外伤及手术后、慢性感染、风湿性疾病、坏死性肉芽肿、炎症性肠病、恶性肿瘤、分娩、应用肾上腺类等药物、戒酒后、维生素 B_{12} 和叶酸缺乏纠正后也可引起血小板增多。

三、治疗

目的主要是减少血小板数量，预防血栓和出血的发生。治疗方案根据 ET 患者发生血栓并发症的危险分级及患者的治疗意愿而制定。根据年龄、有无心血管疾病危险因素、血栓史及血小板计数分为低危、中危、高危。

低危：年龄＜40岁，无心血管疾病危险因素，如果血小板＜1500×10⁹/L，可以观察而不治疗或给予小剂量阿司匹林（100mg/d）。

中危：年龄40~60岁，无心血管危险因素，给予小剂量阿司匹林治疗。

高危：年龄＞60岁，有血栓栓塞既往史或血小板＞1500×10⁹/L和（或）有心血管危险因素，给予抑制细胞治疗和小剂量阿司匹林。

必须强调低中危患者中也有较少比例的栓塞发生率。

（一）抗血小板治疗

使用小剂量阿司匹林（100mg/d）。若患者不能耐受或具有阿司匹林使用禁忌证，可使用氯吡格雷抗血小板治疗。双嘧达莫、吲哚美辛有防止血小板聚集作用，在阿司匹林不能耐受时可以选用。有血栓形成者用肝素或双香豆素类抗凝。

（二）骨髓抑制性药物

（1）羟基脲：高危ET常常选用，剂量1~2g/d，分2~3次口服。

（2）阿那格雷（anagrelide）：为环磷腺苷二酯酶抑制剂。可抑制巨核细胞成熟，使血小板产生减少。有效率为90%，目前是可供选择的一线药物。推荐起始剂量每次0.5mg，每日2次，至少1周后开始调整剂量，维持血小板＜600×10⁹/L。剂量增加每周不超过0.5mg/d，最大单次剂量为2.5mg，每日最大剂量为10mg，维持剂量2.0~2.5mg/d。

（3）IFN-α：可抑制巨核细胞生成血小板及使血小板生存时间缩短，剂量每日1次，每次3×10⁷U，根据耐受性和治疗反应调整剂量，每周3次的维持量可抑制血小板生成达数年之久。停药后血小板回升。但因长期应用的相关副作用，不推荐作为一线用药。

四、预后

根据血小板增多的程度，病程不一。大多数病例进展缓慢，中位生存期10~15年。约25%患者可转为PMF，部分病例可转化为PV，＜5%病例可转化为MDS或AML。重要脏器有血栓形成及出血，常为本病致死的主要原因。

【参考文献】

［1］中华医学会血液学分会白血病淋巴瘤学组.原发性血小板增多症诊断与治疗中国专家共识（2016年版）［J］.中华血液学杂志，2016，37（10）：833-836.

［2］TEFFERI A，BARBUI T. Polycythemia vera and essential thrombocythemia：2019 update on diagnosis，risk-stratification，and management［J］. Am J Hematol，2019，94（1）：133-143.

［3］MALEKNIA M，SHAHRABI S，GHANAVAT M，et al. Essential thrombocythemia：a hemostatic view of thrombogenic risk factors and prognosis［J］. Mol Biol Rep，2020，47（6）：

4767-4778.

[4] MORA B, PASSAMONTI F. Developments in diagnosis and treatment of essential thrombocythemia [J]. Expert Rev Hematol, 2019, 12 (3): 159-171.

[5] TEFFERI A, PARDANANI A. Essential thrombocythemia [J]. N Engl J Med, 2019, 381 (22): 2135-2144.

（吴　勇）

第二节 过敏性紫癜

一、概述

过敏性紫癜是一种儿童多发、主要波及小血管的系统性血管炎，主要累及皮肤、黏膜，有时可有实质脏器受累的血管变态反应性出血性疾病，又称为免疫性血管性疾病。其发病机制主要是机体对某些物质发生变态反应，导致毛细血管壁通透性和脆性增加，伴发小血管炎。常见临床表现包括非血小板减少性紫癜、关节炎，或者关节痛、腹痛、胃肠道出血及肾损害。

二、诊断标准及鉴别诊断要点

（一）诊断标准

可触性皮疹伴有如下任意一条：①弥漫性腹痛；②任意部位活检提示 IgA 沉积；③关节炎或关节痛；④肾脏受损表现，如血尿和（或）蛋白尿。

（二）鉴别诊断要点：

1. 免疫性血小板减少症

多次血常规检查提示血小板减少，其他两系正常。

2. 急腹症

有位置相对固定的腹痛，同时伴有全身反应。进行相关的实验室检查如炎症指标、腹部影像学，必要时进行腹腔穿刺，可帮助鉴别。

3. 系统性红斑狼疮

常有多系统受累，如肾脏、皮肤、关节等，可通过查 ANA 抗体谱和抗 dsDNA 等鉴别。

三、诊断分型/危险分组/预后分层

1. 单纯型（皮肤型）

仅有皮肤紫癜，特点是躯干较少，主要局限于四肢，尤其是下肢伸侧及臀部。皮疹常呈对称分布，分批出现，大小不等，略高出皮面，可以融合，1~2 周逐渐消退，可伴发皮肤水肿、荨麻疹、皮肤坏死、血管神经性水肿。

2. 关节型

在紫癜的基础上出现游走性、反复性发作的关节肿痛、压痛及活动障碍，多累及踝、膝、肘、腕等大关节，可自愈，不遗留关节畸形。

3. 腹型

与紫癜同时或紫癜后 1~7 日出现，以无腹肌紧张的肠绞痛为主，可伴便血和呕吐，儿童常见肠套叠。

4. 肾型

多在紫癜出现后 1~8 周出现，可呈急性肾炎综合征、急进性肾炎综合征、肾病综合征表现，也可以演变为慢性过程，部分病例可出现肾衰竭或者终末期肾病。

5. 混合型

以上各型中有两型或两型以上合并存在时为混合型。

四、治疗

1. 支持和对症治疗为主

（1）消除致病因素：去除过敏原，停止接触各种可能致敏的食物和药物；抗细菌、抗寄生虫感染；急性期呼吸道及胃肠道感染，可给予抗感染治疗。

（2）一般治疗：包括卧床休息，注意维持水电解质平衡及营养；合并胃肠道损害时控制饮食，轻症患者进食少渣、易消化的食物；严重腹痛、呕吐的患者必要时可暂时禁食并给予胃肠外营养支持。

2. 药物治疗

（1）对症治疗：有荨麻疹或者血管神经性水肿者，可用抗组胺类药物和钙剂；维生素 C 可改善血管通透性。有腹痛者可用阿托品或者山莨菪碱解痉止痛；出现消化道出血可以用奥美拉唑治疗。

（2）糖皮质激素：单独皮肤型或出现关节病变且较轻时无需使用糖皮质激素。对反复发作的皮肤型、腹型、关节型紫癜可给予口服泼尼松 1~2mg/（kg·d），服用 1~2 周后逐渐减量，但对肾型紫癜效果欠佳，不能改变肾型患者预后，也不能防止复发；对胃肠道症状严重且不能口服或病情较急重的患者可使用糖皮质激素静脉制剂如甲泼尼松 5~10mg/（kg·d）或者 Dex 0.3mg/（kg·d），症状控制后改口服糖皮质激素，并逐渐减量，总疗程一般 2~4 周。

（3）免疫抑制剂：对于糖皮质激素治疗不佳特别是伴有肾损害较为严重的病例可选用 CTX 2~3mg/（kg·d）、CsA 3~5mg/（kg·d）或 AZA 2~3mg/（kg·d），服用 4~6 个月，可与糖皮质激素合用。

（4）抗凝治疗：对急进性肾炎、肾病综合征，除使用糖皮质激素、免疫抑制剂外，可加抗凝治疗，一般选择小剂量肝素或低分子肝素，使 APTT 维持到正常的 1.5~2.0 倍，约 4 周后口服华法林，INR 维持在 1.5~2.5。还可使用抗血小板药物如阿司匹林或双嘧达莫。

（5）静脉用丙种球蛋白：常规糖皮质激素治疗无效时可考虑加用静脉用丙种球蛋白治疗，可以改善坏死性皮疹、严重胃肠道症状、脑血管炎症状，一般为 1g/（kg·d）连用 1 日，或者 400mg/（kg·d）连用 4 日。

（6）血浆置换：适用于急进性肾炎及伴有严重合并症如脑血管炎、肺肾综合征、肺出血的患者，对于快速进展或危及生命的推荐使用血浆置换联合免疫抑制剂。

五、预后

过敏性紫癜多为自限性，预后通常良好。90% 的患者症状在 8 周内完全消失，仅有可能不足 5% 的患者转为慢性。

【参考文献】

［1］沈悌、赵永强．血液病诊断和疗效标准［M］．4 版．北京：科学出版社，2018．

［2］王建祥．血液系统疾病诊疗规范［M］．2 版．北京：中国协和医科大学出版社，2020．

［3］张之南，郝玉书，赵永强．血液病学［M］．2 版．北京：人民卫生出版社，2011．

（陈萍　杨凤娥）

第三节 免疫性血小板减少症

一、概述

免疫性血小板减少症（ITP）是一种获得性自身免疫性出血性疾病，约占出血性疾病总数的 1/3，以无明确诱因的孤立性外周血血小板减少为主要特点，其发病机制是由于患者对自身抗原的免疫耐受丧失，导致体液免疫和细胞免疫异常活化，介导血小板破坏增多和巨核细胞产生血小板不足。

二、诊断标准及鉴别诊断

目前仍是排除性诊断。临床表现异质性大，无症状、皮肤黏膜出血、内脏甚至颅内出血均可发生。部分患者可有明显乏力症状。

（1）至少连续 2 次血常规检查血小板计数减少，红细胞和白细胞形态无明显异常，血小板无聚集现象。

（2）脾脏一般不增大。

（3）骨髓细胞形态学提示巨核细胞数增多或正常，伴成熟障碍。

（4）排除继发性血小板减少症：自身免疫性疾病、甲状腺疾病、淋巴系统增殖性疾病、骨髓增生异常综合征、再生障碍性贫血、各种恶性血液病、肿瘤浸润、慢性肝病、脾功能亢进、普通变异型免疫缺陷病（common variable immunodeficiency，CVID）、感染、疫苗接种等所致继发性血小板减少，血小板消耗性减少，药物所致血小板减少，同种免疫性血小板减少，妊娠期血小板减少，先天性血小板减少（如巨血小板症、MYH 9 基因突变引起的血小板减少、HOXA 11 基因突变导致的无巨核细胞性血小板减少等）及假性血小板减少。

具体检查：新诊断的患者要做 ANA+ 抗体谱、甲状腺功能、乙肝两对半、丙肝抗体、HIV 抗体检查；治疗效果不理想需要进行再评估时，应复查骨髓常规和病理、染色体（骨髓血）、FISH 检测（MDS 组套）。

三、分型与分期

依据病程长短和治疗的难易，ITP 分为以下 5 种。

（1）新诊断的 ITP：确诊后 3 个月以内。

（2）持续性 ITP：确诊后 3~12 个月血小板持续减少，包括未自发缓解和停止治疗后不能维持完全缓解。

（3）慢性 ITP：血小板减少持续超过 12 个月。

（4）难治性 ITP：指对一线治疗药物、二线治疗中的促血小板生成药物及利妥昔单抗治疗均无效，以及脾切除无效或术后复发，进行诊断再评估仍确诊为 ITP 的患者。

（5）重症 ITP：血小板计数 $< 10 \times 10^9/L$ 伴活动性出血，或出血评分 ≥ 5 分。

出血评分系统用于量化患者出血情况及风险评估，分为年龄和出血症状两个部分（表 3-3-1）。

表 3-3-1　原发免疫性血小板减少症出血评分系统

分值	年龄（岁）		皮下出血（瘀点/瘀斑/血肿）		黏膜出血（鼻腔/齿龈/口腔血疱/结膜）			深部器官出血			
								内脏（肺、胃肠道、泌尿生殖系统）			CNS
	≥65	≥75	头面部	其他部位	偶发/可自止	多发难止	伴贫血	无贫血	伴贫血	危及生命	
1	√			√							
2		√	√		√						
3						√		√			
5							√		√		
8										√	√

注：出血分数 = 年龄评分 + 出血症状评分（患者所有出血症状中最高的分值）。

四、治疗

（一）原则

遵循个体化原则，鼓励患者参与治疗决策，兼顾患者意愿，在治疗不良反应最小化的基础上提升血小板计数至安全水平，减少出血事件，关注患者健康相关生活质量（HRQoL）。

（1）对于血小板计数持续维持在 $30 \times 10^9/L$ 以上、无明显出血倾向者且不从事出血风险增加的工作或活动、无出血风险因素的患者（除非有特殊情况如分娩、手术、侵袭性操作等），可观察随访。

（2）若患者有活动性出血症状（出血症状评分 ≥ 2 分），无论血小板减少程度如何，都应积极治疗。

在下列临床过程中，血小板计数的参考值分别为：①口腔科检查，龈上洁治术或深度清洁：$30 \times 10^9/L$ 以上；②拔牙或补牙：$50 \times 10^9/L$ 以上；③小手术：$\geq 50 \times 10^9/L$；④大手术：$\geq 80 \times 10^9/L$；⑤神经外科大手术：$\geq 100 \times 10^9/L$；⑥自然分娩：$\geq 50 \times 10^9/L$；⑦剖宫产：$\geq 80 \times 10^9/L$；⑧单一抗血小板或抗凝治疗：$50 \times 10^9/L$ 以上；⑨抗血小板联合抗凝治疗：$70 \times 10^9/L$ 以上。

（二）紧急治疗

（1）重症 ITP 患者（PLT < $10 \times 10^9/L$）发生胃肠道、泌尿生殖道、中枢神经系统或其他部位的活动性出血或需要急诊手术时，应迅速提高血小板计数至 $50 \times 10^9/L$ 以上。

（2）对于病情十分危急，需要立即提升血小板水平的患者应给予随机供者的血小板输注。

（3）可选用静脉输注免疫球蛋白（IVIg）［1g/（kg·d）］，1~2日和（或）甲泼尼龙（1000mg/d，3日）和（或）促血小板生成药物。

（4）辅助措施：停用抑制血小板功能的药物、控制高血压、局部加压止血、口服避孕药控制月经过多，以及应用纤溶抑制剂（如氨甲环酸、6- 氨基己酸）等。

（5）如上述治疗措施仍不能控制出血，可以考虑使用重组人活化因子Ⅶ（rhFⅦa）。

（三）一线药物

1. 糖皮质激素

Dex 40mg/d 应用 4 日，无效或复发者可在半个月后重复应用 1 次。或给予泼尼松 1mg/（kg·d）（最大剂量 80mg/d，分次或顿服），起效后快速减量，6~8 周内停用，如需维持治疗，安全维持剂量不宜超过 5mg/d。治疗 2 周内无反应为激素治疗无效，应迅速减停。治疗过程中需注意监测血压、血糖、预防感染、消化性溃疡以及乙肝病毒携带者的抗病毒治疗。

2. IVIg

主要用于：①ITP 的紧急治疗；②肾上腺糖皮质激素不能耐受或有禁忌证的患者；③妊娠或分娩前，推荐 1g/（kg·d）使用 1~2 日或 400mg（kg·d）连用 5 日；慎用于 IgA 缺乏和肾功能不全的患者，使用之前最好查 IgA 定量和肾功能。

（四）二线药物

1. 促血小板生成药物

包括人重组促血小板生成素（rhTPO）、血小板受体激动剂（如艾曲波帕、海曲泊帕等）。此类药物于 1~2 周起效，有效率可达 60% 以上，停药后多不能维持疗效，需进行个体化维持治疗。

（1）rhTPO 300U/（kg·d）使用 14 日，皮下注射，有效者行个体化维持。治疗 14 日仍未起效的患者应停药。

（2）艾曲泊帕 25mg/d 起空腹顿服，治疗 2 周无效者加量至 50mg/d（最大剂量 75mg/d），进行个体化调整，维持血小板计数 $\geqslant 50 \times 10^9$/L。最大剂量应用 2~4 周无效者停药。

（3）海曲泊帕，对于一种促血小板生成药物无效或不耐受者，可更换其他同类药物或采用序贯疗法。

2. 利妥昔单抗

有效率约 50%，长期反应率为 20%~25%。原则上禁用于活动性乙型肝炎患者。

有 2 种常用给药方案：①标准剂量方案，375mg/m² 静滴，每周 1 次，共 4 次，常在首次用药后 4~8 周内起效；②小剂量方案，100mg 静滴，每周 1 次，共 4 次，或 375mg/m² 静滴 1 次，起效时间略长。

3. 加入临床试验

4. 脾切除术

适用于糖皮质激素正规治疗无效、泼尼松安全剂量不能维持疗效及存在糖皮质激素应用禁忌证的患者。应在 ITP 确诊 12~24 个月后进行，术中留意有无副脾，如发现则应一并切除。术前须重新评估 ITP 的诊断，建议行单克隆抗体俘获血小板抗原技术（MAIPA）和 TPO 水平检测。推荐对术后血小板计数上升过高、过快者进行血栓风险评估，对中高危患者给予血栓预防治疗。有条件的患者脾切除 2 周前可行疫苗接种（肺炎双球菌、脑膜炎奈瑟菌、流感嗜血杆菌）。

五、疗效判断

（1）完全缓解（CR）：治疗后血小板计数 ≥ 100×10^9/L 且无出血表现。

（2）有效（R）：治疗后血小板计数 ≥ 30×10^9/L，比基础血小板计数增加至少 2 倍，且无出血表现。

（3）无效（NR）：治疗后血小板计数 < 30×10^9/L，或血小板计数增加不到基础值的 2 倍，或有出血。

（4）复发：治疗有效后，血小板计数降至 30×10^9/L 以下，或降至不到基础值的 2 倍，或有出血症状。

（5）持续有效：患者疗效维持至开始治疗后 6 个月及以上。

（6）早期反应：治疗开始 1 周达到有效标准。

（7）初步反应：治疗开始 1 个月达有效标准。

（8）缓解：治疗开始后 12 个月时血小板计数 ≥ 100×10^9/L。

定义 CR 或 R 时，应至少检测 2 次血小板计数，时间间隔至少 7 日。定义复发时至少检测 2 次血小板计数，时间间隔至少 1 日。

【参考文献】

［1］ZUFFEREY A，KAPUR R，SEMPLE J W. Pathogenesis and therapeutic mechanisms in immune thrombocytopenia（ITP）［J］. J Clin Med，2017，6（2）：16.

［2］中华医学会血液学分会血栓与止血组. 成人原发免疫性血小板减少症诊断与治疗中国专家指南（2020 年版）［J］. 中华血液学杂志，2020，41（8）：617-623.

［3］WONG R S M，SALEH M N，KHELIF A，et al. Safety and efficacy of long-term treatment of chronic/persistent ITP with eltrombopag：final results of the EXTEND study［J］. Blood，2017，130（23）：2527-2536.

［4］NEUNERT C，TERRELL D R，ARNOLD D M，et al. American Society of Hematology 2019 guidelines for immune thrombocytopenia［J］. Blood Adv，2019，3（23）：3829-3866.

（黄美娟　杨凤娥）

第四节 血栓性血小板减少性紫癜

一、概述

血栓性血小板减少性紫癜（thrombotic thrombocytopenic purpura，TTP）是一种微血管血栓－出血综合征，其典型表现包括：血小板减少、微血管病性溶血性贫血、神经精神异常、肾损害及发热，即"五联征"。发病机制与血管性血友病因子（von Willebrand factor，vWF）裂解酶 ADAMTS13 活性缺乏、补体及血小板异常活化相关。根据 ADAMTS13 缺乏机制不同，分为遗传性 TTP（cTTP）和免疫性 TTP（iTTP）。cTTP 在儿童和孕妇患者中占到 25%～50%，呈常染色体隐性遗传，iTTP 在临床上更为常见，系因体内产生自身抗体，抑制 ADAMTS13 活性或形成抗原抗体复合物而加速 ADAMTS13 在体内清除。

二、诊断及鉴别诊断的要点

（一）诊断

目前，TTP 诊断主要依据临床表现和实验室检查，一般认为需具备以下几点：

（1）临床表现。具备"三联征"（微血管病性溶血性贫血、血小板减少、神经精神症状），或"五联征"。

（2）典型的血细胞计数变化和血生化改变。血小板计数显著降低，外周血涂片中红细胞碎片明显增多，血红蛋白不同程度降低；血清乳酸脱氢酶（LDH）明显升高，血浆游离血红蛋白增高。凝血功能检查基本正常。

（3）血浆 ADAMTS13 活性显著降低，在 iTTP 患者中常检出 ADAMTS13 抑制物或 IgG 抗体。部分患者此项检查正常。

（4）排除溶血尿毒症综合征（hemolytic-uremic symdrome，HUS）、弥散性血管内凝血（DIC）、溶血、转氨酶升高、血小板减少综合征（HELLP 综合征）、Evans 综合征、子痫等疾病。

依据典型"五联症"虽可做出诊断，但此时往往已累及重要脏器，处于疾病晚期。以往曾强调"三联症"的敏感性和"五联症"的特异性，但还需注意的是，当出现不能用其他原因解释的血小板减少与微血管病性溶血性贫血时，即使无神经精神症状，也应高度怀疑 TTP 并做出初步诊断，必要时尽早进行血浆置换治疗。

TTP 诊断流程见图 3-4-1。

（二）鉴别诊断

1. HUS

与 TTP 属于同一疾病的不同表现，如肾损害明显为溶血尿毒症综合征，如神经症状明显则为 TTP。典型的溶血尿毒症综合征是由于产毒细菌感染导致，*O157 ∶∶ H7* 是最主要的病因，有腹泻的前驱症状。5 岁以下儿童发病率高。

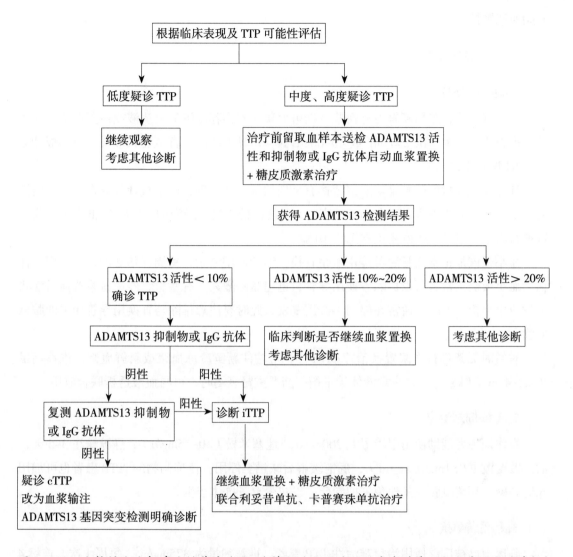

图 3-4-1　血栓性血小板减少性紫癜（TTP）诊断流程图（TTP 患者的诊断与治疗要同时进行）

2. HELLP 综合征

常并发重度先兆子痫患者诊断依据：①微血管病性溶血性贫血（除贫血和网织红细胞增高外），外周血涂片可见红细胞碎片，胆红素增高；②肝酶升高（LDH > 600U/L，谷草转氨酶 > 70U/L）；③血小板计数 $< 100 \times 10^9/L$。孕产妇具备上述 3 项诊断为完全性 HELLP 综合征，具备其中 1 项或 2 项，则为不完全性或部分性 HELLP 综合征。前者比后者重。治疗首选终止妊娠。

三、治疗

（一）治疗原则

本病病情凶险，病死率高。在诊断明确或高度怀疑本病时，不论轻型或重型都应尽快开始血浆置换。

（二）治疗方案

1. 血浆置换疗法

为首选治疗，采用新鲜冷冻血浆、新鲜血浆，不推荐冷沉淀上清液或白蛋白配合晶体液。推荐置换量为每次 2000mL 或 40~60mL/kg，每日 1~2 次，直至症状缓解、血小板计数及 LDH 恢复正常。

神经系统症状的改善是对血浆置换有反应的第一个表现，血小板计数通常在 1 周内恢复正常，贫血的纠正要慢于血小板的恢复，肾功能的恢复是最慢的。LDH 降低在最初几次置换时出现，但是否能恢复正常无法预测。

血小板恢复正常 2 日后可停用血浆置换，继续使用激素，每周评估 2 次，共 2 周。评估后血小板仍正常者可以拔除置换用导管，迅速撤停激素。有些患者停用血浆置换后症状复发或血小板又下降，通常在停用 1~2 周复发，此时要注意排除与置换用导管相关的脓毒血症。

对暂时无条件行血浆置换治疗或 cTTP，可输注新鲜冷冻血浆或新鲜血浆，推荐剂量为 20~40mL/（kg·d），注意液体量平衡。当严重肾衰竭时，可与血液透析联合应用。

2. 免疫抑制治疗

发作期患者辅助使用甲泼尼龙 200mg/d 或地塞米松（10~15mg/d），静脉输注 3~5 天，后过渡至泼尼松 1mg/（kg·d），病情缓解后减量至停用。伴抑制物的 iTTP 患者也可加用长春新碱、环磷酰胺或其他免疫抑制药，以减少自身抗体产生。

3. 利妥昔单抗

临床上已被广泛使用治疗难治性 TTP 患者。推荐剂量为 375mg/m^2，每周 1 次，连续 4 周；小剂量利妥昔单抗治疗（100mg，每周 1 次，连用 4 周）效果在探索中。建议在血浆置换后开始用药，与下次血浆置换间隔 20~24 小时。

4. 乙酰半胱氨酸（NAC）

通过抑制 vWF 之间的二硫键连接以及和血小板的结合降低 vWF 多聚化程度，但对已形成的 vWF 多聚体和 vWF-血小板复合物无效。因此是 TTP 的辅助用药，推荐尽早使用，以改善临床症状。常用剂量是 8g/d，持续时间超过 18 小时。但由于 TTP 患者还需要血浆置换和使用其他药物，故推荐尽可能长时间维持。

5. 静脉注射免疫球蛋白

效果不及血浆置换，适用于血浆置换无效或多次复发的病例。

6. 抗血小板药

病情稳定后可选用双嘧达莫和（或）阿司匹林，对减少复发有一定作用。

7. 其他对复发的 iTTP 患者

除治疗性血浆置换联合糖皮质激素治疗外，如之前未用过利妥昔单抗或曾使用利妥昔单抗有效但 1 年后复发者，加用利妥昔单抗治疗。利妥昔单抗后 1 年内复发的患者可选择其他免疫抑制剂（如硼替佐米、环孢素 A）清除 ADAMTS13 抑制物，恢复酶活性。

血小板没有回升，或上升后又下降的处理：①增加血浆置换强度，如每日 2 次，见到症状改善或血小板上升，即可改为每日 1 次；②甲泼尼龙 1g/d，连续 3 日；③其他免疫抑制治疗。

四、预后

TTP 复发是指 iTTP 患者尚无临床表现但 ADAMTS13 活性再次下降至 20% 以下，通常是临床复发的早期，应及早干预。遗传性 TTP 及抑制物阳性的特发性 TTP 患者易复发。

难治性 TTP 的定义：去除诱因后，经 5 次血浆置换联合糖皮质激素治疗无临床反应（血小板计数持续低于 $50 \times 10^9/L$，并且 LDH 持续大于 1.5 倍正常值上限），提示体内抑制物滴度更高，且对糖皮质激素反应不佳，需要及早开始足量利妥昔单抗治疗。

定期检测血小板和 ADAMTS13 活性有助于预后判断，对抑制物检测持续阳性者需注意疾病复发。

【参考文献】

［1］中华医学会血液学分会血栓与止血学组 . 血栓性血小板减少性紫癜诊断与治疗中国指南（2022 年版）［J］. 中华血液学杂志，2022，43（1）：7-12.

［2］殷杰，余自强 . 血栓性血小板减少性紫癜诊断与治疗中国指南（2022 年版）解读［J］. 中华血液学杂志，2022，43（1）：16-18.

［3］AZOULAY E，BAUER P R，MALIOTTE E，et al. Expert statement on the ICU management of patients with thrombotic thrombocytopenic purpura.［J］Intensive Care Med，2019，45：1518–1539.

［4］ZHENG X L，VESELY S K，PEYVANDI F，et al. ISTH guidelines for treatment of thrombotic thrombocytopenic purpura［J］. Thromb Haemost，2020，18（10）：2496–2502.

（黄美娟　杨凤娥）

第五节　血友病

一、概述

血友病（hemophilia）是一类由于凝血因子基因缺陷导致相关因子缺乏、凝血功能障碍的 X 染色体连锁的隐性遗传性出血性疾病，主要包括凝血因子Ⅷ（factor Ⅷ，F Ⅷ）缺乏的血友病 A 和凝血因子Ⅸ（factor Ⅸ，F Ⅸ）缺乏的血友病 B。人群患病率 5/10 万 ~10/10 万，其中血友病 A 约占 85%，血友病 B 占 15%。

二、诊断标准和鉴别诊断

（一）临床表现

主要表现为关节、肌肉和深部组织出血，也可表现为胃肠道、泌尿系统和中枢神经系统等内脏出血。

（二）实验室检查

（1）血小板计数正常，PT 正常，APTT 延长。

（2）F Ⅷ和 F Ⅸ水平 < 50%，血管性血友病因子（vWF）活性正常。

（3）APTT 纠正试验提示可被正常血浆纠正，排除相应因子抗体存在的可能。

（三）鉴别诊断

（1）获得性血友病：因体内产生针对凝血因子的自身抗体而出现与血友病相似的临床表现。男女均可发病，既往没有出血倾向和家族史，多在成年后发病，Ⅷ抑制物常见。

（2）血管性血友病：常染色体遗传病导致 vWF 蛋白数量或质量异常而引起的出血性疾病，男女均可发病，以皮肤黏膜自发性出血为主，可因为 vWF ∶ Ag 减少导致 F Ⅷ∶ C 减低。

（3）其他凝血因子缺乏症：如凝血因子Ⅺ缺乏症、维生素 K 依赖的因子缺乏等，除了出血表现不一致外，相应的因子活性检测可以明确诊断。

三、诊断分型

依据凝血因子水平和临床表现，血友病可分为重型、中间型和轻型三型（表 3-5-1）。

表 3-5-1　血友病 A 和血友病 B 的临床分型

	重型	中间型	轻型
凝血因子Ⅷ / Ⅸ水平	< 1%	1%~5%	5% ~40%
临床表现	关节肌肉自发出血常见，关节畸形多见	偶有自发出血，轻微外伤、小手术后可有严重出血	自发出血罕见，严重创伤、大手术可致严重出血

四、治疗

目前尚无根治方法且需终身治疗，最有效的治疗方法仍是凝血因子替代治疗，主要目的是预防和治疗凝血因子缺乏导致的出血。注意避免使用影响血小板功能的药物。

1. 替代治疗

包括按需治疗和预防治疗两种方式。按需治疗指出血时给予的替代治疗，原则是早期、足量和足疗程，剂量和频度根据凝血因子半衰期、出血部位、严重程度及获取因子是否受限而定（具体见表 3-5-2、表 3-5-3）；预防治疗是针对重型患者，为了防止出血而进行的规律性替代治疗，以维持关节和肌肉的正常功能，减少残疾。目前国际上还没有统一的预防治疗方案，主要根据年龄、静脉通路、出血表现、药代动力学特点和凝血因子供应情况制定个体化预防方案。成年患者是否需要预防治疗尚无共识，但对于反复出血（尤其是反复在同一个关节出血，即所谓靶关节出血）的患者，建议进行 4~8 周的短期预防治疗来阻断出血—关节损伤这种恶性循环。

血友病 A 的替代治疗制剂包括血源性或重组凝血因子Ⅷ，去氨加压素（DDAVP）只适用于轻中型血友病 A 患者，若无浓缩或重组因子，紧急情况下可考虑用新鲜冰冻血浆或冷沉淀替代；血友病 B 的替代治疗制剂包括凝血酶原复合物（PCC）和重组凝血因子Ⅸ。

表 3-5-2　获取凝血因子不受限时的替代治疗方案

出血类型	血友病 A		血友病 B	
	预期水平（IU/dL）	疗程（日）	预期水平（IU/dL）	疗程（日）
关节	40~60	1~2（若反应不充分可以延长）	40~60	1~2（若反应不充分可以延长）
表层肌 / 无神经血管损害（除外髂腰肌）	40~60	2~3（若反应不充分可以延长）	40~60	2~3（若反应不充分可以延长）
髂腰肌和深层肌，有神经血管损伤或大量失血				
起始	80~100	1~2	60~80	1~2
维持	30~60	3~5（作为物理治疗期间的预防，可以延长）	30~60	3~5（作为物理治疗期间的预防，可以延长）
中枢神经系统 / 头部				
起始	80~100	1~7	60~80	1~7
维持	50	8~21	30	8~21
咽喉和颈部				
起始	80~100	1~7	60~80	1~7

续表

出血类型	血友病 A		血友病 B	
	预期水平（IU/dL）	疗程（日）	预期水平（IU/dL）	疗程（日）
维持	50	8~14	30	8~14
胃肠				
起始	80~100	7~14	60~80	7~14
维持	50		30	
肾脏	50	3~5	40	3~5
深部裂伤	50	5~7	40	5~7
手术（大）				
术前	80~100		60~80	
	60~80	1~3	40~60	1~3
术后	40~60	4~6	30~50	4~6
	30~40	7~14	20~40	7~14
手术（小）				
术前	50~80		50~80	
术后	10~40	1~5（取决于手术类型）	30~80	1~5（取决于手术类型）

表3-5-3　获取凝血因子受限时的替代治疗方案

出血类型	血友病 A		血友病 B	
	预期水平（IU/dL）	疗程（日）	预期水平（IU/dL）	疗程（日）
关节	10~20	1~2（若反应不充分可以延长）	10~20	1~2（若反应不充分可以延长）
表层肌肉，无神经血管损伤（除外髂腰肌）	10~20	2~3（若反应不充分可以延长）	10~20	2~3（若反应不充分可以延长）
髂腰肌和深层肌，有神经血管损伤或大量失血				
初始	20~40		15~30	
维持	10~20	3~5（作为物理治疗期间的预防，可以延长）	10~20	3~5（作为物理治疗期间的预防，可以延长）

续表

出血类型	血友病 A		血友病 B	
	预期水平 （IU/dL）	疗程（日）	预期水平 （IU/dL）	疗程（日）
中枢神经系统/头部				
初始	50~80	1~3	50~80	1~3
维持	30~50	4~7	30~50	4~7
	20~40	8~14	20~40	8~14
咽喉和颈部				
初始	30~50	1~3	30~50	1~3
维持	10~20	4~7	10~20	4~7
胃肠				
初始	30~50	1~3	30~50	1~3
维持	10~20	4~7	10~20	4~7
肾脏	20~40	3~5	15~30	3~5
深部裂伤	20~40	5~7	15~30	5~7
手术（大）				
术前	50~80		50~70	
术后	30~50	1~3	30~40	1~3
	20~30	4~6	20~30	4~6
	10~20	7~14	10~20	7~14
手术（小）				
术前	40~50		40~80	
术后	10~40	1~5（取决于手术类型）	20~50	1~5（取决于手术类型）

2. 辅助止血

关节肌肉急性出血时应遵循"RICE"原则：休息（rest）、冰敷（ice）、压迫固定（compression）、抬高（elevation）。黏膜或伤口出血时可使用纤溶抑制药以及局部止血药，在及时输注因子的基础上可依据疼痛级别酌情使用不影响血小板功能的镇痛药（如对乙酰氨基酚、COX-2 抑制剂、可待因、曲马多、吗啡等）。

3. 理疗锻炼

急性期肿痛消退后可在补充因子的情况下进行适当的物理治疗，以促进积血的吸收，维持正常肌纤维长度和增强肌肉力量。在非出血期进行适当的锻炼可增强肌力并保持身体平衡以预防出血，保护关节。必要时可在锻炼中使用护具保护靶关节。

4. 处理治疗相关并发症

主要指凝血因子替代治疗过程中产生因子抑制物和感染血源传播性疾病的处理。

抑制物的产生多见于重型血友病A，重在监测。前20个暴露日内每5个暴露日检测1次，20~50个暴露日内每10个暴露日检测1次，以后每年至少检测2次，直到150个暴露日。发生出血时，可选用rFVIIa止血或凝血酶原复合物。伴抑制物的HA患者可以考虑使用艾美赛珠单抗进行常规预防治疗。一旦确诊抑制物，有条件的患者应立即开始ITI治疗，且开始ITI治疗后不宜随便中止，以免影响后续疗效。

5. 外科治疗

主要针对血友病性关节病的治疗，包括关节滑膜切除术（放射性核素或化学药物法等）、矫形术、关节置换术等。术前需做抑制物筛查及计算凝血因子回收率。

6. 综合关怀

对于需要终身持续治疗的遗传性疾病而言，单纯医学治疗仍不能真正解决患者致残和生活质量下降等问题，还需要发展整体治疗模式，开展多学科协作、家庭治疗、科普教育、心理咨询、社会扶助及长期监测管理等综合治疗。

【参考文献】

［1］中华医学会血液学分会血栓与止血学组，中国血友病协作组．血友病诊断与治疗中国专家共识（2017年版）［J］．中华血液学杂志，2017，38（05）：364-370.

［2］中华医学会血液学分会血栓与止血学组，中国血友病协作组．凝血因子Ⅷ/Ⅸ抑制物诊断与治疗中国指南（2018年版）［J］．中华血液学杂志，2018，39（10）：793-799

［3］SRIVASTAVA A，SANTAGOSTINO E，PIERCE G F，et al. WFH guidelines for the management of hemophilia, 3rd edition［J］. Haemophilia, 2020, 26（6）：1-158.

［4］中华医学会血液学分会血栓与止血学组，中国血友病协作组．血友病治疗中国指南（2020年版）［J］．中华血液学杂志，2020，41（4）：265-271。

［5］杨仁池．中国血友病管理指南：2021版［M］．北京：中国协和医科大学出版社，2021.

（黄美娟　杨凤娥）

第六节　获得性血友病 A

一、概述

　　获得性血友病 A（acquired hemophilia A，AHA）是一种以循环中出现抗凝血因子Ⅷ（FⅧ）的自身抗体为特征的自身免疫性疾病。多继发于恶性肿瘤、自身免疫性疾病、围产期女性，也可由药物引起，但约半数患者无明显诱因。年发病率约为 1.5/10 万，致命性出血的发生率达 9%~31%。

二、诊断标准

（一）病史

　　既往无出血史和家族史，自发性出血或在手术、外伤及侵入性检查时发生异常出血。

（二）实验室检查

　　（1）活化的部分凝血活酶时间（APTT）延长。

　　（2）抑制物筛查：APTT 纠正试验不能纠正，应考虑可能存在抑制物。

　　（3）凝血因子活性检测：出现单一 FⅧ活性（FⅧ：C）降低。

　　（4）抑制物滴度的定量：2001 年国际血栓与止血学会规定抑制物滴度＞5BU 为高滴度，≤ 5BU 为低滴度。

　　（5）排除其他诊断：①血友病 A 伴抑制物，多有自幼反复发作的自发性出血史及家族史，以肌肉和关节出血、关节畸形为特点，符合 X 染色体连锁隐性遗传规律；②狼疮抗凝物，APTT 延长不能被正常血浆纠正，而补充外源磷脂能缩短或纠正，临床上多以血栓事件为主要表现，很少发生出血，但抗 FⅧ的自身抗体和狼疮抗凝物可能并存于同一患者。

三、治疗

（一）止血治疗

1. 一般治疗措施

　　对于皮肤瘀斑患者，可采取密切观察而不需要特殊的治疗。对于腹膜后和咽后间隙出血、伴或不伴筋膜室综合征的肌肉出血、颅内出血、胃十二指肠出血、肺出血和术后出血以及严重的血尿和多部位出血应予积极止血治疗。

2. 旁路制剂

　　（1）一线止血药物：包括人重组活化凝血因子Ⅶ（rFⅦa）和人凝血酶原复合物（PCC）等含 FⅦa 的制剂。

　　（2）FⅧ浓缩制剂：当抑制物滴度≤ 5BU，出血表现或者潜在出血较轻，无旁路治疗制剂时，建议用血源性或者重组的 F Ⅷ 制剂。

（3）1-去氨基-8-D-精氨酸加压素（DDAVP）：适用于轻微出血事件和抑制物滴度 ≤ 5BU 的患者。

（4）其他：在发生难治性出血或需要外科干预等特殊情况下，可以进行血浆置换快速去除血浆中的抑制物以达到有效止血。某些部位（如鼻腔、口腔、皮肤和外科手术部位）的出血可以应用凝血酶或者纤维胶进行辅助止血。

（二）抑制物清除

1. F Ⅷ ≥ 1%

F Ⅷ ≥ 1%，抑制物滴度 ≤ 20BU：一线方案单用糖皮质激素如泼尼松 1mg/（kg·d）共使用 3~4 周。

2. F Ⅷ < 1%

F Ⅷ < 1%，抑制物滴度 > 20BU：糖皮质激素与环磷酰胺单用或者联合。若激素治疗 3 周后无反应，可以考虑换成环磷酰胺 1.5~2mg/（kg·d）或者利妥昔单抗 375mg/（m^2·w），共使用 4 周。上述治疗无效者可使用硫唑嘌呤、长春新碱、麦考酚酯和环孢素等。

在治疗成功或者改用二线治疗以后，应尽快减停糖皮质激素。环磷酰胺应根据血常规进行剂量调整并且疗程不超过 6 周，以避免增加不良反应。

四、疗效判断

血肿缩小、血肿引起的疼痛缓解、血红蛋白和（或）红细胞压积稳定说明出血有所控制。在治疗的前 6 周，住院患者每周复查 2 次 F Ⅷ：C 和 F Ⅷ 抑制物滴度，门诊患者应每周复查 1 次 F Ⅷ：C 和 F Ⅷ 抑制物滴度。不能检测到抑制物和 F Ⅷ：C > 50% 正常判断为抑制物彻底清除。免疫抑制治疗后抑制物 < 0.6BU 和 F Ⅷ：C > 50% 判断为持续缓解。

【参考文献】

［1］COLLINS P W, CHALMERS E, HART D, et al. Diagnosis and management of acquired coagulationinhibitors: a guideline from UKHCDO［J］. Br J Haematol, 2013, 162（6）: 758-773.

［2］中华医学会血液学分会血栓与止血学组. 获得性血友病 A 诊断与治疗中国专家共识［J］. 中华血液学杂志, 2021, 42（10）: 793-799.

［3］中华医学会血液学分会血栓与止血学组, 中国血友病协作组. 凝血因子Ⅷ/Ⅸ抑制物诊断与治疗中国指南（2018 年版）［J］. 中华血液学杂志, 2018, 39（10）: 793-799.

［4］TIEDE A, COLLINS P, GIANGRANDE P, et al. International recommendations on the diagnosis and treatment of acquired hemophilia A［J］. Haematologica, 2020, 105（7）: 1791-1801.

（黄美娟　杨凤娥）

第七节 血管性血友病

一、概述

血管性血友病（von Willebrand disease，vWD）是血管性血友病因子（von Willebrand Factor，vWF）基因缺陷导致 vWF 蛋白数量或质量异常而引起的出血性疾病，属常染色体遗传性疾病，男女均可发病，人群患病率为 1/1000~1/100。

二、诊断标准及鉴别诊断

1. 诊断要点

（1）有家族史，多数为常染色体显性遗传，少数为常染色体隐性遗传。

（2）反复自发出血，以皮肤黏膜出血为主，牙龈出血和鼻出血最常见。女性患者常有月经过多或分娩后大出血。部分患者以外伤或小手术（如拔牙等）后出血不止为首发症状。随着年龄的增长，出血症状可能减轻（vWF 可随年龄增长而提高）。关节肌肉自发出血者少见。

（3）血小板计数和形态正常，出血时间（bleeding time，BT）和 APTT 延长，血小板黏附功能降低，瑞斯托霉素诱导的血小板聚集试验减低，出现不同程度的 vWF：Ag 减少，FⅧ：C 减低（具体见分型）。

（4）排除其他血小板功能缺陷疾病。

诊断流程图可见图 3-7-1。

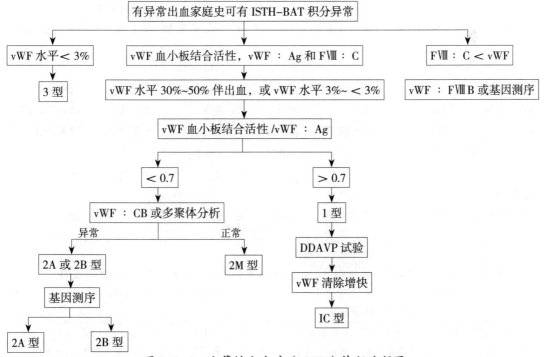

图 3-7-1　血管性血友病（vWD）诊断流程图

注：ISTH-BAT 为国际血栓与止血学会出血评分工具；vWF 为血管性血友病因子；vWF：Ag 为血管性血友病因子抗原；FⅧ为凝血因子Ⅷ；FⅧ：C 为凝血因子Ⅷ促凝活性；vWF：FⅧB 为血浆 vWF 与 FⅧ结合活性；vWF：CB 为血浆 vWF 胶原结合试验；DDAVP 为去氨加压素。

2. 临床分型

vWF：Ag ＜ 0.3 IU/mL 可确诊为 1 型 vWD，对于有异常出血的患者，vWF：Ag ＜ 0.5 IU/mL 即可确诊。在 1 型 vWD 中有 15% ~20% 患者是由于 vWF 清除率增加引起的 vWF 水平降低而导致的，称为 1C 型 vWD。输注 DDAVP 后 4 小时 vWF：Ag 比 1 小时（峰值）降低 30%时，提示 VWF 清除率增加。vWF：Ag 检测不到即为 3 型 vWD。vWF 血小板依赖性活性 /vWF：Ag 比值＜ 0.7 可确诊 2 型 vWD（2A、2B、2M）（见表 3-7-1）。

怀疑为 2A、2B 或 2M 型需要额外检测的患者，可以采用 vWF 多聚体分析或 vWF：CB /vWF：Ag（vWF 胶原与抗原结合的比率）诊断 2 型 vWD。对于疑似 2A 或 2B 型需要进一步检测的患者，建议采用靶向基因测序来诊断 2B 型 VWD。

2N 型是常染色体隐性遗传病，因其 FⅧ：C 降低，可能被误诊为血友病 A，但是二者治疗有所不同：血友病 A 用 FⅧ制剂治疗，2N 型需要 vWF 制剂替代治疗以防治出血。建议行 vWF：FⅧ Binding（VWF：FⅧ B）或靶向基因测序用于诊断 2N 型 vWD。

表 3-7-1　vWD 临床分型

临床表现	1 型	2A 型	2B 型	2M 型	2N 型	3 型
遗传方式	常染色体显性或不全显性	常染色体显性或常染色体隐性	常染色体显性	常染色体显性或常染色体隐性	多为常染色体隐性	常染色体隐性
出血倾向	轻、中度	多为中度，个体差异大	多为中度，个体差异大	多数中度，个体差异大	多为中度，个体差异大	重度
病理特征	vWF 数量部分减少	与血小板黏附降低	与血小板 GPⅠb 亲和力增加	vWF 多聚体正常，与血小板黏附降低	与 FⅧ亲和力明显降低	vWF 完全缺乏
vWF：Ag	减低	减低或正常	减低或正常	减低或正常	多正常	缺如（＜ 3%）
vWF：RCo	减低	减低	减低	减低	多正常	缺如（＜ 3%）
FⅧ：C	减低	减低或正常	减低或正常	减低或正常	显著减低	显著减低
vWF：RCo/vWF：Ag 比值	＞ 0.7	＜ 0.7	＜ 0.7	＜ 0.7	＞ 0.7	－
RIPA	减低	减低	增加	减低	多正常	缺如
vWF 多聚体	正常	异常（缺乏大、中分子多聚物）	异常（缺乏大分子多聚物）	正常	正常	无
DDAVP 试验	有效，多聚体增多	部分有效，中分子多聚体增多	致血小板减少	部分有效，多聚体增多	部分有效，多聚体增多	无效

注：vWF 为血管性血友病因子；GPⅠb 为血小板膜糖蛋白Ⅰb：FⅧ为凝血因子Ⅷ；vWF：Ag 为 vWF 抗原；vWF：RCo 为瑞斯托霉素辅因子活性；FⅧ：C 为 FⅧ促凝活性；RIPA 为瑞斯托霉素诱导的血小板聚集：DDAVP 为去氨加压素。

3. 鉴别诊断

（1）获得性vWD：由于体内产生vWF自身抗体所致。出血表现和实验室检查同vWD，但起病晚，无家族史，最常见的原因是意义未明的单克隆免疫球蛋白血症（monoclonal gammopathy of undetermined significances MGUS），其他原因包括自身免疫性疾病、骨髓增生性疾病、各种实体瘤和甲状腺功能减退等基础疾病。

（2）血友病A：是由于X染色体连锁的隐性遗传病所致FⅧ活性低下。发病者多为男性，自幼发病。FⅧ水平＜50%；vWF活性正常。

（3）假性血管性血友病（假性vWD）：血小板膜糖蛋白GPIb基因突变使血小板与vWF亲和力增强，血浆中vWF多聚体减少而表现为类似2B型vWD。加入正常的vWF（如正常血浆）后2B型vWD可出现血小板聚集，而假性vWD不会。

三、治疗

1. 替代治疗

轻型患者一般无需治疗，注意避免使用阿司匹林等抑制血小板聚集的药物。出血较重者宜选用含有vWF的制剂，如新鲜冰冻血浆、冷沉淀和血源浓缩凝血因子。

2. 药物治疗

（1）去氨加压素（DDAVP）：可促进内皮细胞释放vWF，静脉、皮下或鼻喷给药可帮助轻型患者控制出血或小手术止血。

（2）抗纤溶药：对口咽部出血和月经期出血效果明显。局部止血药可用于黏膜或伤口出血。

【参考文献】

［1］SHARMA R, FLOOD V H, et al. Advances in the diagnosis and treatment of Von Willebrand disease［J］. Blood, 2017, 130（22）: 2386-2391.

［2］JAMES P D, CONNELL N T, AMEER B, et al. ASH ISTH NHF WFH 2021 guidelines on the diagnosis of von Willebrand disease［J］. Blood Adv, 2021, 5（1）: 280-300.

［3］CONNELL N T, FLOOD V H, Brignardello-Petersen R, et al. ASH ISTH NHF WFH 2021 guidelines on the management of von Willebrand disease［J］. Blood Adv, 2021, 5（1）: 301-325.

［4］中华医学会血液学分会血栓与止血学组. 血管性血友病诊断与治疗中国专家共识（2022年版）［J］. 中华血液学杂志, 2022, 43（1）: 1-6.

（黄美娟　杨凤娥）

第八节　弥散性血管内凝血

一、概述

弥散性血管内凝血（disseminated intravascular coagulation，DIC）是指不同病因导致血管内微血栓形成引发的一种临床综合征，严重者可导致多器官功能障碍综合征（multiple organ dysfunction syndrome，MODS）。

二、诊断及鉴别诊断的要点

（一）诊断

1. 国际血栓与止血学会标准

2001 年国际血栓与止血学会（International Society on Thrombosis and Haemostasis，ISTH）提出的 DIC 诊断评分系统（表 3-8-1），由于简单易行、具有很高的敏感性（93%）和特异性（98%），目前被广泛应用。

表 3-8-1　国际血栓与止血学会（ISTH）弥散性血管内凝血诊断评分系统

显性 DIC（overt DIC）

第一步：危险性评价

患者是否存在易患 DIC 的基础疾病

　"是"：继续进行以下评估；"否"：停止评估

第二步：检测结果评分

- 血小板计数（×10^9/L）：> 100 为 0 分，50~100 为 1 分，< 50 为 2 分
- D- 二聚体或纤维蛋白降解产物（FDP）：未增加为 0 分，中度增加为 2 分，显著增加为 3 分
- 凝血酶原时间（PT）延长：< 3s 为 0 分，3~6s 为 1 分，> 6s 为 2 分
- 纤维蛋白原水平：> 1.0g/L 为 0 分，< 1.0g/L 为 1 分

总分：≥ 5 分为显性 DIC，< 5 分为非显性 DIC，每 1~2 天重新评估

非显性 DIC（non-overt DIC）

第一步：危险性评价

患者是否存在易患 DIC 的基础疾病

　"是"评 2 分，"否"评 0 分

第二步：主要指标评分

- 血小板计数（×10^9/L）：> 100 为 0 分，< 100 为 1 分（增加扣 1 分，稳定为 0 分，减少得 1 分）
- PT 延长：< 3s 为 0 分，> 3s 为 1 分（增加得 1 分，稳定为 0 分，降低扣 1 分）
- 可溶性纤维蛋白或 FDP：正常为 0 分，升高得 1 分（增加得 1 分，稳定为 0 分，减少扣 1 分）

特殊指标评分

- AT- Ⅲ：正常减 1 分，降低得 1 分
- 蛋白 C：正常减 1 分，降低得 1 分
- 凝血酶抗凝血酶（TAT）复合物：正常减 1 分，增加得 1 分

总分≥ 5 分：符合非显性 DIC

2. 国内诊断标准（2012 版）

中华医学会血液学分会血栓与止血学组于 2012 年制订了"弥散性血管内凝血诊断与治疗中国专家共识"（表 3-8-2）。

表 3-8-2　中国弥散性血管内凝血（DIC）诊断的专家共识（2012 版）

临床表现

· 存在易引起 DIC 的基础疾病

· 有下列 2 项以上临床表现：①多发性出血倾向；②不易用原发病解释的微循环衰竭或休克；③多发性微血管栓塞的症状、体征，如皮肤、皮下、黏膜栓塞性坏死及早期出现的肺、肾、脑 等脏器衰竭；④抗凝治疗有效

实验室检查

指标同时有下列 3 项以上异常：

· 血小板 $< 100 \times 10^9/L$ 或进行性下降，肝病、白血病患者血小板 $< 50 \times 10^9/L$

· 血浆纤维蛋白原含量 $< 1.5g/L$ 或进行性下降，或 $> 4g/L$，白血病及其他恶性肿瘤中 $< 1.8g/L$，肝病中 $< 1.0g/L$

· 3P 试验阳性或血浆 FDP $> 20mg/L$，肝病、白血病 FDP $> 60mg/L$，或 D- 二聚体水平升高或阳性。

· PT 缩短或延长 3s 以上，肝病、白血病延长 5s 以上，或 APTT 缩短或延长 10 秒以上

3. 其他辅助诊断指标

有条件时，不符合上述标准的可动态检查以下指标协助诊断：

（1）凝血激活标志物：凝血酶 - 抗凝血酶复合物（TAT）水平升高，可溶性纤维蛋白单体复合物（SFMC）水平增高，纤溶酶 - 纤溶酶抑制物（PIC）水平增高。

（2）抗凝物质：抗凝血酶（AT）、蛋白 C（PC）活性降低。

（3）血管内皮细胞产物：内皮素（ET-1）、凝血酶调节蛋白（TM）含量升高。

（4）凝血因子Ⅷ：C 活性 $< 50\%$（肝病必备）。

（二）鉴别诊断

（1）原发性纤溶：见于相关疾病（如实体瘤、产科意外等）导致的纤溶酶原激活和（或）纤溶抑制物减低。临床表现与 DIC 不易区别，但其血小板及凝血因子水平无明显减低；3P 试验阴性、D- 二聚体阴性或正常可相鉴别。

（2）血栓性血小板减少性紫癜（TTP）：临床上可出现微血管栓塞、肾功能损害及血小板减少。D- 二聚体可略微升高，但 3P 试验阴性。

三、临床分型

根据 DIC 发生的缓急与持续时间分为急性 DIC 和慢性 DIC。

（1）急性 DIC：起病急，表现严重的出血症状，短暂或持久的血压下降，多见于严重感染、羊水栓塞、溶血性输血反应、外科大手术后。

（2）慢性 DIC：起病缓慢，可持续数周，高凝状态表现较明显，出血症状轻，多见于癌肿播散、滞留死胎、血管瘤、系统性红斑狼疮等。

根据机体代偿情况可分为显性 DIC 和非显性 DIC。

四、治疗

治疗原则主要包括：积极治疗原发病，对症和支持治疗，阻断血管内凝血过程，恢复正常血小板和血浆凝血因子水平，抗纤溶治疗，溶栓治疗。关键在于原发病的治疗。

1. 抗凝治疗

抗凝治疗是阻断 DIC 病理过程最重要的措施之一。肝素是最主要的抗凝药物，分普通肝素和低分子肝素。

1）普通肝素

（1）适应证：不合血型输血；肿瘤扩散转移；急性白血病，特别是急性早幼粒细胞白血病；严重感染；暴发性紫癜；羊水栓塞；滞留死胎；中暑。

（2）禁忌证：严重遗传性或获得性出血性疾病，如血友病等；大手术后 24 小时以内，或大面积创伤开放性创口未经良好止血；严重肝病致多种凝血因子合成障碍；近期有咯血的活动性肺结核、有呕血或解黑便的活动性溃疡病；或疑有颅内出血者；DIC 后期，或以纤溶亢进为主型 DIC。

（3）用法：①首剂 50~100U/kg 静脉滴注，每 6~8 小时半量重复 1 次，适用于急性DIC；②每日总量 200U/kg，每 6~8 小时。每疗程 8 天，适用于慢性 DIC；③在经验不足或监护条件较差的情况下，10~15U/（kg·h），持续静脉滴注。用药过程中监测 APTT，延长 1~1.5 倍为宜。

停用肝素的指征：①诱发 DIC 的原发病已控制或缓解；② DIC 相关临床表现改善明显，如出血停止、休克纠正、发绀消失、尿量 > 30mL/h，有关脏器功能恢复正常；③凝血酶原时间缩短至接近正常，纤维蛋白原升至 1.0g/L 以上，血小板数逐渐回升或不再下降；④出现肝素过量的其他临床表现及实验室异常。

肝素过量的处理：静脉注射鱼精蛋白。1mg 鱼精蛋白可中和 125U（1mg）普通肝素。临床上用药剂量可等于或稍多于最后一次肝素的剂量。一般用量为 25~50mg，一次不超过50mg。

2）低分子肝素（low molecular weight heparin，LMWH）

适应证及禁忌证：基本同普通肝素。

用法：为每日 200U/kg，分两次皮下注射，用药间隔 8 小时、12 小时，疗程 5~8 天。

常规剂量下，一般认为无须严格监测，以防万一，建议监测 APTT 以了解抗凝血效果及预防过量，标准同普通肝素。

3）其他抗凝药

其他抗凝药如抗凝血酶，与肝素合用既可减少肝素用量，增强肝素疗效，又可减少停用肝素后的反弹性血栓形成倾向。首剂 40~80U/（kg·d），静脉注射，以后逐日递减，以维持抗凝血酶活性至 80%~160% 为度，疗程 5~7 日。

2. 抗血小板治疗

抗血小板治疗一般作为 DIC 的辅助性治疗。常用的药物有双嘧达莫（潘生丁）及阿司匹林。

3. 补充凝血因子及血小板

在血小板显著下降、PT 和 APTT 明显延长，尤其是存在活动性出血时，应及时输注。

1）新鲜冰冻血浆（fresh froion plasma，FFP）

每次 10~15mL/kg，无抗凝血酶制剂时也可以用 FFP 替代，输注时按 1mL 血浆含抗凝血酶 1U 计算，可在 2~3 天内根据情况分次补充，维持抗凝血酶活性在 50% 以上。

2）纤维蛋白原（Fbg）

适用于急性 DIC 有明显低 Fbg 或出血极为严重者。首剂 2~4g，静脉滴注，至 Fbg 血浆浓度恢复到 1g/L 以上或无明显纤溶亢进者。

3）血小板悬液

血小板计数 $< 20 \times 10^9$/L，疑有颅内出血或临床有广泛而严重出血的患者，需紧急输注。如 DIC 病情未得到良好控制，需重复输注。

对严重出血、经积极替代治疗后疗效不佳的患者，也可给予重组人活化因子Ⅶ（rFⅦa）或浓缩凝血酶原复合物（PCC）。

4. 抑制纤溶

适用于纤溶亢进为主型的 DIC 患者；DIC 后期，纤溶亢进引起再出血或出血加重者；实验室指标证实有明显纤溶亢进者。常用药物有氨基己酸、氨甲苯酸、氨甲环酸、抑肽酶等。

5. 肾上腺皮质激素

不宜常规使用，但下列情况可考虑应用：①根据原发疾病的治疗需要来使用，如感染性休克、变态反应性疾病等；②伴有明显急性腺垂体或肾上腺皮质功能不全的临床表现及实验室异常；③血小板重度减少，皮肤、黏膜出血广泛且严重者；④伴有明显纤溶亢进者。一般用氢化可的松，每日 100~300mg，或地塞米松每日 5~15mg，静脉滴注，宜在使用肝素等抗凝治疗的基础上应用。

【参考文献】

［1］中华医学会血液学分会血栓与止血学组.弥散性血管内凝血诊断与治疗中国专家共识（2012 年版）［J］.中华血液学杂志，2012，33（11）：978-979.

［2］中华医学会血液学分会血栓与止血学组.弥散性血管内凝血诊断与治疗中国专家共识（2012 年版）［J］.中华血液学杂志，2017，38（5）：361-363.

［3］王书杰.弥散性血管内凝血诊治进展［J］.中国实用内科杂志，2017，37（2）：93-95.

［4］严思棋，郭涛.弥散性血管内凝血诊断与相关分子标志物［J］.临床血液学杂志，2019，32（01）：13-15.

［5］LEVLA M，SIVAPAIARATNAMC S. Disseminated intravascular coagulation：an update on pathogenesis and diagnosis［J］. Expert Review Of Hematology，2018，11（8）：663-672.

［6］HAYAKAWA M. Management of disseminated intravascular coagulation：current insights on antithrombin and thrombomodulin treatments［J］. Open Access Emergency Medicine，2018，10：25-29.

（黄美娟　杨凤娥）

第四部分　淋巴瘤

第一节　霍奇金淋巴瘤

一、概述

霍奇金淋巴瘤（Hodgkin lymphoma，HL）是来源于淋巴组织的恶性肿瘤，通常发生于淋巴结，尤其好发于颈部淋巴结。欧美霍奇金淋巴瘤约占全部淋巴瘤患者的30%，我国发病率较低，约占淋巴瘤患者的10%。

二、诊断标准及鉴别诊断要点

（一）临床表现

（1）无痛性淋巴结肿大是最常见的临床表现。

（2）肿瘤压迫症状，如纵隔占位引起的上腔静脉阻塞综合征。

（3）病变侵犯结外组织，如肝、脾、骨髓、中枢神经系统时出现受累部位相应临床表现。

（4）全身症状如皮肤瘙痒、乏力、饮酒后疼痛、发热、盗汗、体重减轻等 B 组症状。

（二）实验室检查

（1）血常规及血细胞分类检查可有中性粒细胞增多及不同程度嗜酸性粒细胞增多、贫血等血象改变，少数患者可合并溶血性贫血。

（2）血检查提示生化红细胞沉降率（erythrocyte sedimentation，ESR。简称血沉）增快，乳酸脱氢酶、ALP、β_2 微球蛋白增高反映疾病活跃，Coomb's 试验阳性或阴性。

（3）骨髓受累时，骨髓检出典型里－施细胞（Reed-Sternberg 细胞，R-S 细胞）或单个核的类似细胞，推荐所有患者进行骨髓活检。

（4）若需采用 ABVD 或治疗，应行肺功能检查，肺－氧化碳弥散量（diffusion capacity of carbon monoxide of lung，$D_L CO$）≥ 60% 可以接受博来霉素治疗；如果需要以阿霉素为基础的化疗，需进行心脏彩超检查和心脏射血分数评估。

（5）必要时行免疫球蛋白检测、细胞因子检测。

（6）应用抗 PD-1 抗体治疗后，定期检查甲状腺功能。

（三）影像学检查

影像学检查是指导异常占位组织活检、疾病分期和评估疗效的重要手段。包括 PET-CT、全身增强 CT、MRI 等。目前研究显示 HL 对 PET-CT 敏感性为 100%，特别是 HL 在治疗后常常合并残存肿块，PET-CT 对于肿瘤活性的判定具有重要的意义，因此在初诊和疗效评价时都建议使用 PET-CT。

（四）病理组织学检查

病理组织学检查为确诊本病的金标准，典型的病理表现为发现 R-S 细胞，呈巨大双核或多核细胞，直径 25~30μm，核仁巨大而明显。免疫组织化学染色，需标记 CD30、CD15、CD3、CD20、CD45、CD21、CD68、PAX5、EBER、CD79a、EMA、OCT2、BOB1、BCL-6、MUM1 等。肿瘤细胞免疫表型多表达 CD15、CD30、PAX5。

三、诊断分型、分期及预后分组

（一）诊断分型

根据 2016 年 WHO 分类方法将 HL 分为结节性淋巴细胞为主型霍奇金淋巴瘤（nodular lymphocyte predominant Hodgkin lymphoma，NLPHL）和经典型霍奇金淋巴瘤（classical Hodgkon lymphoma，CHL）两种基本类型。

NLPHL 缺乏 R-S 细胞，在小淋巴细胞背景中可见模糊的较大结节状结构，结节内散在肿瘤性大细胞，胞质丰富，核大、呈爆米花样，核仁多个，有时称为爆米花细胞。NLPHL 典型的免疫表型：CD20+、CD45+、PAX-5+、CD79a+、BCL6+、CD3-、CD15-、CD30-、EBER-。

CHL 分为 4 种亚型：结节硬化型（CHL-NS）、混合细胞型（CHL-MC）、富于淋巴细胞型（CHL-LR）、淋巴细胞消减型（CHL-LD）。

CHL 的特点是在炎性背景下存在 R-S 细胞，CHL 典型免疫表型为 CD15+、CD30+、PAX-5±、CD3-、CD45-、CD20-（大部分）、CD79a-、EBER±。

（二）分期

参照 2014 版 Lugano 分期标准（见附件 1）。

（三）预后分组

（1）早期（Ⅰ~Ⅱ期）霍奇金淋巴瘤不良因素：各大癌症研究组织对Ⅰ~Ⅱ期霍奇金淋巴瘤的不良预后因素定义有所不同（表 4-1-1）。

表 4-1-1　早期（Ⅰ~Ⅱ期）霍奇金淋巴瘤不良预后因素的定义

预后因素	EORTC	GHSG	NCCN
年龄	≥ 50 岁		
ESR（m/h）和 B 症状	> 50 且无 B 症状；> 30 且有 B 症状	> 50 且无 B 症状；> 30 且有 B 症状	> 50 或有 B 症状
纵隔大肿块	MTR > 0.35	MMR > 0.33	MMR > 0.33
受累淋巴结区数	> 3	> 2	> 3
结外病灶		有	
大肿块直径			> 10cm

注：EORTC 为欧洲癌症研究与治疗组，GHSG 为德国霍奇金淋巴瘤研究组，NCCN 为美国国立综合癌症网；MMR 表示肿块最大径 / 胸腔最大径，MTR 表示肿块最大径与胸腔 T5/6 水平横径的比值。

（2）Ⅲ～Ⅳ期霍奇金淋巴瘤国际预后评分（international prognostic score，IPS）包括 7 个危险因素：血清白蛋白＜40g/L、血红蛋白＜105g/L、男性、临床Ⅳ期、年龄≥45 岁、白细胞计数≥15×10^9/L、淋巴细胞占白细胞比例＜8% 或计数＜0.6×10^9/L。

（3）分组：分为 3 组，早期预后良好组（Ⅰ～Ⅱ期不伴不良因素）、早期预后不良组（Ⅰ～Ⅱ期伴任何不良因素）、进展期（Ⅲ～Ⅳ期）。

四、鉴别诊断

本病需要与富于 T 细胞和组织细胞的大 B 细胞淋巴瘤（T cell and histiocyte-rich large B cell lymphoma，THRLBCL）、间变性大细胞淋巴瘤（anaplastic large cell lymphema，ALCL）、灰区淋巴瘤、原发纵隔大 B 细胞淋巴瘤鉴别，在鉴别中需要结合细胞形态学、细胞免疫表型和分子遗传学检查结果综合分析。慢性炎症、结节病和肿瘤淋巴结转移等引起的淋巴结肿大，也需要鉴别。病变组织活检是鉴别的关键。

五、治疗

（一）初治霍奇金淋巴瘤治疗

1. 经典型霍奇金淋巴瘤（CHL）的初始治疗

遵循以下顺序进行分层治疗：分期→预后分层→治疗方案（表 4-1-2）。

表 4-1-2　经典型霍奇金淋巴瘤分层治疗

分期	分层	治疗方案
Ⅰ～Ⅱ期（早期）	预后良好组	2×ABVD 后，若中期 PET/CT 评估阴性，予（1~2）×ABVD + 受累淋巴结区放疗（ISRT）（20Gy/2Gy/10f） 2×ABVD 后，若中期 PET/CT 评估阳性，予 2×ABVD 方案化疗 + 受累淋巴结区放疗（ISRT）（30Gy/2Gy/15f），再予 PET/CT 评估，若仍阳性，建议再行活检，后续治疗参照难治性 HD 方案
	预后不良组	2×ABVD 后，若中期 PET/CT 评估阴性，予 2×ABVD+ISRT［30~36Gy（大肿块患者）/2Gy/15~18f］ 2×ABVD 后，若中期 PET/CT 评估阳性，予 2×ABVD 方案化疗 + 受累淋巴结区放疗（ISRT）［30~36 Gy（大肿块患者）/2Gy/15~18f］，再予 PET/CT 评估，若仍阳性，建议再行活检，后续治疗参照难治性 HD 方案
Ⅲ～Ⅳ期（进展期）		2×ABVD 后，若中期 PET/CT 评估阴性，予 4×ABVD 或者 AVD（适用于老年及应用博来霉素肺毒性风险明显增加的患者）± ISRT（化疗残留或疗前大肿块） 2×ABVD 后，若中期 PET/CT 评估阳性，予 4×ABVD ± ISRT（化疗残留或疗前大肿块）；6×（A+AVD）（存在神经病变患者慎用）。

注：中期 PET/CT 评估使用 Deauville 5 分法，其中 1~3 分为阴性，4~5 分或 X 为阳性。

143

2. 结节性淋巴细胞为主型霍奇金淋巴瘤（NLPHL）的初始治疗

早期预后良好的Ⅰ~ⅡA期NLPHL推荐仅采用受累淋巴结区放疗（30Gy）。其余各期的治疗均参照经典霍奇金淋巴瘤的治疗原则。由于该类型肿瘤的肿瘤细胞CD20表达阳性，可选择化疗 ±ISRT± 利妥昔单抗治疗。化疗方案可选择ABVD、CHOP、CVP等方案。

3. 随访

一线治疗达到CR患者，每3~6个月需复查血液学，直至停止治疗5年，之后一年复查一次。治疗结束后6、12、24月复查颈、胸、腹、盆腔CT，之后根据情况做调整。需关注远期不良反应：第二肿瘤（肺癌、乳腺癌）、AML、非霍奇金淋巴瘤（non-Hodgkin lymphoma，NHL）。颈部放疗者在5年内每年查甲状腺功能，10年后查颈动脉超声。

（二）复发/难治性经典霍奇金淋巴瘤

1. 复发难治性CHL的治疗

对于化疗或化放疗联合治疗失败或复发患者首选二线挽救性治疗方案如DHAP、ICE、IGEV等，化疗后序贯行自体造血干细胞移植（ASCT），并可考虑予高风险复发患者brentuximab vedotin或PD1维持治疗1年。挽救化疗不敏感的患者可入组临床试验或应用新型靶向治疗药物如免疫检查点抑制剂PD-1/PDL-1单抗、CD30单抗（brentuximab vedotin，BV）挽救治疗，有效后序贯ASCT。PD-1单抗联合地西他滨、苯达莫司汀、来那度胺、抗CD30CAR-T等也是复发或难治的CHL患者治疗选择。ASCT后复发且仍对化疗敏感的年轻患者，可考虑行异基因造血干细胞移植（allo-HSCT）。

2. 复发难治性NLPHL治疗

对疑似复发的NLPHL患者需重新行病理活检以排除转化为侵袭性NHL的可能。病理证实仍为NLPHL的患者，对于病变局限者可应用利妥昔单抗单药治疗，病灶广泛者可选择利妥昔单抗联合二线挽救治疗方案治疗。转化为弥漫大B细胞淋巴瘤患者的治疗参考第四部分第二节内容。

（三）年龄≥60岁的患者的治疗

组织分型以混合细胞型多见，多伴有B症状、EB病毒感染，合并症多见，临床预后差。临床试验作为这类患者治疗的首选。一线化疗方案：早期患者以2~4周期AVD联合ISRT为主，也可采用4周期CHOP联合放疗；进展期的患者可予6周期AVD、A+AVD或维布妥昔单抗联合达卡巴嗪、6周期CHOP联合ISRT等方案。不适合化疗的患者可予姑息性放疗、PD-1、苯达莫司汀等药物治疗。

（四）常用化疗方案（具体化疗方案见附录2）

（1）ABVD方案。

（2）维布妥昔单拉（brentuximab vedotin，BV）＋ AVD 方案（A+AVD 方案）。

（3）地西他滨 +PD1 方案。

六、疗效标准

霍奇金淋巴瘤的疗效评价主要依据 2014 年 Lugano 疗效评价标准。对于 PET-CT 的中期评效，于化疗 2 周期后进行 PET-CT 阴性患者，可考虑减少化疗周期及强度。Ⅲ ~ Ⅳ期患者建议化疗结束后再次进行 PET-CT 评效，若 PET-CT 评效阴性则进入观察随访期。仍有肿瘤残存的患者，则需要改变治疗方案及策略。

七、预后

与其他类型的淋巴瘤比较，霍奇金淋巴瘤患者预后相对较好。在欧洲癌症研究与治疗组（EORTC）的一项研究中，Ⅲ ~ Ⅳ期霍奇金淋巴瘤患者接受一线 ABVD 方案 8 个疗程治疗的患者，4 年 EFS 率为 64%。

【参考文献】

［1］沈悌，赵永强 . 血液病诊断及疗效标准［M］. 4 版 . 北京：科学出版社，2018.

［2］中国临床肿瘤学会（CSCO）指南工作委员会 . 淋巴瘤诊疗指南（2022）［M］. 北京：人民卫生出版社，2022.

［3］国家癌症中心，国家肿瘤质控中心 . 淋巴瘤靶区勾画和计划设计指南［J］. 中华放射肿瘤学杂志，2022，31（9）：759-771.

【参考指南】

NCCN Clinical Practice Guidelines in Oncology：Hodgkin lymphoma（2023，Version 1）.

（郭江睿　杨勇　刘庭波）

第二节　弥漫大 B 细胞淋巴瘤

一、概述

弥漫大 B 细胞淋巴瘤（diffuse large B cell lymphoma，DLBCL）是一组在临床表现、组织形态和预后等多方面具有很大异质性的淋巴系统恶性肿瘤，是成人最常见的淋巴瘤类型。主要表现为肿瘤性大 B 淋巴细胞呈弥漫性的生长，具高度侵袭性。

二、诊断标准及鉴别诊断要点

（一）临床表现

无痛性、进行性淋巴结肿大是 DLBCL 的典型临床表现，也可表现为原发于淋巴结以外的结外包块，常伴有发热、乏力、盗汗、消瘦等症状（B 症状）。

（二）实验室检查

（1）血常规：可出现贫血、血小板减少、中性粒细胞减少，单纯贫血表现需鉴别是否合并自身免疫性溶血性贫血，后者 Coomb's 试验阳性。

（2）生化检查：血清乳酸脱氢酶（LDH）和 β_2 微球蛋白（β_2-MG）升高常提示肿瘤负荷量大。

（3）骨髓检查：常规送检骨髓常规、病理+免疫组化。骨髓涂片、病理检出淋巴瘤细胞，建议完善流式免疫表型、染色体、FISH 检测、融合基因、突变基因检测。

（4）病原学检查：常规送检乙肝、丙肝、HIV、EBV、HHV-8 病毒检测。

（5）有消化道症状者可行胃肠镜、结肠镜检查。

（6）怀疑中枢神经系统侵犯者行腰椎穿刺脑脊液检查。

（7）必要时进行免疫球蛋白检测、细胞因子检测。

（三）影像学检查

指导异常占位组织活检、疾病分期和疗效评估的重要手段，包括 B 超、全身增强 CT、MRI、PET-CT 等。与传统检查方法相比，PET-CT 对于疾病分期、预后判断及治疗决策能够提供更精准的帮助。常规心脏彩超检查可评估心功能。

（四）病理组织学检查为确诊本病的金标准。

1. 形态学

肿瘤细胞为大的转化型淋巴细胞，核一般较大，常有核仁。瘤细胞呈弥漫性增生，部分或完全破坏淋巴组织结构。根据细胞形态分为中心母细胞变型、免疫母细胞变型和间变大细胞变型。

2. 免疫表型

免疫组化需标记 CD20、CD3、CD5、CD10、CD45、BCL-2、BCL-6、Ki-67、IRF/MUM-1、C-MYC、P53、GCET-1、FOXP1。若瘤细胞很大，具有间变形态，增加 CD30 免疫组化检测；如细胞大，核仁明显、居中，可增选 ALK 和 CD38、CD138 免疫组化检测，以鉴别是否为 ALK⁺ 的 DLBCL 或浆母细胞淋巴瘤。常规行 EBER 免疫组化检测。

典型的免疫表型为：CD20+、CD45+、CD3-，表达 B 细胞抗原如 CD19、CD20、CD79a、CD22。5% ~10% CD5+，当大多数肿瘤细胞 EBV 阳性时应诊断 EBV 阳性 DLBCL。

3. 分子遗传学检查

尽可能完善染色体核型分析、FISH 检测、PCR 和二代测序技术（NGS）分析 DLBCL 的异常核型、基因重排、融合基因、突变基因。常见的染色体异常包括 *3q+*，*18q21-q22+*，*6q21-q22-*，*12q12+*。通过 FISH 技术检测 *MYC*、*BCL-2* 和 *BCL-6* 重排，具有 *MYC* 重排合并 *BCL-2* 和 / 或 *BCL-6* 重排同时发生的既往称之为"双打击"或"三打击"淋巴瘤，2016 年 WHO 分类被单独列为"高级别 B 细胞淋巴瘤伴 *MYC*、*BCL-2* 和 / 或 *BCL-6* 重排"，预后不良。2022 年 WHO 第 5 版分类重新命名，称为 *DLBCL/HGBL* 伴 *MYC/BCL2* 重排，而将更具有异质性的 *MYC/BCL6* 重排从中删除。免疫表型分析约 20%~35% 的 *DLBCL* 同时表达 *MYC*（40%）、*BCL-2*（50%），而 FISH 检测不伴有 *MYC/BCL-2* 基因重排，称为"双表达弥漫大 B 细胞淋巴瘤"，为 DLBCL 独立不良预后因素。分子生物学技术检测出基因异常，可作为预后判断、靶向药物选择的依据。

三、诊断分型、分期及预后分组

（一）分型

根据细胞起源（cell origin of origin，COO）的不同，通过免疫组化检测 CD10、BCL-6、IRF4/MUM1 将 DLBCL 分为 GCB 和 non-GCB 两种亚型（Hans 法，图 4-2-1）。

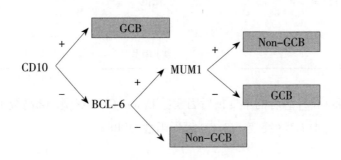

图 4-2-1 Hans 法分型

注：GCB 指生发中心来源；non-GCB 指非生发中心来源。

基因分型：2020 年 Wright 提出了新型的 DLBCL LymphGen 概率分类工具，包含了 7 种亚型：MCD 型（*MYD88* 和 *CD79B* 共突变）、BN2 型（*BCL6* 融合及 *NOTCH2* 突变）、N1 型（*NOTCH1* 突变）、EZB 型（*EZH2* 突变和 *BCL2* 易位）、A53 型（*TP53* 非整倍体突变或缺失）、ST2 型（*SGK1* 突变和 *TET2* 突变）、其他亚型。后期又将 EZB 型进一步分为 EZB MYC+ 和 EZB MYC– 两个亚型。其中，BN2 型和 EZB 型预后较好，MCD 型和 N1 型预后较差。基于不同基因异常亚型，可作出预后判断并指导靶向药物的选择。

（二）分期

参照 2014 版 Lugano 分期标准（见附件 1）。

（三）预后分组

（1）国际预后指数（international prognostic index，IPI）（表 4-2-1）。

（2）经年龄校正的国际预后指数（age-adjusted IPI，aaIPI）（适用于年龄 ≤ 60 岁患者）（表 4-2-2）。

表 4-2-1　国际预后指数（IPI）

危险因素（每项 1 分）	预后分组	
年龄 > 60 岁	低危	0~1
体能状态 ECOG 评分 ≥ 2	低 / 中危	2
LDH > 正常	高 / 中危	3
结外受累部位 ≥ 2	高危	4~5
分期 Ⅲ ~ Ⅳ		

表 4-2-2　经年龄校正的国际预后指数（aaIPI）

危险因素（每项 1 分）	预后分组	
体能状态 ECOG 评分 ≥ 2	低危	0
LDH > 正常	低 / 中危	1
分期 Ⅲ ~ Ⅳ	高 / 中危	2

（3）其他标准化疗患者的不良预后因素：① non-GCB 亚型；②高级别 B 细胞淋巴瘤；③双表达 DLBCL；④ *TP53* 突变；⑤ EB 病毒阳性 DLBCL。

四、鉴别诊断

本病需要与良性淋巴结增生，其他大细胞型淋巴瘤：伯基特淋巴瘤（Burkitt lymphoma，BL）、间变性大细胞淋巴瘤（ALCL）、母细胞淋巴瘤 / 白血病、母细胞样或多形性套细胞淋巴瘤以及转移癌相鉴别。

五、治疗

（一）初始弥漫大 B 细胞淋巴瘤治疗

1. 基本治疗原则

DLBCL 治疗方案的选择遵循以下顺序进行分层治疗：年龄分组→预后分层→治疗方案。治疗流程通常于使用一线初始方案 3~4 疗程后行中期评估，中期评估达到 CR 的患者完成原方案疗程；仅仅达到 PR 的患者最多延长原方案至 8 个疗程，疗程结束后行终期评估；中期评估为稳定或进展的患者优先选择临床试验或换用其他治疗方案。完成全疗程治疗［一般 8R 联合 6~8 个疗程 CHOP21 ± 受累部位放疗（involved site radiation therapy，ISRT）］后行终期评估，进入后续治疗选择和 / 或随访（表 4-2-3）。CEOP（表柔比星 70mg/m^2）与 CHOP（多柔比星 50mg/m^2）疗效相当，但心脏毒性可能会减少。

表 4-2-3　初治弥漫大 B 细胞淋巴瘤基于年龄和预后的分层治疗

年龄分组	分层	治疗方案	
年龄 ≤ 60 岁	低危（aaIPI=0）且无大肿块（＜ 7.5cm）	3 × R–CHOP21+ISRT 6 × R–CHOP21 ± ISRT 4 × R–CHOP21+2 × R ± ISRT	
	低危（aaIPI=0）伴有大肿块（≥ 7.5cm）或中低危（aaIPI=1）	6 × R–CHOP21+ISRT 中低危（aaIPI=1）：6Pola–R–CHP+2R	
	中高危（aaIPI=2）	8 × R+6–8 × CHOP21 ± ISRT 6Pola–R–CHP+2R	
	高危（aaIPI=3）	8 × R+6–8 × CHOP21 ± ISRT 8 × R+6–8 × R–DA–EDOCH ± ISRT 6Pola–R–CHP+2R 治疗达 CR 者，可进行自体造血干细胞移植	
年龄 ＞ 60 岁	60~80 岁　无心功能不全	8 × R+6 × CHOP21 ± ISRT 6Pola–R–CHP+2R	老年高危不耐受常规剂量化疗患者，可酌情减低化疗强度并联合新型靶向药物，如来那度胺、BTKi 等治疗
	心功能不全	谨慎使用多柔比星等蒽环类药物，或用脂质体阿霉素替代	
	＞ 80 岁　无心功能不全	6 × R–miniCHOP21	
	心功能不全	谨慎使用多柔比星等蒽环类药物，或用脂质体阿霉素替代	

2. 治疗方案

1）放疗

可用于局限性早期 DLBCL、局部巨块型病变（≥ 7.5cm）、残留病灶以及颅内侵犯、睾丸侵犯者。化疗后 CR 推荐剂量 30~36Gy/2Gy/15~18f，PR 或 SD 剂量 30~40Gy/2Gy/15~20f，PD（挽救放疗时）剂量 40~50Gy/2Gy/20~25f。

2）免疫化疗方案（具体化疗方案见附录 2）

（1）R–CHOP 方案。

（2）R–DAEDOCH 方案。

（3）Pola–R–CHP。

（二）复发 / 难治性弥漫大 B 细胞淋巴瘤治疗

见表 4-2-4。

表 4-2-4 复发 / 难治性弥漫大 B 细胞淋巴瘤分层治疗

复发次数	分层	治疗方案
初次复发 / 进展	符合移植条件	临床试验 （DHAP ± R、ICE ± R、GDP ± R 等）+ 自体干细胞移植 异基因造血干细胞移植
	不符合移植条件	临床试验 DHAP ± R、ICE ± R、GDP ± R、DA–EDOCH ± R、Gemox ± R、BR、Pola ± BR、R2 ± BTKi；塞利尼索
≥ 2 次复发 / 进展	符合移植条件	临床试验 异基因造血干细胞移植
	不符合移植条件	临床试验 PD–1\PD–L1、R2、BR、R2 ± BTKi、BR、Pola ± BR、塞利尼索 ± R 等

商业化嵌合抗原受体 T 细胞免疫治疗（chimeric antigen receptor T–cell immunotherapy，CAR–T）用于复发、难治 DLBCL 病例的二线以上治疗。新药如 BCL–2 抑制剂、PI3K 抑制剂、Pola、Lonca、CD30 单抗等药物单用或联合治疗均可根据个体化进行尝试。

（三）根据基因分型及关键蛋白表达选择 X 药物联合免疫化疗

（1）双表达 DLBCL 可选择西达本胺或 BTK 联合免疫化疗。

（2）根据细胞起源分型 non–GCB 来源患者可选择来那度胺联合免疫化疗。

（3）根据分子分型选择 X 药物联合免疫化疗：① MCD 亚型和 BN2 亚型，可选择 BTKi 联合免疫化疗；② TP53 亚型可尝试地西他滨联合免疫化疗；③ N1 及其他亚型可选择来那度胺联合免疫化疗。

（四）高级别 B 细胞淋巴瘤的治疗

目前国内外尚未建立标准的治疗方案，选择具体治疗方案时应考虑患者的体能状态和合并症的情况。高强度化疗如 R-DA-EPOCH、R-HyperCVAD 等方案可能相比 RCHOP 改善 CR 率和 PFS。对于化疗后达到 CR 的患者，可考虑进行 ASCT 作为巩固治疗。复发 / 难治的高级别 B 细胞淋巴瘤应遵循复发难治性 DLBCL 的治疗推荐。

（五）中枢神经系统（CNS）淋巴瘤的防治

（1）中枢神经系统（CNS）侵犯的风险评估 CNS-IPI：由 IPI 的 5 个因素及肾脏或肾上腺受累组成，每项因素评 1 分。风险等级（风险因子数）分为低危（0~1 分）、中危（2~3 分）、高危（4~6 分）。

（2）预防：适用于，① CNS-IPI 中高危患者；②累及睾丸、乳腺、鼻窦、硬脑膜等器官；③ HIV 感染患者；④高级别大 B 细胞淋巴瘤及双表达淋巴瘤；⑤原发性皮肤 DLBCL，腿型。

目前临床推荐行 4~8 次预防性鞘内注射 MTX ± Ara-C+DEX。

治疗方案参见原发中枢神经系统淋巴瘤章节。

（六）支持治疗

对于 HBsAg 阳性患者需预防性抗病毒治疗，对于 HBcAb 阳性 /HBsAg 阴性患者，需持续监测 HBV DNA 或者预防性抗病毒治疗。

六、疗效标准

疗效评价采用 2014 年 Lugano 会议修订的疗效评价标准（见附件 1）。

七、预后

利妥昔单抗治疗时代，DLBCL 治疗疗效得到显著提高，但仍有约 40% 患者无法治愈。双表达 DLBCL 患者预后差，5 年 OS 率和 PFS 仅为 30% 和 27%，高级别大 B 细胞淋巴瘤预后更差，中位 OS 仅 12 个月。

【参考文献】

［1］沈悌，赵永强 . 血液病诊断及疗效标准［M］. 4 版 . 北京：科学出版社，2018.

［2］中国临床肿瘤学会（CSCO）指南工作委员会 . 淋巴瘤诊疗指南（2022）［M］. 北京：人民卫生出版社，2022.

［3］WRIGHT G W，HUANG D W，PHELAN J D，et al. A probabilistic classification tool for genetic subtypes of diffuse large B cell lymphoma with therapeutic implications［J］. Cancer Cell，2020，37（4）：551-568.

［4］SEHN L，SALLES G. Diffuse large B-cell lymphoma［J］. N Engl J Med，2021；384（9）：842-858.

［5］国家癌症中心，国家肿瘤质控中心 . 淋巴瘤靶区勾画和计划设计指南［J］. 中华放射肿瘤学杂志，2022，31（9）：759-771.

【参考指南】

NCCN Clinical Practice Guidelines in Oncology：B-cell Lymphomas（2022，Version 5）.

（郭江睿　杨　勇　刘庭波）

第三节　滤泡性淋巴瘤

一、概述

滤泡性淋巴瘤（follicular lymphoma，FL）是起源于滤泡中心 B 细胞的一种较常见的惰性淋巴瘤，目前绝大部分患者仍难以彻底治愈。

二、诊断标准及鉴别诊断要点

（一）临床表现

无痛性淋巴结肿大，40%~70% 患者可发生骨髓受累，可伴有脾大，原发纵隔受累少见，早期出现全身症状较少。

（二）实验室检查

血象早期无明显异常，晚期骨髓侵犯呈局灶性分布，需重复穿刺、活检验证。肿瘤细胞检出阳性，尽可能一并送检流式免疫表型、细胞遗传学、FISH 检测、突变基因检测。乳酸脱氢酶、β_2 微球蛋白持续升高提示预后不良。必要时进行免疫球蛋白检测、细胞因子检测。

（三）影像学检查

包括 PET-CT、全身增强 CT 等。

（四）病理组织学检查

病理组织学检查是确诊滤泡性淋巴瘤的金标准。

1. 形态学

表现为淋巴结肿块部分保留了滤泡的生长模式，瘤细胞呈结节状或滤泡状分布，部分可以弥漫。肿瘤细胞由不同比例的中心细胞和中心母细胞组成，小到中等大小，胞核不规则，胞质少而淡染，大细胞核可呈泡状。

2. 免疫表型

FL 来源于生发中心的 B 细胞，免疫组织化学染色，需标记 CD20、CD3、CD5、CD10、CD21、BCL-2、BCL-6、CD23、Ki-67、MUM1、cyclin D1、LMO2、MYC 等，典型的免疫表型为：CD10+、CD20+、BCL-2+、BCL-6+、CD23 ± 、CD3−、CD5−、cyclin D1−，极少数患者可以出现 CD10− 或 BCL-2−。

3. 分子遗传学检查

FL 最常见的遗传学异常为 t（14；18），累及 *BCL-2* 基因和 *IgH* 基因，发生率为 70%~95%，可以用 FISH 检测，称为经典型 FL（cFL）。伴 1p36 缺失和 STAT6 突变的特殊亚型——弥漫性增生为主型 FL，低级别，多发于腹股沟，大的局限性肿块，预后较好。有学者发现 FL 中存在一部分 FISH 检测结果同时具有 *MYC* 及 *BCL-2* 易位（double-hit）的患者，在病程上更具侵袭性，且较传统化疗而言，更适合应用相对强烈的治疗方案。

4. 特殊类型

2016 年 WHO 分类提出的特殊类型 FL 包括：原位滤泡性肿瘤（in situ follicular neoplasia，ISFN）、原发性肠道滤泡性淋巴瘤（又称十二指肠型滤泡性淋巴瘤）（duodenal-type follicular lymphoma，DTFL）和儿童型滤泡性淋巴瘤。

三、诊断分级、分期、预后分组

（一）诊断分级

根据中心母细胞数量水平，对 FL 进行组织病理分级，共分为 3 级。1 级：每个高倍镜视野内中心母细胞个数为 0~5 个；2 级：每个高倍镜视野内中心母细胞个数为 6~15 个；3 级：每个高倍镜视野中心母细胞个数 > 15 个，其中，仍保留少数中心细胞者为 3a 级；成片中心母细胞浸润，不见中心细胞者为 3b 级。WHO 第 5 版（2022 年）对适用于 cFL 的 FL 分级不做强制性要求，而 WHO 第 4 版的 3b 级 FL，基本等同于 FL 的另一亚型滤泡大 B 细胞淋巴瘤（follicular large B-cell lymphoma，FLBL）。

（二）分期

参照 2014 版 Lugano 分期标准（见附件 1）。

（三）预后分组

采用 FL 国际预后指数（FLIPI）评分标准。进入利妥昔单抗治疗时代，FLIPI-2 在 PFS 预后判断上优于 FLIPI-1，而 FLIPI 用于判断 OS 更佳（表 4-3-1）。近年研究发现，POD24 对疾病预后判断有重要意义。

表 4-3-1　FLIPI-1 和 FLIPI-2 的临床预后评分

参数	FLIPI-1	FLIPI-2	得分
淋巴结受累	4 处以上	淋巴结最大直径 > 6cm	1
年龄	> 60 岁	> 60 岁	1
血清标记物	LDH > 正常值上限	β_2 微球蛋白水平 > 正常值	1
分期	Ann Arbor 分期Ⅲ ~ Ⅳ期	骨髓受侵犯	1
血红蛋白	< 120g/L	< 120g/L	1

注：低危 0~1 分，中危 2 分，高危 3~5 分。

（四）完整诊断

应包括"疾病类型（如滤泡性淋巴瘤 2 级）＋分期（如Ⅲ期）＋有无 B 症状（如 B 组）＋ FLIPI 评分或 FLIPI2 评分＋细胞遗传学或分子遗传学高危因素（如合并 *TP53* 突变）。

（五）鉴别诊断

本病需要与良性淋巴结增生以及套细胞淋巴瘤（mantle cell lymphoma，MCL）、MALT 淋巴瘤、SLL/CLL、结节性淋巴细胞为主型霍奇金淋巴瘤（NLPHL）、Castleman 病以及滤泡性 T 细胞淋巴瘤相鉴别。

四、治疗

（一）初始滤泡性淋巴瘤治疗

1. 基本治疗原则

遵循以下顺序进行分层治疗：组织病理分级（FL1~3a、FL3b）→分期→分层（表 4-3-2）。一线免疫化疗于治疗 3 个疗程后行中期评估，6~8 个疗程后行终期评估。中期评估达到 CR 的患者用足 6 个疗程后进入维持治疗，仅仅达到 PR 的患者最多应用 8 个疗程进入后续治疗，稳定或进展的患者优先选择临床试验或换用其他治疗方案。

表 4-3-2　初始滤泡性淋巴瘤治疗基本原则

分级	分期	分层	治疗方案	
FL1~3a	Ⅰ / Ⅱ期	Ⅰ期（肿块＜7cm）/局限性Ⅱ期	受累部位放疗（ISRT）	观察*
		Ⅰ期（肿块≥7cm）/非局限性Ⅱ期	利妥昔/奥妥珠单抗 ± 化疗 ±ISRT	
	Ⅲ / Ⅳ期	无治疗指征**	观察	
		有治疗指征	化疗 ± 利妥昔/奥妥珠单抗利妥昔单抗 + 来那度胺	
FL3b	参照弥漫大 B 细胞淋巴瘤治疗			

*：表示 Ⅰ～Ⅱ期患者有望得到长期疾病控制，以积极治疗为主，不推荐观察，尤其对年轻患者。当治疗的毒性超过可能的临床获益时可考虑观察。

**：治疗指征：①有合适的临床试验；②有任何不适的症状，影响正常工作和生活；③终末器官功能受损；④淋巴瘤侵及骨髓继发的血细胞减少症；⑤巨块型病变（参照 GELF 高瘤负荷标准）；⑥病情持续或快速进展［GELF 高瘤负荷标准：受累淋巴结区≥3 个，每个区域淋巴结直径约≥3cm；任何淋巴结或结外瘤块直径≥7cm；B 症状；脾大；胸腔积液或腹水；血细胞减少（WBC＜$1.0×10^9$/L，PLT＜$100×10^9$/L）；白血病（外周血肿瘤细胞＞$5×10^9$/L）］。

2. 治疗方案

1）放疗

放疗是早期患者的标准治疗，推荐 ISRT，剂量为 24~30Gy/2Gy/12~15f。晚期（Ⅲ/Ⅳ期）患者放疗作为缓解局部症状的手段，采用姑息性放疗剂量 4Gy/2Gy/2f，在特定情况下可至 30Gy/2Gy/15f。

2）免疫化疗方案

（1）R/G+CHOP 方案。

（2）R/G+B 方案。

（3）R2 方案（应用于不耐受强化疗的患者）。

（4）单抗类方案。

利妥昔单抗 375mg/m^2，每周 1 次，连用 4 次。适用于老年及体弱患者。

奥妥珠单抗每次 1000mg，第 1 周期的第 1、8、15 日给药，第 2~6 或 2~8 个周期每周期第 1 日给药。

3）维持治疗

初治时表现为高肿瘤负荷或 FLIPI 中高危的 FL 患者，应用利妥昔单抗/奥妥珠单抗维持治疗可以显著延长缓解时间，减少微量残留病，从而延长生存获益。推荐维持治疗方案为：利妥昔单抗 375mg/m^2，每 8~12 周 1 次，维持 2 年。或者奥妥珠单抗 1000mg 单药维持治疗，每 8~12 周 1 次，直至疾病进展或最长达 2 年。

（二）复发/难治性滤泡性淋巴瘤（FL1-3a）治疗

（1）复发难治患者优先选择临床试验。FL 有转化倾向，怀疑有转化的患者应重新活检，并根据转化类别，选择相应治疗。

（2）早期（< 12 个月）复发者，首先对体能状态进行评估。

适合化疗者，考虑 RCHOP 或 BR 替换（初始方案为 RCHOP，挽救治疗选择 BR 方案；反之亦然），还可选择弥漫大 B 细胞淋巴瘤的二线方案。对于初始没有用过来那度胺的患者，在上述挽救治疗方案基础上建议加用来那度胺。对于利妥昔单抗难治的 FL 患者中，可选择奥妥珠单抗联合化疗。

挽救治疗达到 CR 或 PR 后，予以利妥昔单抗/奥妥珠单抗维持治疗 2 年，或来那度胺（已长疗程使用利妥昔单抗者）10~25mg，使用 21 日，每 4 周为 1 个疗程，维持 2 年。CART 治疗在挽救治疗达 PR 的患者可加深缓解深度，可作为选项，再桥接至移植治疗。

不适合强化疗者，采用 R2 或 PI3Ki。

（3）晚期复发：原方案或参照早期复发。

（4）造血干细胞移植：首次复发后再次缓解的患者可酌情考虑，不作常规推荐；≥ 2 次复发且复发间隔时间短或高 FLIPI 的复发难治性 FL 患者，经挽救性放化疗获得 CR/PR 后序贯自体造血干细胞移植（ASCT）可使 PFS 延长，为其移植适应证。异基因造血干细胞移植（allo-HSCT）通过 GVL 作用较自体移植进一步加深缓解，但由于治疗相关死亡率仍高达 15%～25%，仅适用于自体移植后短期内（＜1年）复发、临床表现极高危，以及年轻、脏器功能好的患者。

五、疗效标准

滤泡性淋巴瘤的疗效评价采用 2014 年 Lugano 会议修订的疗效评价标准（见附件 1）。

六、预后

FL 病程进展缓慢，预后较好，进入 CD20 单抗治疗时代，5 年 OS 率＞70%，OS 可达 20 年。但 FL 易复发，大部分患者为不可治愈，每年约有 3% 患者转化为侵袭性淋巴瘤，主要为侵袭性 DLBCL，预后转差。

【参考文献】

［1］沈悌，赵永强 . 血液病诊断及疗效标准［M］. 4 版 . 北京：科学出版社，2018.

［2］中国临床肿瘤学会（CSCO）指南工作委员会 . 淋巴瘤诊疗指南（2022）［M］. 北京：人民卫生出版社，2022.

【参考指南】

NCCN Clinical Practice Guidelines in Oncology：B-cell lymphomas（2022，Version 5）.

（郭江睿　刘庭波）

第四节　边缘区淋巴瘤

一、概述

边缘区淋巴瘤（marginal zone lymphoma，MZL）是起源于滤泡边缘区的惰性 B 细胞淋巴瘤，按照起源部位不同可分为黏膜相关淋巴组织结外边缘区淋巴瘤（extranodal marginal zone cell lymphoma of mucosa-associated lymphoid tissue，又称 MALT 淋巴瘤）、结内边缘区淋巴瘤（nodal marginal zone lymphoma，NMZL）和脾边缘区淋巴瘤（splenic maryina zone lymphoma，SMZL）三种亚型，分别约占 MZL 的 70%、10%、20%。在 WHO（2022 年）第五版分类中，将 SMZL 归类于脾 B 细胞淋巴瘤 / 白血病。而皮肤 MZL 从 EMZL 剔除，成为独立类型。

二、诊断标准及鉴别诊断要点

（一）临床表现

（1）MALT 淋巴瘤：临床表现因发生部位不同而呈现多样性，病程缓和，呈惰性过程。最常见的原发部位为胃，非胃 MALT 淋巴瘤可累及肠道、乳腺、头颈部、肺、眼附属器、卵巢、腮腺、前列腺和甲状腺等。

（2）NMZL：临床表现常见症状为局部或多发无痛性淋巴结肿大，30% 的患者累及骨髓。需除外 MALT 淋巴瘤或 SMZL 合并淋巴结受累。

（3）SMZL：起病隐匿，临床表现主要为脾大，可伴有脾门淋巴结肿大。患者在被诊断时几乎都累及骨髓，近 1/3 累及肝脏，半数可累及外周血（外周血出现淋巴细胞增多或 > 5% 肿瘤细胞），累及外周淋巴结和结外病变少见。

（二）实验室检查

（1）MALT 淋巴瘤：①可有不同程度的缺铁性贫血，血清乳酸脱氢酶（LDH）和 β_2 微球蛋白（β_2-MG）通常在正常范围；②病原学检查可见 90% 的胃 MALT 淋巴瘤患者的幽门螺杆菌（Hp）阳性，皮肤 MALT 淋巴瘤时检测伯氏疏螺旋体，眼附件 MALT 淋巴瘤时检测鹦鹉热衣原体，免疫增生性小肠病（immunoproliferative small intestinal disease，IPSID，MALT 淋巴瘤一种亚型）时检测空肠弯曲菌，感染丙型病毒性肝炎（HCV），特别是并发冷球蛋白血症时，可先发生淋巴结和脾脏 MZL，以及特定部位结外 MZL，肺部 MZL 可能与木糖氧化无色杆菌感染相关，这是一种革兰氏阴性菌，毒力较低，但对抗生素治疗高度耐药，且病因作用尚未证实；③ MALT 淋巴瘤和自身免疫性疾病之间具有临床相关性，干燥综合征和桥本甲状腺炎分别是眼、唾液腺和甲状腺 MZL 的易感因素，部分肺 MZL 可能演变自淋巴细胞间质性肺炎。

（2）NMZL：约 1/3 患者 β_2-MG 升高，少部分可出现异常单克隆免疫球蛋白。

（3）SMZL：约半数患者累及外周血，出现淋巴细胞增多或＞5%肿瘤细胞，多有贫血症状，部分患者以自身免疫性溶血性贫血或免疫性血小板减少为首发临床表现。

（4）必要时进行免疫球蛋白检测、细胞因子检测。

（三）影像学检查

包括B超、全身增强CT、MRI、PET–CT等。

（四）病理组织学检查

1. MALT 淋巴瘤

1）形态学

MALT淋巴瘤的典型形态是小的、成熟的异形性小B淋巴细胞密集浸润反应性滤泡周围，侵犯套区及边缘区，并可"植入"生发中心，可见到散在的少量中心母细胞或免疫母细胞样的大细胞。

2）免疫表型

需标记CD20、CD79a、CD3、CD5、CD10、BCL2、kappa/lambda、CD21或CD23、CD43、BCL6、cyclin D1、sIg。典型的免疫表型为：slgM+为主，部分为sIgG/sIgA+，限制性轻链表达（κ–/λ+或 κ+/λ–），CD20+，CD79a+；CD5–，CD10–，cyclinD1–，CD23±和CD43±。

2. NMZL

1）形态学

肿瘤细胞围绕反应性滤泡周围，向滤泡间区增生，呈现淋巴滤泡边缘区增宽的特点。肿瘤细胞形态可呈现为中心细胞样细胞、单核细胞样细胞、散在的大B细胞及浆细胞样细胞，也可见到肿瘤细胞植入滤泡中心。

2）免疫表型

需标记CD20、CD79a、CD3、CD5、CD10、BCL2、kappa/lambda、CD21或CD23、CD43、BCL6、cyclin D1、sIg。典型的免疫表型为：CD20+，BCL–2dim+，sIgD±，CD43±；CD5–、CD23–、CD10–、BCL–6–、cyclin D1–。

3. SMZL

1）形态学

肿瘤细胞呈小圆淋巴细胞包绕或取代脾脏白髓生发中心，红髓中小结节样聚集的较大的细胞和成片的小淋巴细胞常浸润髓窦，骨髓中肿瘤细胞成结节性间质浸润，肿瘤细胞易侵犯外周血，经常（但并非总是）以出现短绒毛为特征。

2）免疫表型

需标记CD20、CD79a、CD3、CD5、CD10、BCL2、kappa/lambda、CD21或CD23、

CD43、BCL6、cyclin D1、sIg、CD103、annexin-1、CD38、CD138、Ki-67。典型的免疫表型为：CD20+，CD79a+，sIgM 和 sIgD 常 +；CD5-、CD10-、cyclin D1-，CD23±、CD43±，CD103 少数 +。

3）SMZL 的最低诊断标准

脾组织学＋CLL 免疫表型积分≤2 分；或若不能获得脾组织学时，典型血液和骨髓形态学＋免疫表型＋窦内 CD20 阳性细胞浸润，即脾大患者，如不能获得脾组织时，依据典型的血液和骨髓表现亦可以确诊。但需注意组织病理学与脾弥漫性红髓小 B 细胞淋巴瘤鉴别。

4. 分子遗传学检查

通过染色体核型分析、FISH 检测、PCR 和二代测序技术（NGS）分析 MZL 的异常核型、基因重排、融合基因、突变基因，有助于疾病的诊断和鉴别诊断、预后判断、疗效及微量残留病（MRD）评估。

MALT 淋巴瘤可见到 t（11；18）（q21；q21）/BIRC3-MALT1、t（1；14）（q22；q32）/BCL10-IgH、t（14；18）（q32；q21）/IgH-MALT1、t（3；14）（p14.1；q32）/FOXP1/IgH，+3，+18（表 4-4-1）。

表 4-4-1　MALT 淋巴瘤遗传学异常

类型	发生率	肿瘤部位	临床意义
t（11；18）（q21；q21）/BIRC3-MALT1	13%~35%	肺、胃、肠常见	对 Hp 清除治疗无效，易发生淋巴结和系统性播散
t（1；14）（q22；q32）/BCL10-IgH	1%~2%	胃、肺、皮肤多见	对 Hp 清除治疗多无效
t（14；18）（q32；q21）/IgH-MALT1	15%~20%	非胃肠部位，如肝、肺、眼附属器、唾液腺	
t（3；14）（p14.1；q32）/FOXP1/IgH		甲状腺、眼附属器、皮肤	

NMZL 可见到 +3、+18、+7，SMZL 可见到 7q31-32 缺失、+3q、+12q、+5q，NOTCH2、KLF2 突变；通过 MYD88 突变（-）与淋巴浆细胞淋巴瘤／华氏巨球蛋白血症（LPL/WM）鉴别，通过 BRAF 突变（-）与毛细胞白血病鉴别。

（五）鉴别诊断

本病需要与良性淋巴结增生、炎性病变以及其他类型淋巴瘤鉴别。与其他 B 细胞慢性增殖性疾病的鉴别，见表 4-4-2。

表 4-4-2 慢性 B 淋巴细胞增殖性肿瘤的免疫表型

疾病	sIg	CD5	CD10	FMC7	CD19	CD20	CD22	CD23	CD25	CCND1
CLL	+/-	++	-	-/+	+	+/-	-/+	++	-/+	-
PLL	++	+/-	-	++	+	+/-	+	-/+	-	-
HCL	+	-	-	++	+	+	++	-	+	+/-
MCL	+	++	-	++	+	+	+	-/+	-	++
SMZL	+	-/+	-	++	+	+	+/-	-/+	-	+
FL	+	-	+	++	+	++	+	-/+	-	+

注：CLL 为慢性淋巴细胞白血病；PLL 为幼淋巴细胞白血病；HCL 为毛细胞白血病；MCL 为套细胞淋巴瘤；SMZL 为脾边缘区淋巴瘤；FL 为滤泡细胞淋巴瘤。

三、诊断分型 / 危险分组 / 预后分层

（一）分期

（1）胃肠道 MALT 淋巴瘤：参照胃肠道淋巴瘤 Ann Arbor 分期系统、2014 版 Lugano 分期标准（见附件 1）或胃肠道淋巴瘤 TNM（Paris）分期系统。

（2）非胃肠道边缘区淋巴瘤：参照 2014 版 Lugano 分期标准（见附件 1）。

（二）预后分组

1. MALT 淋巴瘤

Ⅲ ~ Ⅳ 期、年龄 > 70 岁和 LDH > ULN（即 upper limit of normal，上限正常值）是 MALT 淋巴瘤 3 个不利的预后因素（每个因素 1 分），由此组成的 MALT-IPI 将结外 MALT 淋巴瘤分为低危（0 分）、中危（1 分）、高危（≥ 2 分）3 个分组。相应的 5 年 EFS 为 70%、56%、29%。

2. SMZL

HPLL 评分（血红蛋白、血小板计数、乳酸脱氢酶和肺门外淋巴结肿大）可用于脾脏 MZL 的预后分层。评分规则如下。

PI = 0.02 × HB（g/L）＋ 0.006 × 血小板计数（10^9/L）-1 × LDH（正常为 0，偏高为 1）— 1 × 肺门外淋巴结（不存在时为 0，存在为 1）

低危组：PI ≥ 2.6；中危组：PI < 2.6 且 ≥ 0.9；高危组：< 0.9，3 组的 5 年淋巴瘤特异性生存差异为 94%、78%、69%。

3. NMZL

就诊年龄是 NMZL 唯一影响预后的因素，因为儿童患者的预后极佳。

四、治疗

（一）基本治疗原则

遵循以下顺序进行分层治疗：组织病理分型（MALT、NMZL、SMZ）→分期［局限期（Ⅰ～Ⅱ期）、进展期（Ⅲ～Ⅳ期）］→分层（见表 4-4-3）。

一线免疫化疗于治疗 3 疗程后行中期评估，6~8 疗程后行终期评估。中期评估达到 CR 的患者用足 6 个疗程后进入维持治疗，仅仅达到 PR 的患者最多应用 8 个疗程进入后续治疗，稳定或进展的患者优先选择临床试验或换用其他治疗方案。

表 4-4-3　边缘区淋巴瘤治疗基本原则

分型	分期	分层		治疗方案
MALT	Ⅰ/Ⅱ期	原发于胃	Hp 阳性且 t（11，18）阴性	抗 Hp 治疗
			Hp 阴性或 t（11，18）阳性	受累部位放疗（ISRT）+ 利妥昔单抗
		非原发于胃		受累部位放疗（ISRT）+ 利妥昔单抗
	Ⅲ/Ⅳ期	无治疗指征		观察，临床试验
		有治疗指征 *		临床试验，推荐免疫化疗方案
NMZL	Ⅰ/Ⅱ期	/		受累部位放疗（ISRT）+ 利妥昔单抗
	Ⅲ/Ⅳ期	无治疗指征		观察 + 临床试验
		有治疗指征 *		临床试验；推荐免疫化疗方案
SMZL	Ⅰ/Ⅱ期	HCV 阳性		抗 HCV 治疗
		HCV 阴性		利妥昔单抗 + 脾切除
	Ⅲ/Ⅳ期	无治疗指征		观察，临床试验
		有治疗指征 *		临床试验；推荐免疫化疗方案

*：治疗指征（以下任一项）为符合临床试验标准；有症状；胃肠道出血；终末器官功能受损；肿块型病变；持续进展；治疗意愿。

（二）MALT 淋巴瘤治疗

1. 胃 MALT Hp（+）

胃 MALT Hp（+）患者均考虑予抗 Hp 治疗。

（1）局限期（Ⅰ～Ⅱ）：Hp+ 且 t（11；18）-→抗 Hp 抗生素治疗。Hp- 或 t（11；18）+ → ISRT；利妥昔单抗（不能耐受放疗）。

上述治疗开始 3 个月后内镜评估（采用胃 MALT 淋巴瘤 GELA 疗效评价标准）：① Hp-、淋巴瘤 -→观察；② Hp-、淋巴瘤 + →无症状→再观察 3 个月或局部放疗；③→

有症状→ISRT；④ Hp-、淋巴瘤 - →二线抗生素治疗；⑤ Hp+、淋巴瘤 + →病情稳定→二线抗生素治疗，疾病进展→ISRT。

6个月再次内镜评估：① Hp-、淋巴瘤 - →观察；② Hp-、淋巴瘤 + 局部 RT（若既往未治疗者）或继续观察；③ Hp（+）、淋巴瘤 - →抗生素治疗；④ Hp+、淋巴瘤 + →局部 RT（若既往未治疗者）或其他抗生素治疗。

重复内镜评估：①完全缓解→1 年内每 3 个月随访一次而后每 3~6 个月随访一次；②→放疗后复发→参照 FL（1~3a 级）治疗；③→抗生素治疗后复发→局部复发者局部放疗，全身复发者参照 FL（1~3a 级）治疗。

（2）进展期（Ⅲ - Ⅳ期）参照 FL（1~3a 级）治疗。

2. 非胃 MALT 淋巴瘤

（1）Ⅰ ~ Ⅱ期或多个结外部位累及→ISRT,某些部位病灶可考虑手术治疗（如肺、皮肤、甲状腺结肠、小肠和乳腺），若切缘阳性则加用放疗，不能耐受放疗使用利妥昔单抗治疗。

（2）Ⅲ ~ Ⅳ期：参照 FL（1~3a 级）治疗。

（3）复发者处理参照 FL（1~3a 级），局部复发者可选择放疗。

（4）特定病原体感染治疗：如眼附属器淋巴瘤与鹦鹉热衣原体有关，采用多西环素治疗有效。

（三）NMZL 治疗

参照 FL（1~3a 级）治疗。

（四）SMZL 治疗

参照 FL（1~3a 级）治疗。HCV 阳性 SMZL，抗 HCV 治疗。HCV 阴性 Ⅰ ~ Ⅱ期 SMZL 可考虑行脾切除术，但需警惕脾切除术的严重并发症，包括感染、出血和血栓形成，及对荚膜细菌的长期免疫缺陷。近年来，脾切除术渐渐被利妥昔单抗（± 化疗）治疗取代，成为首选的初始治疗。

（五）MZL 维持治疗

参照 FL（1~3a 级）治疗。

（六）复发难治性 MZL 治疗

首选临床试验，若无临床试验，可选择其他化疗组合联合 CD20 单抗。来那度胺+CD20 单抗、BTK 抑制剂、PI3K 抑制剂也是合理选择。以蒽环类为基础的免疫化疗和自体干细胞移植、CAR-T 细胞免疫疗法适用于 MZL 转化为侵袭性淋巴瘤的 Fit 患者。

（七）推荐治疗方案

（1）抗 HP 治疗。

（2）放疗：推荐 ISRT，根治性照射剂量为 24~30Gy/2Gy/12~15f；姑息性放疗剂量 4Gy/2Gy/2f，在特定情况下可至 30Gy/2Gy/15f。

（3）免疫化疗方案（具体方案见附件 2）：① R/G+B 方案；② RCHOP 方案；③ RCVP 方案；④ R2 方案；⑤ R 方案。

五、疗效标准

通常采用 2014 年 Lugano 会议修订的疗效评价标准（见附件 1），除外以下情况。

1. 胃 MALT 淋巴瘤

采用胃 MALT 淋巴瘤 GELA 疗效评价标准。

（1）完全缓解（CR）：正常或固有层和 / 或纤维化伴有固有层中无或散在浆细胞和小淋巴细胞，无淋巴上皮病变。

（2）可能的微量残留病灶（pMRD）：空固有层和 / 或纤维化伴有固有层 / 黏膜肌层和 / 或黏膜下层中淋巴样细胞或淋巴样结节聚集，无淋巴上皮病变。

（3）反应的残留病灶（rRD）：局灶空固有层和 / 或纤维化伴有固有层中围绕腺体扩展的淋巴样细胞密集弥漫或结节性浸润，局灶性或无淋巴上皮病变。

（4）无改变（NC）：淋巴样细胞密集弥漫或结节性浸润，常常有淋巴上皮病变。

2. SMZL 疗效标准

（1）脾切除术疗效：血细胞计数 ≥ 50% 改善，无淋巴细胞进行性增多，并且在骨髓浸润程度上无变化为有效。

（2）完全缓解（CR）：①所有病灶消失，脾脏前后径 < 13cm；②血红蛋白 > 120g/L，血小板 > 100×10^9/L，中性粒细胞 > 1.5×10^9/L；③流式细胞术检测无克隆性 B 细胞证据（轻链限制性 B 细胞）；④免疫组化检测无骨髓浸润证据。

（3）部分缓解（PR）：①所有可测量病灶缩小达 50% 及以上；②无新发病灶；③血细胞减少好转；④骨髓肿瘤细胞浸润减少，骨髓造血功能好转。

（4）未缓解：未达部分缓解标准者。

（5）疾病进展（PD）：任何新增加的病灶或原病灶直接增大 > 50%。

六、预后

MALT 淋巴瘤为低度恶性淋巴瘤，5 年 OS 率为 86% ~95%。存在 t（11；18）（q21；q21）易位的患者对 HP 清除治疗反应差，但应用利妥昔单抗治疗有效。肿瘤大小、血 β_2-MG 和 LDH 对预后有一定影响，肿块大、血 β_2-MG、LDH 水平升高者预后较差。SMZL 较 MALT 淋巴瘤预后差，5 年 OS 率为 50% ~70%，中位进展期仅 1~2 年。存在 P53 等位基因突变或缺失、7q- 和未突变的 IgVH 与预后不良相关，同时部分研究证实 NOTCH2 及 KLF2 突变可能与不良预后相关。NMZL 预后与 SMZL 相似。MZL 大约 5% ~10% 的病例因存在大细胞成分而转化为侵袭性 B 细胞淋巴瘤，预后差。

【参考文献】

［1］沈悌，赵永强.血液病诊断及疗效标准［M］.4 版.北京：科学出版社，2018.

［2］中国临床肿瘤学会（CSCO）指南工作委员会.淋巴瘤诊疗指南（2022）［M］.北京：人民卫生出版社，2021.

［3］CATHERINE T，LUCIANO C，ANNARITA C，et al. A MALT lymphoma prognostic index［J］.Blood，130（12）：1409-1417.

［4］MONTALBáN C，ABRAIRA V，ARCAINI L，et al. Risk stratification for splenic marginal zone lymphoma based on haemoglobin concentration，platelet count，high lactate dehydrogenase level and extrahilar lymphadenopathy：development and validation on 593 cases［J］.Br J Haematol，2012，159（2）：164-171.

［5］ROSSI D，BERTONI F，ZUCCA E. Marginal-zone lymphomas［J］.N Engl J Med，2022，386：568-581.

【参考指南】

NCCN Clinical Practice Guidelines in Oncology：B-cell lymphomas（2022，Version 5）.

（郭江睿　刘庭波）

第五节　套细胞淋巴瘤

一、概述

套细胞淋巴瘤（MCL）是起源于淋巴结套区的一种具有特殊病理表现的小 B 细胞非霍奇金淋巴瘤，在 NHL 中占约 6%~8%。好发于中老年人。60%~70% 患者临床过程具有侵袭性。t（11，14）（$q13$；$q32$）细胞遗传学异常导致 cyclin D1 核内高表达是疾病发生的机制。

二、诊断标准及鉴别诊断要点

（一）临床表现

（1）淋巴结肿大：淋巴结是最常受累部位，表现为无痛性淋巴结肿大。

（2）肝脾肿大：半数病例累及脾脏。

（3）累及骨髓和 / 或外周血：疾病晚期常见，但部分病例以骨髓侵犯为首发症状。

（4）中枢神经系统受累：疾病晚期常见。

（5）其他结外侵犯：结外病变较常见，可以表现为胃肠道多发性淋巴瘤样息肉病，Waldeyer 环和胸膜受累。

（6）全身症状：20%~50% 的患者有 B 症状。

（二）实验室检查

（1）血常规 + 外周血细胞分类：部分患者以外周血及骨髓出现小 B 淋巴细胞白血病样改变为首发表现。

（2）骨髓检查：本病易侵犯骨髓，需完善骨髓常规、骨髓病理 + 免疫组化、流式免疫分型等相关检查。

（3）生化检查：肝肾功能、LDH、β_2-MG 等。LDH、β_2-MG 水平反映肿瘤负荷程度，可作为评估疾病进展情况的指标。

（4）血沉、CRP 升高提示疾病活动。

（5）影像学检查：推荐全身 PET-CT 或颈、胸、全腹部增强 CT，母细胞型或有中枢神经系统受累时行颅脑 MRI 检查，考虑应用蒽环类方案化疗时完善心脏彩超（左室射血分数）检查。

（6）常常有消化道累及，建议行胃肠镜、结肠镜检查，有利于胃肠道结外病变的发现。

（7）怀疑中枢神经系统累及者行腰椎穿刺脑脊液检查。

（三）组织病理学检查

（1）组织形态学特征：组织病理学表现为淋巴结呈弥漫性、结节状、套区型或少数的滤泡性生长模式。典型的 MCL 常由形态单一、小到中等大小淋巴细胞构成。10%~15% 的 MCL 细胞形态呈"母细胞样变"。

（2）免疫表型特征：瘤细胞为单克隆性成熟 B 淋巴细胞，典型的免疫表型为 CD5、CD19、CD20 阳性，CD23 和 CD200 阴性或弱阳性，CD43 阳性，强表达 sIgM 或 IgD，但 CD10、CD11c 和 BCL-6 常阴性。免疫组化染色几乎所有患者均 cyclin D1 和 BCL-2 阳性（包括少数 CD5 阴性 MCL）。少部分患者 cyclin D1 阴性，但 cyclin D2 或 cyclin D3 阳性，SOX11 阳性。

（3）细胞遗传学特征：染色体 t（11；14）（q13；q32）导致 cyclin D1 过表达，见于 95% 以上的 MCL 患者。< 5% 的 MCL 患者可无 t（11；14）异常，但常伴有 cyclin D2 或 cyclin D3 过表达，55% 可伴有 CCND2 基因重排。

（4）分子生物学检测：IGHV 基因的突变状态，及 TP53、KMT2D、ATM、CCND1、NOTCH1、NOTCH2、CDKN2A 等基因突变。

（5）必要时进行免疫球蛋白检测、细胞因子检测。

（四）分型

2016 年 WHO 将 MCL 分为：①经典型 MCL，肿瘤细胞通常 SOX11+、IGHV 突变阴性，具有侵袭性的生物学行为，其中母细胞型 MCL 是高危 MCL；②白血病样非淋巴结性 MCL（即所谓惰性 MCL），肿瘤细胞表现为非复杂核型，SOX11-、IGHV 突变阳性，无 TP53 基因突变或缺失，临床上常侵犯外周血、骨髓和脾脏，病情发展缓慢，但如果出现 TP53 异常，则可进展为侵袭性较高的疾病；③原位套细胞肿瘤（ISMCN），指淋巴滤泡套区携带 IG/CCND1 融合导致 CCND1 过表达的克隆性 B 细胞增生。表现为惰性病程，进展为显性 MCL 的风险较低，因此必须将这些患者与 MCL 区分开来，以避免不必要的系统治疗。

三、分期诊断、危险分组

1. 分期诊断
参照 2014 版 Lugano 分期标准（见附件 1）。

2. 危险分组
（1）简易套细胞淋巴瘤国际预后指数（MIPI）是目前最常用的系统（表 4-5-1）。

表 4-5-1　简易套细胞淋巴瘤国际预后指数（MIPI）

分数	年龄（岁）	ECOG 评分	LDH 值 /ULN	WBC 计数（×10^9/L）
0	< 50	0~1	< 0.67	< 6.70
1	50~59		0.67~0.99	6.70~9.99
2	60~69	2~4	1.00~1.49	10.00~14.99
3	≥ 70		≥ 1.50	≥ 15.00

注：低危组为 0~3 分，中危组为 4~5 分，高危组为 6~11 分。

（2）结合 Ki-67 指数和 MIPI 评分系统（MIPI-c，表 4-5-2）可更好地区别患者预后。除此之外，*TP53* 突变或缺失、*CDNK2A* 缺失、*MYC* 扩增 / 易位、母细胞型 MCL 也属于 MCL 预后不良因素。

表 4-5-2　结合 Ki-67 指数的联合 MIPI 预后评分系统（MIPI-c）

MIPI-c 分组	MIPI 分组	Ki-67 指数	患者比例（%）	5 年总生存率（%）
低危	低危	< 30%	32~44	85
低中危	低危	≥ 30%	5~9	72
	中危	< 30%	25~29	
高中危	中危	≥ 30%	6~10	43
	高危	< 30%	10~13	
高危	高危	≥ 30%	5~11	17

四、鉴别诊断

需与透明血管型 Castleman 病、FL、MALT 淋巴瘤、CLL/SLL 和前 B 淋巴母细胞淋巴瘤及粒细胞肉瘤相鉴别。在部分多发性骨髓瘤（20%~25%）、SLL/CLL（2%~5%）和浆细胞白血病患者中也可观察到 t（11；14）（q13；q32）易位，需注意甄别。

五、治疗

（一）治疗原则

（1）白血病样非淋巴结性 MCL 和 ISMCN 病情进展缓慢且不可治愈，参照惰性淋巴瘤的治疗原则，可能不需要马上开始治疗，如果没有治疗指征可以先采取观察等待的策略。

（2）经典型 MCL 绝大部分应在诊断后立即开始治疗，见图 4-5-1。

Ⅰ、Ⅱ期：对于少部分非肿块型且不伴不良预后因素的 Ⅰ、Ⅱ 期患者可以选择局部放疗（24~36Gy/2Gy/12~18 f）加或不加化疗，类似于滤泡淋巴瘤治疗策略。对于伴有高危因素［巨大肿块（≥ 5cm）、高肿瘤负荷、伴不良预后因素（如 Ki-67 阳性率＞ 30%）、*TP53* 突变或缺失、细胞形态为侵袭性变型］的患者，建议按照晚期（Ⅲ～Ⅳ期）进行联合化疗。

（3）Ⅲ～Ⅳ期：晚期患者的治疗需要依据患者的年龄、一般状况或并发症情况进行分层治疗。

（二）治疗方案

（1）对于年龄 ≤ 65 岁或一般状况较好、适合自体造血干细胞移植（ASCT）的患者，应选择含中大剂量阿糖胞苷的方案诱导治疗，如 R-CHOP/R-DHAP、R- 大剂量 CHOP/R-

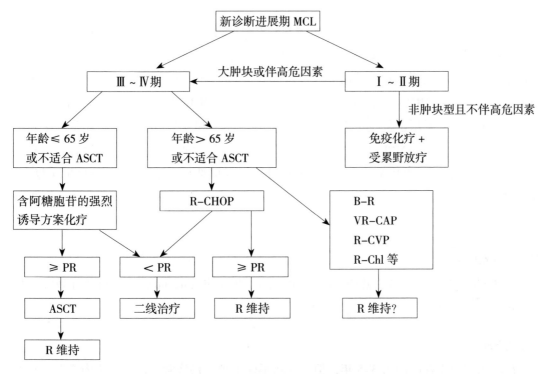

图 4-5-1 初治套细胞淋巴瘤的治疗流程

大剂量阿糖胞苷、R-Hyper CVAD 等，缓解后进行 ASCT 巩固。而对于年龄 > 65 岁或一般状况较差、不适合 ASCT 的患者，则应选择不良反应较小、耐受性较好的方案进行联合化疗；其中 R-CHOP、B-R、VR-CAP 是较常用的方案，有临床研究表明 B-R 方案优于 R-CHOP 方案，且不良反应较小。高危组包括 *TP53* 突变、*TP53* 和 *CDNK2A* 缺失、侵袭性变型、MIPI-c 高危。高危组患者常规治疗疗效差，目前没有标准治疗方案，利妥昔单抗联合中大剂量阿糖胞苷方案序贯 ASCT 虽然可在一定程度上延长患者的生存期，但总体预后较差，首选临床试验，亦可积极探索以新药（如 BTK 抑制剂、BCL-2 抑制剂、来那度胺）为基础的联合治疗、CAR-T 细胞治疗和（或）异基因造血干细胞移植等。

（2）巩固治疗方案：一线巩固治疗方案选择大剂量化疗联合自体造血干细胞移植（HDT/ASCT），二线巩固治疗方案可选择异基因造血干细胞移植（allo-SCT，清髓性或非清髓性）。

（3）维持治疗方案：①年龄 > 65 岁的患者，R-CHOP 治疗缓解后予以 R 维持治疗（375mg/m²，每 2 个月 1 次，维持 2 年或至病情进展）可进一步改善总生存，但对于接受 B-R 方案诱导化疗的老年初治患者，R 维持治疗并不能进一步获益；②年轻患者移植后予以 R 维持（375mg/m²，每 2 个月 1 次，共 3 年）可显著延长 PFS，因此 MCL 患者治疗缓解后建议予以利妥昔单抗维持治疗；③高危患者可以应用 BTK 抑制剂伊布替尼、来那度胺等的维持治疗效果。

（4）挽救治疗：复发患者尚无统一的治疗推荐，优先考虑临床试验；一般选择与之前治疗方案非交叉耐药的方案，可考虑新药联合化疗。①首选 BTK 抑制剂，如伊布替尼、泽布替尼、奥布替尼；②硼替佐米可应用于复发/难治 MCL，单药或联合利妥昔单抗或化疗应用；③可选择来那度胺治疗。可以选用来那度胺联合利妥昔单抗治疗复发/难治 MCL，总反应率（ORR）达 57%，CR 率达 36%，中位 DOR 达 18.9 个月，而 PFS 为 11.1 个月；④ BR 方案可用于复发患者治疗，R-BAC 方案（利妥昔单抗+苯达莫司汀+阿糖胞苷）治疗复发/难治 MCL 患者，尤其是 BTK 治疗后复发的患者；⑤年轻患者在治疗缓解后视具体情况考虑是否选择减低剂量预处理的异基因造血干细胞移植。ASCT 在复发/难治 MCL 中疗效欠佳，初诊治疗未应用 ASCT，且二线治疗获得完全缓解（CR）的患者可考虑。

六、疗效评价

MCL 的疗效评价标准参照 Cheson 评价标准（2014 年 Lugano 会议修订的疗效评价标准）进行（见附件 1）。

七、预后

患者的中位生存时间为 3~5 年，但大多数不能治愈，疾病常在治疗 1 年内复发。复发后中位生存期为 1 年。预后与 IPI 指数有关，其他不良因素包括高 Ki-67（40%~60%）、12 三体、复杂核型、*p53* 突变等。

【参考文献】

［1］中国抗癌协会血液肿瘤专业委员会，中华医学会血液学分会白血病淋巴瘤学组，中国抗淋巴瘤联盟．套细胞淋巴瘤诊断与治疗中国专家共识（2022 年版）［J］．中华血液学杂志，2022，43（7）：735-741.

［2］JERKEMAN M，HUTCHINGS M，RÄTY R，et al. Ibrutinib, lenalidomide, and rituximab in relapsed or refractory mantle cell lymphoma（PHILEMON）：a multicentre, open-label, single-arm, phase 2trial［J］. Lancet Haemato logy, 2018, 5（3）：109-116.

［3］中国临床肿瘤学会（CSCO）指南工作委员会．淋巴瘤诊疗指南（2022）［M］．北京：人民卫生出版社，2022.

【参考指南】

NCCN guidelines：Non-Hodgkin's Lymphomas（2022，Version 5）.

（郭江睿 刘庭波）

第六节　伯基特淋巴瘤 / 白血病

一、概述

伯基特淋巴瘤是一种高度侵袭性的成熟 B 细胞淋巴瘤，常常侵犯骨髓和外周血或从骨髓起病而表现为白血病形式，又称之为伯基特淋巴瘤 / 白血病（BL）。BL 成人发病率低，仅占成人 NHL 的 1%~2%。儿童常见，占全部 NHL 发病率的 3%~5%，占儿童 NHL 的 40%。

二、诊断标准及鉴别诊断要点

（一）临床表现

BL 分为地方型、散发型以及免疫缺陷相关型。

1. 地方型 BL

主要分布于非洲赤道地区，是该地区儿童中最常见恶性肿瘤。发病高峰年龄在 4~7 岁，几乎所有地方型 BL 在肿瘤细胞内均可找到 EB 病毒。此型的临床表现最常见的是累及颌面骨，另外腹部大网膜、卵巢等也是常见被累及的组织器官。

2. 散发型 BL

指发生于非洲以外地区的 BL。中位年龄是 10 岁，其他的发病高峰为 40 岁和 75 岁，年龄大于 60 岁的患者仅占病例的 20%，男性发病率是女性的 3~4 倍。这一型 BL 几乎可以累及任何器官，但常表现为迅速增大的腹部肿块，累及回盲部，酷似急性阑尾炎或肠梗阻。累及双乳不常见，可酷似炎性乳腺癌。高达 20% 病例累及 CNS，30%~35% 累及骨髓。EBV 与 20%~30% 的散发性伯基特淋巴瘤有关，好发于 50 岁以上的患者。

3. 免疫缺陷相关型 BL

这一类型通常与 HIV 感染有关，或发生于移植后服用免疫抑制药物的患者。BL 占艾滋病相关淋巴瘤的 35%~40%，值得注意的是其发生在 CD4+ 计数相对正常的患者中，可以是艾滋病的首发表现，这一类型通常累及胃肠道和骨髓。EBV 检出率为 25%~40%。

由于 EBV 阳性 BL 和 EBV 阴性 BL 有不同的分子特征，WHO-HAEM5 推荐将 BL 分为 EBV 阳性和 EBV 阴性两种类型。

（二）实验室检查

（1）血常规检查常常可有一系或全血细胞减少，或呈白血病的特征改变。

（2）生化检查中注意 LDH、肝肾功能、尿酸、电解质等检测指标。

（3）推荐所有患者进行骨髓活检。

（4）病毒学指标包括 HIV、HBV、EBV 等。BL 常与 EB 病毒感染有关，EB 病毒的检出率在各临床亚型中分别为地方型 95% 以上，散发型约 30%，免疫缺陷相关型 25%~40%，提示 EB 病毒感染在该病的某些亚型中发挥重要作用。

（5）所有患者需进行腰椎穿刺，并送检流式细胞明确有无浸润，以评估中枢神经系统是否受累；如果拟行鞘内注射治疗，则腰穿可以在治疗开始后进行。

（6）推荐所有患者在治疗开始前行 PET-CT 检查，将接受含蒽环类方案化疗的患者需接受心脏超声检查。

（三）病理组织学检查

（1）形态学：BL 肿瘤细胞为弥漫性生长、形态均一的中等大小的细胞，胞质少，呈嗜碱性，常含有脂质空泡。胞核较大，圆或椭圆形，染色质细，常有 2~3 个明显的核仁，核分裂象多见。肿瘤细胞常见凋亡、坏死，瘤细胞间散在吞噬各种细胞碎屑的巨噬细胞，形成"星空"现象。

（2）流式细胞免疫表型：BL 细胞表达成熟生发中心 B 细胞相关抗原有 CD19、CD20、CD22 和 CD79a，共表达 CD10、BCL-6、CD38、CD45、SIg，轻链限制性表达。不表达 CD5、CD23、BCL-2、CD138 或 TDT 等。Ki-67+ 常 > 95%。

（3）细胞遗传学及基因检测：t（8；14）（$q24$；$q32$）-MYC/IgH 是 BL 特征性改变，或较少见的还包括 t（2；8）（$p12$；$q24$）–IGK/MYC，t（8；22）（$q24$；$q11$）–MYC/IGL。FISH 检测 MYC 基因重排。EBER-ISH、BCL-2、BCL-6 基因重排检测、11q 异常检测。

三、诊断分期、预后分组

1. 诊断分期

诊断分期参照 2014 版 Lugano 分期标准（见附件 1）。

2. 危险分组

1）低危组

LDH 正常，Ann Arbor Ⅰ期且腹部病灶完整切除或者单个腹外病灶直径 < 10cm。

2）高危组

Ⅰ期合并腹部大肿块，或者单个腹外病灶直径 > 10cm，或者 Ⅱ ~ Ⅳ期。

3）预后因素

BL-IPI 包含了 4 个独立不良预后因素：年龄 ≥ 40 岁，ECOG 评分 ≥ 2 分，LDH 水平 ≥ 3×ULN 和 CNS 受累。低风险组（0 个危险因素）、中风险组（1 个危险因素）和高风险组（≥ 2 个危险因素）。3 个不同风险组患者的 3 年 PFS 率分别为 92%、72% 和 53%，3 年 OS 率分别为 96%、76% 和 59%。

四、鉴别诊断

需与 11q 异常的伯基特淋巴瘤、弥漫大 B 细胞淋巴瘤、前体 B 淋巴母细胞淋巴瘤、套细胞淋巴瘤等鉴别。

五、治疗

（一）治疗原则

化疗方案常使用短期、多药物、剂量强化的联合方案结合中枢神经系统治疗。对于 HIV 感染的免疫缺陷相关 BL，如果 CD4 细胞绝对值 < 100，不建议使用利妥昔单抗；鉴于 BL 的高增殖性，患者诊断后应进行预治疗，以防止肿瘤溶解综合征的发生。

（二）一线治疗

1. 年龄 < 60 岁的患者

（1）低危组：推荐 Hyper-CVAD-A 与 B 方案 +R 方案 3 个疗程、DA-EPOCH+R 方案（需甲氨蝶呤鞘内注射）至少 3 个疗程（CR 后需一个疗程巩固）、HyperCVAD/MA+R 方案。

（2）高危组：推荐 Hyper-CVAD-A 与 B 方案 +R 方案（至少 3 个疗程加上 CR 后 1 个疗程，即总共 6 个疗程）、HyperCVAD/MA+R 方案、DA-EPOCH+R 方案（需甲氨蝶呤鞘内注射）。一般建议 6 个疗程，并给予 CNS 鞘注预防。

2. 年龄 ≥ 60 岁的患者

推荐 DA-EPOCH+R 方案（需甲氨蝶呤鞘内注射）；伴有中枢累及的患者，需要针对中枢神经系统进行治疗。

3. 随访

一线治疗达到 CR 患者至少每 6 个月复查颈、胸、腹部增强 CT，直至停止治疗后 2 年；有临床症状时随时复查；未达到 CR 的患者可考虑参加临床试验或受累野姑息性放疗（20~30Gy/5~10f）。

（三）二线治疗

1. 一线治疗后 < 6 个月复发的患者

一线治疗后 < 6 个月复发的患者，推荐参加临床试验或给予最佳支持治疗。

2. 一线治疗后 6~18 个月复发的患者

一线治疗后 6~18 个月复发的患者，推荐参加临床试验，使用二线治疗方案或最佳支持治疗；选择 DA-EPOCH+R 方案（需甲氨蝶呤鞘内注射）；也可选择之前没有使用过的 RICE 方案、RIVAC 方案等；部分患者也可考虑 RGDP 方案或 HD-Ara-C+R 方案。

（四）强化 / 后续治疗

（1）二线治疗达到 CR 的患者，考虑大剂量化疗联合 ASCT±放疗或者部分患者可考虑 allo-HCT±放疗。

（2）二线治疗达到 PR 的患者，考虑其他二线化疗方案、大剂量化疗联合 ASCT±放疗或者部分患者可考虑 allo-HCT±放疗。

（3）二线治疗无反应或仍进展的患者，考虑临床试验或最佳支持治疗。

六、疗效标准

采用 2014 年 Lugano 会议修订的疗效评价标准进行疗效评价（见附件 1）。

七、预后

预后主要与肿瘤负荷及患者的一般状态有关。有大肿块、LDH 升高、骨髓和中枢神经受累的患者预后不良，儿童较成人预后好。

【参考文献】

［1］中国临床肿瘤学会（CSCO）指南工作委员会. 淋巴瘤诊疗指南（2022）［M］. 北京：人民卫生出版社，2022.

［2］沈志祥，朱雄增. 恶性淋巴瘤［M］. 2 版. 北京：人民卫生出版社，2011 年.

［3］THOMAS D A, FADERL S, O'BRIEN S, et al. Chemoimmunotherapy with hyper-CVAD plus rituximab for the treatment of adult Burkitt and Burkitt-type lymphoma or acute lymphoblastic leukemia［J］. Cancer, 2006, 106（7）：1569-1580.

［4］GRIFFIN T C, WEITZMAN S, WEINSTEIN H, et al. A study of rituximab and ifosfamide, carboplatin, and etoposide chemotherapy in children with recurrent/refractory B cell（CD20+）non-Hodgkin lymphoma and mature B-cell acute lymphoblastic leukemia：A report from the children's oncology group［J］. Pediatr Blood Cancer, 2009, 52（2）：177-181.

［5］ROSCHEWSKI M, STAUDT L M, WILSON W H. Burkitt's Lymphoma［J］. N Eng J Med, 2022, 387（12）：1111-1122.

【参考指南】

［1］NCCN Guidelines.：B-cell lymphomas（2022，Version 5）.

（郭江睿　刘庭波）

第七节　原发中枢神经系统淋巴瘤

一、概述

原发中枢神经系统淋巴瘤（primary central nervous system lymphoma，PCNSL）是一种少见的结外非霍奇金淋巴瘤，具有高度侵袭性，累及包括脑实质、脊髓、眼和软脑膜在内的中枢神经系统（central nervous system，CNS），而无 CNS 以外累及的证据。WHO-HAEM5 将 PCNSL、玻璃体视网膜和睾丸的侵袭性 B 细胞淋巴瘤（原发部位在免疫豁护场所），归属为一个新的分类，称为免疫豁免区大 B 细胞淋巴瘤。这组疾病有着相同的免疫分型和分子遗传学特征，容易归巢于其他免疫豁免区。

二、诊断标准及鉴别诊断要点

PCNSL 的诊断应遵循以下原则：以中枢神经为首发表现；无淋巴造血系统疾病；诊断 3 个月以上未发现 CNS 以外淋巴瘤发生。

（一）临床表现

1. 肿瘤局部症状

①局灶性神经系统损害（56%~70%），如行动障碍、语言障碍、视物模糊等；②精神状态和行为改变（32%~43%），如情感障碍、记忆力下降、意识障碍；③颅内高压症状（32%~33%），如头痛、恶心、呕吐、视乳头水肿；④癫痫发作（11%~14%）；⑤眼部症状。

2. 全身症状

发热、消瘦、盗汗等症状。

（二）实验室检查

（1）血清乳酸脱氢酶（LDH）和 β_2 微球蛋白可升高。需常规进行 HIV 和乙肝病毒筛查。

（2）脑脊液及玻璃体液检查：脑脊液（15~20mL）需要进行常规细胞计数、生化、细胞形态学分类、流式细胞学检测、*IgH* 基因重排检测；存在眼部受累时玻璃体液也可用于细胞学及免疫表型分析；可以 PCR 检测脑脊液及玻璃体液的 *Ig* 基因和 / 或 *TCR* 基因重排；此外，可以检测玻璃体液中 IL-10、IL-6 水平，高 IL-10 和 / 或高 IL-10/IL-6 比值强烈提示淋巴瘤受累，但无确诊意义。

（3）骨髓检查：推荐骨髓穿刺及活检，细胞遗传学以 *6q-*、*12q-*、*18q-*、*19q-* 和 *22q-* 多见。

（4）感染筛查：包括 HBV、HCV、HIV 和 EBV 检测。

（5）必要时进行免疫球蛋白检测、细胞因子检测。

（三）病理组织学检查和免疫表型检测

1. 病理组织学

PCNSL多单发，常位于大脑半球、基底节区、胼胝体、脑室旁和小脑等位置，而眼睛、脑膜和脊髓较少见。病理学检查是确诊的唯一方法，因此活检是必需的。立体定向穿刺术既可实现活检病理组织，又可避免较大的手术创伤，是目前首选的有创诊断方法。病理显示高度增生的肿瘤细胞以血管为中心的方式生长，并扩散浸润到CNS。特征性改变为瘤细胞包绕血管基底膜呈袖套样排列，形成同心环，缺乏血管和胞质突起；T细胞较少，其中核多为圆形，其次是不规则、扭曲或分叶状。如果存在玻璃体受累，可行玻璃体切除术协助诊断。

2. 免疫表型

大部分PCNSL病例是DLBCL，表达成熟B细胞抗原（CD20，CD19，CD22，CD79a）；MUM1/IRF4、BCL-6、BCL-2表达阳性率高；CD10多数情况下是阴性的，若CD10阳性，应重点排除系统性淋巴瘤累及中枢可能。因此，大多数PCNSL类似于DLBCL-ABC亚型。

3. 分子生物学

在PCNSL中，常同时检测到 *MYD88*、*CD79b* 基因突变，而且，这两者突变的频率比DLBCL-ABC亚型高得多，提示NF-kB的激活可能参与肿瘤的发生；基因表达谱分析显示C-MYC表达上调；IL-4、IL-10表达上调提示PCNSL存在JAK/STAT信号传导途径的活化；研究发现PCNSL中 *9p24.1/PD-L1/PD-L2* 拷贝数增加并导致PD-L1表达上调。

（四）影像学

颅脑MRI平扫+增强是目前PCNSL诊断的金标准。如果临床有指征，可行脊髓MRI；眼部受累应进行眼前房、玻璃体、眼底检查；>60岁男性患者需行双侧睾丸超声检查；无法完成MRI的患者，可予颅脑增强CT或PET-CT代替；全身增强CT或躯干PET-CT排除系统性淋巴瘤累及中枢可能。

三、诊断分期、危险分组

1. 诊断分期

传统意义上的Ann Arbor分期不适用于PCNSL，目前尚无针对PCNSL的分期系统。

2. 危险分组

1）国际结外淋巴瘤研究组（IELSG）评分

包括：年龄（>60岁）、ECOG评分≥2、LDH升高、CSF蛋白升高、颅脑深部病变

（侧脑室旁、基底节、脑干、小脑等），每项 1 分。根据积分情况，分为低危组（0~1 分）、中危组（2~3 分）及高危组（4~5 分），2 年生存率分别为 80%、48% 及 15%。

2）斯隆 - 凯特琳纪念癌症中心（MSKCC）评分

根据 Karnofsky 绩效状态（KPS）和年龄分为 3 个预后组：①低危组，年龄 ≤ 50 和 KPS ≥ 70；②中危组，年龄 > 50+KPS ≥ 70；③高危组，年龄 > 50+KPS < 70，不同危险组中位总体生存期分别为 8.5、3.2 和 1.1 年。值得注意的是，KPS 评分低并非不能化疗的原因，应尽可能给患者全身治疗的机会，部分患者化疗后 KPS 评分可显著改善。

四、鉴别诊断

需与胶质母细胞瘤、脑生殖细胞瘤、原始神经外胚叶肿瘤、脑转移瘤、脑血管意外及颅内感染性疾病等相鉴别。

五、治疗

（一）诱导治疗

PCNSL 患者的初始治疗选择推荐诱导缓解 + 巩固治疗的综合治疗模式（表 4-7-1）。诱导治疗推荐临床试验、HD-MTX 为基础的化疗方案；不能进行全身治疗的患者，可考虑进行全颅脑放疗（whole brain radiotherapy，WBRT）；治疗有效的患者，建议进行巩固治疗。

表 4-7-1　PCNSL 诱导及巩固治疗方案

诱导治疗	巩固治疗
·考虑参加临床试验 ·大剂量甲氨蝶呤为基础的方案或其他系统性方案 如果眼科检查显示玻璃体视网膜受累且疾病对全身治疗无反应，考虑眼眶放疗或眼内化疗 ·全脑放疗 如果眼科检查显示玻璃体受累，行眼球放疗。 如果脑脊液阳性或脊髓 MRI 阳性，考虑鞘内化疗 + 脊髓局部放疗。	·如果完全缓解或是不确定的完全缓解可考虑： 大剂量化疗 + 干细胞解救 大剂量阿糖胞苷 ± 依托泊苷 低剂量全脑放疗 继续每个月接受一次大剂量甲氨蝶呤为基础的方案，持续 1 年 ·如果存在残存肿瘤 全脑放疗 考虑大剂量阿糖胞苷 ± 依托泊苷 最佳支持治疗

1. 化疗

治疗 PCNSL 化疗药物及方案的选择与全身性 NHL 不同，R-CHOP 方案不推荐于 PCNSL，部分原因是血脑屏障（blood-brain barrier，BBB）。迄今为止，尚无标准的化疗方案，原则上采用以 HD-MTX 为基础的单药或联合化疗方案。

（1）HD-MTX 是大多数 PCNSL 联合化疗的核心：年龄 < 60 岁，一般情况好，MTX $3.5g/m^2$，3~4 小时快速输注是平衡疗效与副作用的最佳选择；年龄 ≥ 60 岁或年龄 < 60 岁但一般情况差者，将 MTX 减量为 $2.0g/m^2$。

MTX 的体内药动学个体差异较大，有较多证据支持亚甲基四氢叶酸还原酶（methylenetetrahydrofolate reductase，MTHFR）基因的 677C ＞ T 位点的 SNP 与血液毒性、口腔黏膜炎毒性风险增加有关。建议对于用药高风险的患者可考虑酌情减量，并加强治疗后 MTX 血药浓度（CMTX）的监测。HD-MTX 的 CMTX 时机与目标浓度见图 4-7-1。MTX 用药前：①应完善肝肾功能的评估，并根据肌酐清除率调整 MTX 剂量（即当肌酐清除率分别为 80~100mL/min、≥ 60mL/min 且 ＜ 80mL/min、≥ 40mL/min 且 ＜ 60mL/min、≥ 20mL/min 且 ＜ 40mL/min 时，MTX 的剂量应分别下调至原剂量的 80%、70%、50%、40%）；②评估胸腔积液与腹水。当积液量较大且必须使用 HDMTX 时，建议酌情减量并加强 CMTX 监测；③在 HDMTX 输注前 12 小时或更早，开始静脉水化碱化，并在用药前、用药期间及用药后持续规范地进行水化碱化（每日入量 2.5~3L/m^2，持续时间 ≥ 72h，尿液 pH ＞ 7.5），直至 CMTX 低于 0.1~0.2μmol/L。

CMTX 检测时机：对于滴注时间 ≤ 6 小时的快速滴注方案，推荐至少于滴注开始后 3~6 小时（即滴注结束时）、24、48、72h 各监测 1 次 CMTX，直至 CMTX ≤ 0.1~0.2μmol/L。当出现排泄延迟、急性肾损伤或其他严重不良事件时，应缩短监测间隙、增加监测频率。其中 C_{24h} ≤ 10μmol/L 提示 MTX 清除正常、不良事件风险低；C_{24h} ＞ 50μmol/L 提示早期排泄延迟。清除相的 C_{48h} 应 ≤ 1μmol/L，C_{72h} 应 ≤ 0.1~0.2μmol/L。未达目标范围者应增加 TDM 频率，加强水化、碱化、亚叶酸钙解救等支持治疗，并密切监测不良事件。对于出现排泄延迟、急性肾损伤的患者，CMTX 的安全范围更为严格，以 ＜ 0.05μmol/L 为宜。

亚叶酸钙解救方案（表 4-7-2）：对于滴注时间 ≤ 6 小时的快速滴注，建议 MTX 开始滴注后 24 小时给予首剂亚叶酸钙解救，初始亚叶酸钙解救剂量为 15mg/m^2，每 6 小时 1 次，直至血药浓度 CMTX ＜ 0.1μmol/L，加强解救的方法通常为增加单次解救剂量。建议亚叶酸钙给药途径优先考虑静脉注射或肌内注射。当 CMTX 极高时，建议结合临床，个体化解救，但需注意避免亚叶酸钙过量。单次解救剂量较高时，建议输注时间宜保持 1 小时以上，并警惕高钙血症副作用。

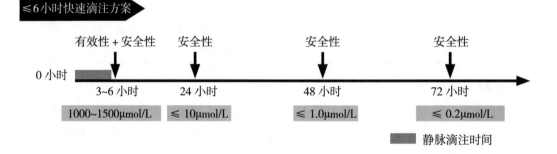

图 4-7-1　HD-MTX 的 CMTX 时机与目标浓度

表 4-7-2　亚叶酸钙剂量调整方案

$C_{42\sim48h}/(\mu mol/L)$	亚叶酸钙给药方案	$C_{42\sim48h}/(\mu mol/L)$	亚叶酸钙给药方案
≤ 0.2	通常可停止解救	3.0~4.0	$60mg/m^2$，q6h
0.2~1.0	$15mg/m^2$，q6h	4.0~5.0	$75mg/m^2$，q6h
1.0~2.0	$30mg/m^2$，q6h	> 5.0	$C_{42\sim48h} \times$ 体重（kg），q6h
2.0~3.0	$45mg/m^2$，q6h		

当 CMTX 过高时，细胞内亚叶酸钙解救可能受到抑制，可考虑给予血液净化治疗以实现细胞外解救。此外，谷卡匹酶通过非肾脏途径清除 MTX，可用于 HDMTX 中毒。

（2）利妥昔单抗（R）是直接作用于 B 细胞表面抗原 CD20 的单克隆抗体，常用于治疗系统性淋巴瘤。绝大部分 PCNSL 为 DLBCL，也表达 CD20 抗原，理论上 R 也可在 PCNSL 治疗中发挥作用。但静脉输注时，其中枢神经系统渗透性非常低，CSF 中浓度仅为血清水平的 0.1%~4.4%，但 R 方案已被纳入常规 PCNSL 的标准治疗方案。

（3）化疗方案包括（具体方案见附录）：① M ± R 方案；② MA ± R 方案；③ MATRiX 方案；④ MT ± R 方案。

2. 放射治疗

PCNSL 对放疗敏感，WBRT 治疗的总反应率可达 90%，但多数患者迅速复发，总生存期仅为 12~17 个月。对于无法耐受全身化疗的患者，可通过 WBRT 控制疾病，推荐放疗剂量为 WBRT 为 23.4~36Gy，根据情况可考虑肿瘤局部加量至 45Gy。但对于 > 60 岁的患者，需衡量 WBRT 的神经系统毒性，慎重选择。

3. 手术治疗

PCNSL 中单纯手术切除疗效不佳，术后很快复发。PCNSL 中手术的作用通常局限于立体定向活检，以获得病理组织明确诊断。

4. 眼受累患者的治疗

对眼（玻璃体、视网膜）受累的患者，恶性葡萄膜炎建议眼球 RI 或眼内化疗。CSF 或脊髓 MRI 阳性：如接受 ≥ $3.5g/m^2$ MTX 化疗者，可观察疗效；不能接受者，可鞘注化疗，鞘内注射同时进行脊髓局部 RT。

（二）巩固治疗

（1）达到 CR/CRu 患者：①大剂量化疗 + 自体造血干细胞移植（ASCT），建议含塞替派的预处理方案；②继续每个月 HD-MTX 为基础的方案化疗，直至 1 年；③减低剂量的 WBRT。

（2）达到 CR 患者，推荐 WBRT 23.4Gy/1.8Gy/13f，无局部增量；未达到 CR 患者，

推荐 WBRT 30~36Gy，根据情况可考虑局部增量至 DT 45Gy/1.8Gy/25f；或者仅对残留病灶进行局部放疗。

（三）初始治疗后随访

颅脑MRI，每3个月1次复查直至2年，随后每6个月复查直至5年，之后每年1次复查；脊髓受累者，当有临床症状体征时，行脊髓MRI+CSF检测；眼受累者，当有临床症状体征时，进行眼科检查。

（四）维持治疗

维持治疗是目前探索较多的新的治疗方式，因为PCNSL复发率高，维持治疗可能延缓复发。有多种药物被尝试作为PCNSL患者的维持治疗：如替莫唑胺、甲基苄肼等口服化疗药物；抗体类药物，如R、GA101等；小分子靶向药物，如来那度胺或BTK抑制剂。目前维持治疗疗程6个月至2年不等，少数伊布替尼的临床试验是持续用药到疾病进展。维持治疗值得探索，还需要前瞻性试验进一步明确其有效性。

（五）挽救性治疗

具体治疗方案详见表4-7-3。

表4-7-3　PCNSL挽救性治疗方案

复发难治患者治疗

· 接受过所有类型治疗	参加临床试验			
· 接受全脑放疗	化疗（系统化疗 ± 鞘内化疗）	干细胞移植	考虑局部照射	支持治疗
· 接受甲氨蝶呤未行放疗				
缓解时间大于12个月	再次甲氨蝶呤化疗 ± 其他化疗	其他系统化疗	干细胞移植	支持治疗
无缓解/缓解时间小于12个月	其他系统化疗	全脑放疗或受累野放疗 + 化疗	干细胞移植	支持治疗
· 接受干细胞移植				
缓解时间大于12个月	二次移植	其他系统化疗	支持治疗	
无缓解/缓解时间小于12个月	全脑放疗/受累野放疗	其他系统化疗	支持治疗	

挽救治疗目前尚无标准，可以考虑以下方案：

（1）化疗方案，如HD-MTX、R-M、IR-M等。

（2）小分子和免疫检查点抑制剂：①BTK抑制剂（BTKi）鉴于BCR和MYD88途径在PCNSL中的高突变频率，BTKi是PCNSL合理的新型治疗选择之一，BTK联合化疗是常用的挽救方案；②免疫检查点抑制剂，PCNSL中PD-L1表达上调为免疫检查点抑制剂PD1/PD-L1单抗的应用提供了依据；③免疫调节药物（IMiD）来那度胺、泊马度胺具有免疫调节介导的直接和间接抗肿瘤活性；此外，还可以抑制与PCNSL相关的IRF4和C-MYC

生存信号。

（六）支持治疗

糖皮质激素可以迅速缓解症状，减轻水肿，必要时可联合甘露醇治疗颅内压增高及症状性水肿；但糖皮质激素会影响诊断效率，若临床怀疑 PCNSL，在取得病理组织前应尽量避免使用。对于合并惊厥患者可考虑使用抗惊厥药物。

六、疗效标准

参照 2014 年 Luganno 会议修订的疗效评价标准（见附件 1）。

七、预后

PCNSL虽然目前采用化疗、放疗、自体造血干细胞治疗等综合治疗，但总体预后仍不佳。与全身性 NHL 不同，病理学类型对 PCNSL 的预后无影响，不同病理类型之间生存期并无统计学差异。国际预后指标不适用于 PCNSL，IPI 评分为低危的 PCNSL 在生存期并无优势。

【参考文献】

［1］中国临床肿瘤学会（CSCO）指南工作委员会.淋巴瘤诊疗指南（2022）［M］.北京：人民卫生出版社，2022.

［2］MONDELLO P，MIAN M，BERTONI F.Primary central nervous system lymphoma：Novel precision therapies［J］.CRIT REV ONCOL HEMATOL，2019，141：139-145.

［3］中华医学会神经病学会感染性疾病与脑脊液细胞学学组.脑脊液细胞学临床规范应用专家共识［J］.中华神经科杂志，2020，53（11）：875-881.

［4］中国临床肿瘤学会（CSCO）.大剂量甲氨蝶呤亚叶酸钙解救疗法治疗恶性肿瘤专家共识［J］.中国肿瘤临床，2019，46（15）：761-767.

［5］SONG I W，HU Y，LIU S，et al.Medication therapy of high-dose methotrexate：An evidence-based practice guideline of the Division of Therapeutic Drug Monitoring，Chinese Pharmacological Society［J］.BR J CLIN PHARMACOL，2022，88（5）：2456-2472.

【参考指南】

［1］NCCN Guidelines：Central nervous system cancers（2022，Version 2）.

（郭江睿 刘庭波）

第八节 结外 NK/T 细胞淋巴瘤

一、概述

结外 NK/T 细胞淋巴瘤是一种主要发生在淋巴结外的非霍奇金淋巴瘤。NK/T 细胞淋巴瘤以鼻和面部中线部位的毁损性病变为特征，临床上称为的"鼻型"是由于该肿瘤最常见的原发部位是鼻腔，也可原发于其他部位。初治时，70%~90% 的患者为Ⅰ~Ⅱ期，10%~30% 的患者为Ⅲ~Ⅳ期，病程为侵袭性，可迅速扩散到其他部位，主要为皮肤、胃肠道和睾丸等，但很少累及淋巴结，晚期病变常出现肝脾大。NKTCL 根据原发病灶不同的解剖部位分为：上呼吸消化道 NKTCL（指原发于上呼吸消化道），如鼻腔、鼻咽、鼻旁窦、口咽或喉咽等部位；非上呼吸消化道 NKTCL（指原发于上呼吸消化道以外者），如皮肤、睾丸、胃肠道、软组织和脾脏等。前者占 80% 以上，后者占 10%~20%，恶性程度更高，晚期比例高，预后差。

二、诊断标准及鉴别诊断要点

（一）临床表现

临床上以鼻和面部中线部位的毁损性病变为特点。常见首发症状包括鼻塞、流涕、血涕或鼻衄、耳鸣、声嘶、咽痛、吞咽不适及黏膜溃疡等，易合并噬血细胞性淋巴组织细胞增生症。

（二）实验室检查

（1）全血细胞计数及分类。

（2）骨髓活检 + 骨髓涂片，骨髓染色体核型分析，淋巴瘤 FISH 检测，*EBER* 原位杂交检测，*IgH/TCR* 重排及骨髓流式细胞免疫分型。

（3）EB 病毒检查常呈阳性。EBV–DNA 检测时，全血并不是最佳的检测介质，全血中的白细胞计数，记忆 B 细胞数量和白细胞 DNA 都有可能导致 PCR 检测误差。血浆检测优于全血，血浆 EBV–DNA 定量在诊断时可间接测定淋巴瘤负荷，治疗过程中，还能提示淋巴瘤对治疗反应的动态变化。在治疗结束时，EBV–DNA 可对 MRD 作出估计，对预后有重要意义。

（4）影像学检查：鼻咽部、头颅、胸部、腹部、盆腔 CT/MR（平扫 ± 增强）。有条件建议行 PET–CT。

（5）内镜检查：必要时行上呼吸消化道内镜检查。

（6）易发生噬血细胞综合征，注意是否有发热、肝脾肿大、血细胞减少、组织见噬血细胞现象、血清铁蛋白升高、可溶性 CD25 升高、NK 细胞活性降低、高甘油三酯和（或）低纤维蛋白血症等。

（三）病理活检

组织病理学检查为确诊本病主要依据。切取（咬取）活检或经内镜活检，必要时反复多次并多点取材。

典型的形态表现为弥漫性异型淋巴细胞浸润和血管中心性、破坏性生长，并导致组织坏死，以及黏膜、皮肤等部位溃疡。CD2+、CD56+、胞膜表面 CD3 阴性，肿瘤细胞同时表达细胞毒性相关蛋白，如 TIA-1、颗粒酶 B 和穿孔素。其他 T 细胞和 NK 细胞相关抗原常是阴性，如 CD4、CD5、CD8、CD16、CD57。其他常表达抗原包括 CD43、CD45RO、HLA-DR、CD25、FAS、FAS 配体。

典型免疫表型为：CD20-、CD2+、cCD3g+（表面 CD3-）、CD4-、CD5-、CD7±、CD8±、CD43+、CD45RO+、CD56+、TCRαβ-、TCRδγ-；EBV-EBER+ 和细胞毒性颗粒蛋白阳性（如 TIA-1+、颗粒酶 B+、穿孔素+）。

（四）鉴别诊断

需与淋巴组织反应性增生（尤其是 T 区增生）、Wegener 肉芽肿、B 细胞淋巴瘤、其他淋巴造血组织肿瘤浸润相鉴别。

三、分期、危险分组

分期仍以 Ann Arbor 分期系统为主要原则，参照 2014 版 Lugano 分期标准（见附件 1）。

四、治疗

（一）治疗原则

NKTCL 早期和晚期的治疗原则完全不同，早期以放疗和化疗的综合治疗为主，晚期以化疗为主。早期结外鼻型 NKTCL 的治疗建议进行风险分层治疗。

（二）治疗方案

（1）初治 I～II 期 NKTCL 的治疗策略（表 4-8-1）。

表 4-8-1　初治 I～II 期 NKTCL 的治疗策略

分期	风险分层		I 级推荐	II 级推荐
I E 期	早期低危：无任何危险因素*		受累部位放疗	受累部位放疗 ± 含门冬酰胺酶方案化疗
I E 期或 II E 期	早期中危和高危：≥ 1 个危险因素	适合化疗	受累部位放疗序贯含门冬酰胺酶方案化疗；含门冬酰胺酶方案诱导化疗序贯受累部位放疗；夹心放化疗（含门冬酰胺酶方案，非 SMILE 方案）	含 SMILE 方案，夹心化放疗；同期放化疗（含门冬酰胺酶方案）；临床试验
		不适合化疗	受累部位放疗	临床试验

*：早期 NKTCL 风险分层的危险因素根据早期调整 NRI 标准决定，该标准包括年龄 > 60 岁、LDH 增高、PTI、ECOG ≥ 2、II 期。

（2）初治Ⅲ～Ⅳ期及难治复发结外 NKTCL 的治疗策略（表 4-8-2）。

表 4-8-2　初治Ⅲ～Ⅳ期及难治复发结外 NKTCL 的治疗策略

分期	Ⅰ级推荐	Ⅱ级推荐	Ⅲ级推荐
初治Ⅲ～Ⅳ期	SMILE、P-GemOx、DDGP、COEP-L 或 AspaMetDex 方案联合自体造血干细胞移植	临床试验，异基因造血干细胞移植，姑息性放疗	
复发/难治	SMILE、P-GemOx、DDGP、LOP 或 AspaMetDex 等含左旋门冬酰胺酶（门冬酰胺酶）方案，临床试验，化疗后局部进展（难治）或复发的患者推荐以放疗为主的综合挽救治疗	自体造血干细胞移植（敏感复发）有合适供者的前提下可考虑异基因造血干细胞移植，临床试验，姑息性放疗	西达本胺，盐酸米托蒽醌脂质体，免疫检查点抑制剂

五、疗效标准

参照 2014 年 Luganno 会议修订的疗效评价标准（见附录 1）。

六、预后

NKTCL 预后模型包括 NRI 模型、早期调整 NRI 模型、PINK 模型及 PINK-E 模型（表 4-8-3）。在含左旋门冬酰胺酶化疗时代，NRI 模型预测能力优于其他预后模型，特别是可以对早期 NKTCL 进行风险分层，并指导治疗。PINK 预后模型分别从年龄是否大于 60 岁、分期、是否鼻型、是否累及远处淋巴结 4 个方面进行评分，同时包含血浆 EBV-DNA 水平形成 PINK-E 模型。另外，随着近年来二代测序技术的应用，发现调控 RNA 的一个重要基因 RNA 解旋酶 *DDX3X* 基因在 NKTCL 中存在高频突变，是患者预后不良的分子标志。此外，*ECSIT* 基因 *V140A* 突变容易诱发噬血细胞综合征。并且发现 TSIM、MB 和 HEA 三种分子亚型与临床预后密切相关，对未来治疗选择有一定参考价值。

表 4-8-3　NKTCL 预后模型

预后模型	危险因素	风险指数	风险分组
NRI	年龄 > 60 岁（对比 ≤ 60 岁）	1	0= 低危
	Ⅱ期（对比Ⅰ期）	1	1= 中低危
	Ⅲ–Ⅳ期（对比Ⅰ期）	2	2= 中高危
	ECOG 评分 ≥ 2（对比 0~1）	1	3= 高危
	LDH 增高（对比正常）	1	≥ 4= 极高危
	PTI（对比无）	1	

续表

预后模型	危险因素	风险指数	风险分组
早期调整 NRI	年龄 > 60 岁（对比 ≤ 60 岁）	1	0= 低危
	Ⅱ期（对比Ⅰ期）	1	1= 中低危
	ECOG 评分 ≥ 2（对比 0~1）	1	2= 中高危
	LDH 增高（对比正常）	1	≥ 3= 高危
	PTI（对比无）	1	
PINK	年龄 > 60 岁（对比 ≤ 60 岁）	1	0= 低危
	Ⅲ - Ⅳ期（对比Ⅰ~Ⅱ期）	1	1= 中危
	远处淋巴结受侵（对比无）	1	≥ 2= 高危
	非鼻腔（对比鼻腔）	1	
PINK-E	年龄 > 60 岁（对比 ≤ 60 岁）	1	0~1= 低危
	Ⅲ - Ⅳ期（对比Ⅰ~Ⅱ期）	1	2= 中危
	远处淋巴结受侵（对比无）	1	≥ 3= 高危
	非鼻腔（对比鼻腔）	1	
	血浆 EBV-DNA 阳性（对比阴性）	1	

【参考文献】

［1］LICHTMAN M A, KAUSHANSKY K, PRCHAL J T, 等. 威廉姆斯血液学手册［M］. 程涛, 译. 9 版. 北京: 科学出版社, 2020.

［2］MEL S D, HUE S S, JEYASENARAN A D, et al. Molecular pathogenic pathways in extranodal NK/T cell lymphoma［J］. J Hematol Oncol, 2019, 12（1）: 33.

［3］YAMAGUCHI M, SUZUKI R, OGUCHI M. Advances in the treatment of extranodal NK/T-cell lymphoma, nasal type［J］. Blood, 2018, 131（23）: 2528-2540.

［4］中国临床肿瘤学会（CSCO）指南工作委员会. 淋巴瘤诊疗指南（2023）［M］. 北京: 人民卫生出版社, 2023.

【参考指南】

NCCN Guidelines: T Cell lymphomas（2023, Version 1）.

（骆晓峰　沈建箴）

第九节　非特殊型外周 T 细胞淋巴瘤

一、概述

非特殊型外周 T 细胞淋巴瘤（peri-pheral T cell lymphoma of not otherwise specified，PTCL-NOS）是除有独特临床病理学表现的成熟 T 细胞淋巴瘤以外，剩下的一大组不属于任何一类亚型的结内和结外成熟 T 细胞淋巴瘤。约占非霍奇金淋巴瘤的 10%。多见于成年人，儿童罕见，平均发病年龄 61 岁，男女比例 2∶1。疾病具有侵袭性，相较于 B 细胞淋巴瘤，预后更差。

二、诊断标准及鉴别诊断要点

（一）临床表现

患者以全身淋巴结肿大为主，还可以累及全身其他部位，如骨髓、肝脏、脾脏和结外组织。结外受累以皮肤和胃肠道多见。多数患者有 B 症状，包括发热、体重减轻、盗汗等。患者常合并嗜酸性粒细胞增多、瘙痒、噬血细胞性淋巴组织细胞增生症。

（二）实验室检查

（1）血常规 + 外周血分类：出现全血细胞减少的病例应排查噬血细胞综合征。

（2）骨髓检查，骨髓病理活检 + 免疫组化有助于鉴别诊断，骨髓组织样本在 1.6cm 以上。流式免疫分型可为肿瘤诊断提供依据。

（3）生化检查：包括肝肾功能、LDH、β_2-MG、尿酸等。

（4）血沉、C 反应蛋白：升高提示疾病活动。

（5）HBV、HIV、EBV 检测：因本病发生与 EBV 感染有关，必要时行 HTLV 检测，以排除成人 T 细胞淋巴瘤 / 白血病。

（6）影像学检查：胸部、腹部、盆腔 CT，必要时可行 PET-CT。

（7）可疑胃部、肠道受累者可行胃、肠镜检查。

（8）怀疑中枢神经系统侵犯者行腰椎穿刺脑脊液检查，CNS 受累行头颅 MRI 检查。

（9）如果化疗方案包括蒽环类药物行心脏彩超检查。

（三）组织病理学检查为确诊本病的主要依据

CD4+ ＞ CD8+，抗原丢失常见（CD7、CD5、CD4/CD8、CD52），GATA±，TBX21±，细胞毒细胞颗粒标记 ±，CD30±，CD56±，很少 EBV+。

（四）鉴别诊断

需与淋巴组织反应性增生（尤其是 T 区增生）、滤泡性淋巴瘤、结节性淋巴细胞为主型霍奇金淋巴瘤、富于 T 细胞的大 B 细胞淋巴瘤相鉴别。

三、分期

参考 2014 版 Lugano 分期标准（见附录 1）。

四、治疗

（一）治疗原则

无论初诊和复发或难治的患者临床试验均为首选方案；处于 I ～ IV 期任何阶段的患者均采用 6 疗程联合化疗，加或不加受累野的放疗；对于获得完全缓解患者 5 年内每 3~6 个月随访 1 次，之后每年临床随访 1 次或根据临床指征进行随访。

（二）治疗方案

（1）一线诱导治疗方案：优选 CHOEP、CHOP 和 DA-EPOCH 方案，维布妥昔单抗联合 CHP 方案用于 CD30+ 的患者，也可以选用 HyperCVAD/MA 方案。

（2）一线巩固治疗方案：考虑大剂量化疗联合自体造血干细胞移植。

（3）异基因造血干细胞移植：自体移植后有 25%~30% 的 CR 患者会复发，约 25% 患者对化疗不敏感，始终处于复发难治状态，可以考虑异基因造血干细胞移植，但高治疗相关死亡限制了它的应用。

（4）复发难治的治疗：可加用西达本胺、PI3K 抑制剂及维布妥昔单抗（针对 CD30 阳性的患者）等。

五、疗效标准

参照 2014 年 Luganno 会议修订的疗效评价标准（见附件 1）。

六、预后

本病属侵袭性淋巴瘤，5 年生存率为 30% 左右，现有治疗方案治疗反应较差，容易复发。IPI、aaIPI、PIT、modified-PIT 指数及国际 T 细胞淋巴瘤项目 T 细胞评分均被 2023 年 T 细胞淋巴瘤 NCCN 指南推荐用于预测本病的远期预后。PIT 预后指数见表 4-9-1，PIT 分值与生存率见表 4-9-2。

表 4-9-1　PIT 预后指数

预后因素	0 分	1 分
年龄（岁）	≤ 60	> 60
骨髓是否受累	无	有
ECOG 评分	0 或 1	2~4
血清 LDH 水平	正常	升高

表 4-9-2　PIT 分值与生存率

分值	5 年总生存率（%）	10 年总生存率（%）
0	62.3	54.9
1	52.9	38.8
2	32.9	18.0
3~4	18.3	12.0

【参考文献】

［1］LICHTMAN M A，KAUSHANSKY K，PRCHAL J T，等. 威廉姆斯血液学手册［M］. 程涛，译 . 9 版 . 北京：科学出版社，2020.

［2］OLUWASANJO A，KARTAN S，JOHNSON W，et al. Peripheral T-cell lymphoma, not otherwise specified（PTCL-NOS）［J］. Cancer Treat Res，2019，176：83-98.

［3］BROCCOLI A，ZINZANI P L. Peripheral T-cell lymphoma，not otherwise specified［J］. Blood，2017，129（9）：1103-1112.

［4］中国临床肿瘤学会（CSCO）指南工作委员会 . 淋巴瘤诊疗指南（2023）［M］. 北京：人民卫生出版社，2023.

【参考指南】

NCCN Guidelines：T-cell lymphomas（2023，Version 1）.

（骆晓峰　沈建箴）

第十节 血管免疫母细胞性 T 细胞淋巴瘤

一、概述

血管免疫母细胞性 T 细胞淋巴瘤（angioimmunoblastic T cell lymphoma，AITL）是血液系统中起源于滤泡辅助性 T 细胞的外周 T 细胞淋巴瘤，具有独特的临床和病理特征，5 年生存率为 33%~48%。AITL 发病年龄多见于 60~70 岁。

二、诊断标准及鉴别诊断要点

（一）临床表现

无痛性淋巴瘤肿大是主要临床表现之一。发病时可伴随自身免疫现象和发热、体重减轻、盗汗等全身症状。

（二）实验室检查

可有一系或全血细胞减少。骨髓侵犯时涂片可见淋巴瘤细胞，中枢神经系统受累时有脑脊液异常，血清乳酸脱氢酶（LDH）升高可作为预后不良的指标。

（三）病理组织学检查

本病主要发生于淋巴结内，其形态特征有：①淋巴结结构破坏，可有残存、烧光或萎缩的滤泡；②肿瘤细胞在副皮质区灶性或弥漫性浸润，瘤细胞以中等大小为主，胞质淡染，胞核一般呈圆形或椭圆形，染色质呈细粉尘样；③增生的小血管呈树枝状，常伴血管内皮细胞的肿胀，周围可以出现成簇成团的胞质空亮的浅染细胞，胞核通常为圆形或不规则形，大小不等；④背景细胞多样，包括免疫母细胞、浆细胞、小淋巴细胞、嗜酸性粒细胞、中性粒细胞、上皮样细胞等；⑤部分病例可见少量坏死。

（四）免疫表型

AITL 肿瘤细胞来源于生发中心滤泡辅助性 T 淋巴细胞，除了能够表达 T 细胞相关抗原 CD3、CD4、CD45 RO 外，同时还表达 CD10、CXCL13、PD-1、BCL-6 等。高至 20% 病例可表达 CD30，部分病例表达 PD-L1，一般不表达 CD5、CD7，常见 EBER 阳性。

（五）细胞遗传学

细胞遗传学方法或 FISH 检测可发现染色体异常，常见为 3、5 号染色体 3 体和获得性的 X 染色体。流式细胞术和 PCR 是检测基因重排突变等手段，约 1/3 患者可检测到 IgH 基因克隆性重排。

三、诊断分型 / 危险分组 / 预后分层

（一）诊断分型

分期采用 2014 版 Lugano 分期标准，见附录 1。

（二）危险分组

根据国际预后指数（international prognostic index，IPI）、PTCL-U 预后指数（prognostic index for PTCL-U，PIT）进行分组。

四、鉴别诊断

需与非特殊性外周 T 细胞淋巴瘤，副皮质区增生为主的反应性增生、富于 T 细胞大 B 细胞淋巴瘤、淋巴瘤样肉芽肿等鉴别。

五、治疗

（一）治疗原则

无论初诊和复发难治患者临床试验均为首选方案；处于 Ⅰ～Ⅳ 期任何阶段的患者均采用 6 疗程联合化疗，加或不加受累野的放疗。

（二）治疗方案

（1）一线治疗方案：优选 CHOEP、CHOP 和 DA-EPOCH 方案，维布妥昔单抗联合 CHP 方案用于 CD30 阳性的患者，也可以选用 HyperCVAD/MA 方案。

（2）一线巩固治疗方案：考虑大剂量化疗联合自体造血干细胞移植。

（3）复发难治性患者治疗：可加用西达本胺、PI3K 抑制剂及维布妥昔单抗（针对 CD30 阳性的患者）等。也可考虑异基因造血干细胞移植。

六、疗效标准

参照 2014 年 Lugano 会议修订的疗效评价标准（见附件 1）。

七、预后

新的预后评分系统 AITL 评分被 2022 年 T 细胞淋巴瘤 NCCN 指南推荐用于预测本病的远期预后。AITL 评分系统见表 4-10-1，AITL 评分分值与生存率见表 4-10-2。

表 4-10-1　AITL 评分系统

预后因素	0 分	1 分
年龄（岁）	< 60	≥ 60
ECOG 评分	0~2	> 2
CRP 水平	正常	升高
β_2 微球蛋白水平	正常	升高

表 4-10-2 AITL 评分分值与生存率

分值	危险分层	5 年 OS（%）
0~1	低危	63
2	中危	54
3~4	高危	21

【参考文献】

［1］Lichtman M A，Kaushansky K，Prchal J T，等 . 威廉姆斯血液学手册［M］. 程涛，译 . 9 版 . 北京：科学出版社，2020.

［2］ARMITAGE J O. The aggressive peripheral T-cell lymphomas：2017［J］. Am J Hematol，2017，92（7）：706-715.

［3］LUNNING M A，VOSE J M. Angioimmunoblastic T-cell lymphoma：the many-faced lymphoma［J］. Blood，2017，129（9）：1095-1102.

［4］Chiba S，Sakata-Yanagimoto M. Advances in understanding of angioimmunoblastic T-cell lymphoma［J］. Leukemia，2020，34（10）：2592-2606.

［5］中国临床肿瘤学会（CSCO）指南工作委员会 . 淋巴瘤诊疗指南（2023）［M］. 北京：人民卫生出版社，2023.

【参考指南】

NCCN Guidelines：T-cell lymphomas（2023，Version 1）.

（骆晓峰 沈建箴）

第十一节　间变性大细胞淋巴瘤

一、概述

间变性大细胞淋巴瘤（anaplastic large cell lymphoma，ALCL）亦称 ki-1 淋巴瘤，是一种较少见的侵袭性非霍奇金淋巴瘤，也是一种常见的 T/NK 细胞淋巴瘤。其 CD30 表达阳性，好发于儿童。根据临床表现、组织形态、免疫表型及细胞遗传特征，可分为原发系统型 ALK 阳性 ALCL、原发系统型 ALK 阴性 ALCL 和原发皮肤型 ALCL。

二、诊断标准及鉴别诊断要点

（一）诊断标准

原发系统型 ALK 阳性 ALCL：目前诊断尚无统一标准，根据组织病理、ALK 阳性、发病年龄较小、Ⅲ～Ⅳ期晚期病变、ALK 蛋白过表达、染色体 $t(2;5)$ 易位的患者可考虑诊断。

最重要的有助于诊断的项目为：①核 PAX5 转录因子阴性；② EBV 标志物 EBER 和 LMP1 阴性；③出现克隆性 TCR 重排。

原发皮肤型 ALCL：ALK 阴性，临床表现为原发于皮肤，常为无症状的孤立性肿瘤，表面可形成溃疡。通常呈结节状或小肿块，有时呈一个或数个丘疹样或一个巨大的溃疡性肿瘤。

（二）鉴别诊断

需与 DLBCL、横纹肌肉瘤和炎症性肌成纤维细胞瘤、传染性单核细胞增多症（IM）、外周 T 细胞淋巴瘤非特指型等相鉴别。

三、诊断分型 / 危险分组 / 预后分层

（一）分期

采用 2014 版 Lugano 分期标准（见附件 1）。

（二）危险分组

根据国际预后指数（IPI）（表 4-11-1）进行危险分组。其中 0~1 分为低危组，2 分为低中危组，3 分为高中危组，4~5 分为高危组。

表 4-11-1　国际预后指数（IPI）

参数	风险因子
年龄	> 60 岁
疾病分期	Ⅲ / Ⅳ 期
LDH 水平	> 正常上限值

参数	风险因子
体能状态评分	≥ 2 分
结外受累位点	≥ 2 处

注：年龄调整的 IPI（aaIPI）以病变为Ⅲ / Ⅳ期、LDH ＞正常值上限、行为状态 ECOG 评分≥ 2 作为评分标准，适用于年龄＜ 60 岁的患者。风险等级（风险因子数）：低危（0~1）、低中危（2）、高中危（3）、高危（4~5）。

四、治疗

（一）初治患者的治疗

根据 2023 年 NCCN 指南推荐：Ⅰ、Ⅱ期 ALK 阳性 ALCL 患者，标准一线治疗方案为多药化疗 6 周期 ± 受累部位放疗（ISRT），或者多药化疗 3~4 周期 +ISRT。Ⅲ、Ⅳ期 ALK 阳性 ALCL 患者，推荐多药化疗 6 周期。初始治疗后，通过影像学检查判断疾病状态，并做出应对。对于Ⅰ ~ Ⅳ期 ALK 阴性 ALCL 患者首选临床试验或多药化疗 6 周期 ± 受累部位放疗（ISRT）。治疗方案优先选择维布妥昔单抗 +CHP，也可选择 CHOEP、CHOP 及 DA-EPOCH 方案。

（二）复发、难治的患者的治疗

复发、难治 ALCL 患者的治疗方案（表 4-11-2）除了维布妥昔单抗，传统的联合化疗之外，还包括 HDACi 及普拉曲沙等。但单药治疗总体反应率不高，可选择联合用药，例如，普拉曲沙单药治疗复发性 / 难治性 PTCL 反应率 29%，罗米地辛单药反应率为 25%，两药联合后耐受性良好，总体反应率可提升至 71%。

表 4-11-2　复发难治 ALCL 的治疗方案

ALCL（拟行移植者）	ALCL（不拟行移植者）
首先进行临床试验	首先进行临床试验
优选方案：维布妥昔单抗	优选方案：维布妥昔单抗
其他推荐方案	其他推荐方案
单药方案	阿来替尼（仅适用于 ALK 阳性 ALCL）
阿来替尼（仅适用于 ALK 阳性 ALCL）	贝利司他
贝利司他	苯达莫司汀
苯达莫司汀	硼替佐米
克唑替尼（仅适用于 ALK 阳性 ALCL）	克唑替尼（仅适用于 ALK 阳性 ALCL）
度维利塞	环磷酰胺和 / 或依托泊苷

ALCL（拟行移植者）	ALCL（不拟行移植者）
吉西他滨	度维利塞
普拉曲沙	吉西他滨
罗米地辛	普拉曲沙
芦可替尼	放疗
联合方案	罗米地辛
DHAP（地塞米松、顺铂、阿糖胞苷）	芦可替尼
ESHAP（依托泊苷、甲泼尼龙、阿糖胞苷、顺铂）	
GDP（吉西他滨、地塞米松、顺铂）	
GVD（吉西他滨、长春瑞滨、脂质体多柔比星）	
GemOX（吉西他滨、奥沙利铂）	
ICE（异环磷酰胺、卡铂、依托泊苷）	

五、疗效标准

采用 2014 年 Lugano 会议修订的疗效评价标准（见附件 1）。

六、预后

ALCL 是一种高度恶性淋巴瘤，原发系统型 ALK 阳性 ALCL 较其他类型外周 T 细胞淋巴瘤预后好，经过含蒽环类药物治疗后，5 年的无失败生存率和总生存率分别为 60% 和 70%。伴 *DUSP22* 重排的 ALK 阴性 ALCL 的预后与 ALK 阳性患者相似。原发于皮肤 ALCL，特别是局限于皮肤者，具有良好的预后（4 年生存率达 80%），且部分病例能自愈（17%）。儿童及青年对治疗反应好，5 年生存率远高于成年人。临床无症状者较有症状者预后好，原发结内较结外者预后好。临床 Ⅰ、Ⅱ 期病例较 Ⅲ、Ⅳ 期病例 3 年生存率高。

【参考文献】

［1］林桐榆，朱军，高子芬，等 . 恶性淋巴瘤诊断治疗学［M］. 北京：人民卫生出版社，2013.

［2］克晓燕，高子芬 . 淋巴瘤诊疗分册［M］. 2 版 . 北京：人民卫生出版社，2017.

［3］中国临床肿瘤学会（CSCO）指南工作委员会 . 淋巴瘤诊疗指南（2023）［M］. 北京：人民卫生出版社，2023.

【参考指南】

NCCN Guidelines. T-cells Lymphomas（2023，Version 1）.

（骆晓峰　沈建箴）

第十二节 蕈样肉芽肿病

一、概述

蕈样肉芽肿病（mycosis fungoides，MF）俗称蕈样霉菌病。该病为最常见的亲表皮的原发皮肤 T 淋巴细胞淋巴瘤（cutaneous T-cell lymphoma CTCL），临床可表现为类似于蘑菇样隆起于皮肤的斑块而得名，少数在后期发展成红皮病，但缺乏 Sézary 综合征（Sézary's syndrone，SS）的血液学表现。SS 是一种具有相对特异的临床综合征表现的 T 细胞肿瘤，包括红皮病、淋巴结肿大以及外周血中出现脑回状细胞核非典型 T 辅助细胞（Sézary 细胞，S 细胞），形态与 MF 一致，通常被认为是 MF 的白血病型或 MF 的一个亚型或进展期的表现，临床进展很快，预后较其他亲表皮性 CTCL 差，MF 以惰性表现为特征的肿瘤，而 SS 以侵袭性为特征，MF 中部分患者可以向大 T 细胞淋巴瘤转化。

二、诊断标准及鉴别诊断要点

（一）诊断

国际皮肤淋巴瘤协会（International Society for Cutaneous Lymphoma，ISCL）于 2005 年发布了早期 MF 的诊断标准（表 4-12-1），用于经典型 MF 的早期诊断，参照 ISCL 标准累积 4 分或以上可诊断 MF。根据修订的诊断标准，SS 的诊断包括（下列之一）：Sézary 细胞的绝对计数 $\geqslant 1000/mm^3$；CD4/CD8 比率 $\geqslant 10\%$（由于循环中 CD4 细胞数增多所引起）；流式细胞检测显示免疫表型异常，包括 CD7 细胞减少明显（> 40%）或 CD26 减少（> 30%），同时流式细胞术检测还提示血中存在 T 细胞克隆的证据。

表 4-12-1 ISCL 推荐的早期蕈样肉芽肿诊断积分系统

标准	评分
临床特征	基本标准加两条附加标准积 2 分
基本持续和 / 或进展性的斑片 / 薄斑块	基本标准加一条附加标准积 1 分
附加	
①非阳光暴露部位	
②大小 / 形态可变异	
③皮肤异色症	
组织病理学	基本标准加两条附加标准积 2 分
基本表浅淋巴样细胞浸润	基本标准加一条附加标准积 1 分
附加	
①不伴海绵水肿的嗜表皮性	

标准	评分
②淋巴样细胞的非典型性 *	
分子生物学	
TCR 基因克隆性重排	1 分
免疫病理学	
①浸润 T 细胞中 CD2+、CD3+* 和 / 或 CD5+* 细胞 < 50%	满足 1 项或多项均 1 分
②浸润 T 细胞中 CD7+* 细胞 < 10%	
③真皮、表皮 CD2、CD3、CD5、CD7 表达不一致 **	

*：非典型性指这些细胞核大而深染、不规则或呈脑回状。

**：表皮 T 细胞抗原缺失。

（二）鉴别诊断

（1）良性病变：包括湿疹样、苔藓样、银屑病样皮肤病变等。早期斑片期 MF 易与炎症性疾病混淆，病理学上，炎症性病变的真皮浅层和乳头层有明显水肿，炎症细胞呈烧瓶样积聚，瓶口向角质层等。对于无法排除 MF 的病例，应多部位活检。

（2）其他皮肤 T 细胞淋巴瘤：包括皮肤间变性大细胞淋巴瘤、原发皮肤 γδT 细胞淋巴瘤、淋巴瘤样丘疹病、侵袭性嗜表皮 CD8+ 细胞毒性 T 细胞淋巴瘤等。MF 和其他类型皮肤淋巴瘤在临床表现和组织学上存在一定重叠，需结合病理学、免疫表型、基因重排等鉴别。

（3）B 细胞淋巴瘤和髓细胞性白血病亦可累及皮肤。根据肿瘤细胞形态学、抗原表达，有无免疫球蛋白轻链重排等有助于鉴别。

三、分期

蕈样肉芽肿病协作组（the Brycosis Fungoides Cooperative Group，MFCG）制定的分期系统已经成为 MF 和 SS 患者分期和分类的标准。最近，基于 MFCG 分期系统发表后 MF 和 SS 免疫组化、生物学和预后方面的新资料，ISCL 和 EORTC 推荐对此分期系统进行了修订。在这个修订的分期系统中，所有不同分期的患者应该具有明确的 MF/SS 诊断，根据病变占体表面积（body surface area，BSA）的百分数来评价皮肤受侵的程度（患者的手掌，不包括手指，相当于 0.5% 的 BSA）；仅对临床上异常的淋巴结（直径≥ 1.5cm）才进行活检来评价分期；除皮肤、淋巴结或血液外，其他内脏器官的受侵，应该经过影像学证实。血液受侵分为 3 种：B0 为不具有明显的血液受侵（Sézary 细胞≤ 5%）；B1 定义为低肿瘤负荷（Sézary > 5%，但未达到 B2 的标准）；B2 为高肿瘤负荷，Sézary 细胞 > 1000/μL（表 4-12-2）。

表 4-12-2　蕈样霉菌病 /Sézary 综合征 TNMB 分类和分期

皮肤

T1	局限的斑片 [a]、丘疹和（或）斑块 [b] 覆盖 < 10% 皮肤面积	
T2	斑片 [a]、丘疹和（或）斑块 [b] 覆盖 ≥ 10% 皮肤面积	
T3	一个部位以上的肿瘤 [c]（直径 ≥ 1cm）	
T4	融合性红斑 ≥ 80% 体表面积	

淋巴结

N0	无临床可扪及的异常外周淋巴结，无需活检 [d]	
N1	临床扪及异常外周淋巴结，组织病理学 Dutch Gr1 或 NCIL N0~2	
N2	临床扪及异常外周淋巴结，组织病理学 Dutch Gr2 或 NCIL N3	
N3	临床扪及异常外周淋巴结，组织病理学 Dutch Gr3~4 或 NCIL N4	
NX	临床扪及异常外周淋巴结，无组织病理学证据	

脏器

M0	无内脏器官受累	
M1	内脏器官受累（必须有病理学肯定，受累器官必须详细说明）	

血液

B0	缺乏明显的血液学受累：≤ 5% 外周血淋巴细胞为非典型（Sézary）细胞 [f]	
B1	低血液瘤细胞负荷：> 5% 外周血淋巴细胞为非典型（Sézary）细胞，但未达到 B2 的标准	
B2	高血液瘤细胞负荷：Sézary 细胞 [f] ≥ 1000/μl，具有克隆性 [g]	

a：斑片，皮肤损害无明显凸起或硬化，存在 / 缺乏色素减退或色素沉着、鳞屑、结壳和（或）皮肤异色病。

b：斑块，皮肤损害凸起或硬化；存在 / 缺乏色素减退或色素沉着、鳞屑、结壳和（或）皮肤异色病，组织学特征如亲毛囊性或大细胞转化性（≥25% 大细胞）。CD30+ 或 CD30-，以及临床特征如皮肤溃疡都很重要，应当记录。

c：肿瘤，至少有一个直径 > 1cm 的实体或结节样的皮损，具有深度和垂直高度，记录皮损的数量、皮损的总体积、最大的皮损大小以及身体受累的区域。如果有大细胞转化的组织学证据也应当记录，建议做 CD30 表型检查。

d：异常外周淋巴结，体检时任何可扪及的周围淋巴结，质硬、不规则、成簇、固定、直径 ≥1.5cm。体检时应检查的淋巴结群包括颈、锁骨上、肱骨内上髁、腋窝和腹股沟淋巴结。中央淋巴结通常难以做病理学检查，目前在淋巴结的分类中已经不考虑，除非需做出组织病理学 N3 分期。

e：脾和肝脏可通过影像学标准做出诊断。

f：Sézary 细胞：细胞核高度扭曲，呈脑回状的淋巴细胞。如果细胞不能被用于确定 B2 期肿瘤负荷，下列修订的 ISCL 标准中的任一项连同阳性的 TCR 克隆性重组可作为替代：CD4+ 或 CD3+ 细胞增多伴 CD4/CD8 比率 ≥10；CD4+ 细胞增多伴异常细胞免疫表型包括 CD7 或 CD26 表达缺失。

g：T 细胞克隆的认定可用 PCR 或 Southern 印迹分析 TCR 基因。

四、治疗

（一）初始治疗

1. 早期疾病

（1）ⅠA 期单独使用作用于皮肤的治疗，预后良好。可单独使用一种，或联合其他作用于皮肤的治疗（包括局部放疗）。可选择的治疗包括局部应用皮质类固醇激素、氮芥或卡莫司汀、贝沙罗汀、使用中波紫外线（ultraviolet B radiation，UVB）的光治疗或补骨脂素加长波紫外线（psoralen and UVA treatment，PUVA）。

（2）ⅠA 期、ⅠB~ⅡA 期伴有血液受侵（B1）或组织学上向滤泡型或大细胞型转化者，预后较差，因此这些患者最好接受更强烈的治疗。

2. ⅡB 期患者治疗

ⅡB 期患者分成两类：一类是局限的肿瘤病灶伴有 / 不伴有斑片 / 斑块病变，另一类是全身肿瘤或局限肿瘤伴有血液受侵（B1）或大细胞转化的 MF。

（1）局限性肿瘤的患者可应用局部照射治疗，也可以采用全身治疗，包括 ECP、全身维 A 酸类治疗［贝沙罗汀、ATRA 或异维 A 酸（13- 顺式维 A 酸）］、干扰素、vorinostat、地尼白介素或低剂量甲氨蝶呤。

（2）广泛性肿瘤患者或局限肿瘤患者伴有血液受侵（B1）或大细胞转化的 MF 患者，采用 TSEBT 或全身治疗，联合 / 不联合辅助性的作用于皮肤的治疗。

3. Ⅲ期患者的治疗

Ⅲ期患者的治疗取决于血液受侵的程度：无明显血液受侵（B0）或有一些血液受侵（B1），而受侵程度不及 SS。

（1）无明显血液受侵的患者采用广泛的作用于皮肤的治疗，联合或不联合全身治疗（ECP、低剂量甲氨蝶呤和其他推荐用于ⅡB 期的生物治疗）。

（2）明显血液受侵的患者，主要的治疗是体外光分离术（extracorporeal photopheresis，ECP）、低剂量甲氨蝶呤或全身生物治疗。中效皮质激素应与全身治疗联合使用，以减轻皮肤症状。

4. Ⅳ期患者的治疗

Ⅳ期的病变包括 SS（有或没有淋巴结受侵）和淋巴结巨块或内脏肿大（实体器官病变）。

（1）SS 患者应用单一的全身生物治疗（ECP、全身应用维 A 酸、干扰素、vorinostat、地尼白介素或低剂量甲氨蝶呤）或联合治疗。

（2）淋巴结巨块或器官肿大的处理常常采用化疗联合 / 不联合放疗和作用于皮肤的治疗，辅助性生物治疗可以考虑在化疗后应用，以延长缓解持续时间。

（二）难治性或进展性疾病

作用于皮肤的初始治疗后进展或难治的ⅠA、ⅠB~ⅡA期患者，推荐采用全身治疗，可用单一方法，也可联合治疗，作用于皮肤的治疗可以作为辅助性治疗，减轻皮肤症状。

（三）造血干细胞移植

对于进展型MF，自体造血干细胞移植的缓解期短，复发率高；异基因造血干细胞移植可使2/3的病人获得长期缓解，为可选治疗方案。

五、疗效标准

疗效评价采用2014年Lugano会议修订的疗效评价标准（见附件1）。

六、预后

最重要的生存预后因素包括患者的年龄、皮肤受侵的程度和类型、疾病分期、是否有皮肤外病变和外周血受侵。局限性斑片/斑块期的患者预后较好，而肿瘤期或红皮病浸润的患者预后较差，具有皮肤外病变的患者预后则更差。

【参考文献】

［1］沈志祥，朱雄增.恶性淋巴瘤［M］.北京：人民卫生出版社，2011.

［2］OLSCN E，LAMBERG S，WOOD G，等.蕈样肉芽肿和Sézary综合征分类和分期的修订方案——国际皮肤淋巴瘤学会和欧洲癌症研究治疗特别工作组的建议（待续）［J］.白血病·淋巴瘤，2008，17（6）：466-468.

［3］林桐榆，朱军，高子芬，等.恶性淋巴瘤诊断治疗学［M］.北京：人民卫生出版社，2013.

（骆晓峰　沈建箴）

第十三节　皮下脂膜炎样 T 细胞淋巴瘤

一、概述

皮下脂膜炎样 T 细胞淋巴瘤（subcutaneous panniculitis-like T cell lymphoma，SPTCL）是一种主要侵犯皮下组织的罕见原发性皮肤 T 细胞淋巴瘤，根据 WHO 2016 分类，特指表达 $\alpha\beta$ T 细胞受体的细胞毒性 T 细胞淋巴瘤。

二、诊断标准要点及鉴别诊断

（一）临床表现

（1）皮肤损害：好发于四肢，其次为躯干，为多发的黄褐至红色皮下结节或斑块，直径约 0.5~2cm，无压痛。可出现坏死、溃疡、出血，部分自愈，反复发作，留下疤痕、皮肤轻度萎缩。

（2）全身症状：约 50% 患者出现发热、乏力、消瘦、肌痛等全身不适症状。

（3）合并噬血细胞综合征（HPS）：15%~20% 患者初发或在疾病进程中出现噬血细胞综合征：表现为寒战、发热、肝脾肿大、全血细胞减少等异常，预后差。

（二）实验室检查

包括血常规 + 外周血涂片、骨髓常规 + 病理、生化全套、β_2 微球蛋白、ds-DNA+ANA 抗体谱等。患者通常血髓像正常，疾病进展可有一系或全血细胞减少，肝功能受损，骨髓侵犯时可见淋巴瘤细胞。β_2 微球蛋白、血清乳酸脱氢酶（LDH）升高可作为疾病活动、预后不良的指标。

（三）影像学检查

包括 B 超、CT、PET-CT 等。

（四）病理组织学检查

（1）形态学：肿瘤细胞浸润皮下脂肪小叶，包围或环绕脂肪细胞，形成"花环状"特征性表现。瘤细胞呈多形性，核大，形态不规则，染色质致密。

（2）免疫表型：肿瘤细胞具有成熟 $\alpha\beta$ T 细胞表型，CD3+、CD8+、α/β TCR+，强表达细胞毒分子：颗粒蛋白颗粒酶 B（gramzyme B）、穿孔素、T 细胞胞内抗原 -1（T-cell intracellular antigen，TIA-1），CD4-、CD56-。

（3）分子遗传学检查：肿瘤细胞存在 TCR 克隆性重排，EBER 多数阴性。目前尚无肿瘤特征性基因异常的报道。

（五）鉴别诊断

需与下列疾病鉴别：良性反应性脂膜炎（包括结节性红斑、硬红斑）、原发皮肤

γδ T 细胞淋巴瘤、原发性皮肤 CD30+ 间变大细胞淋巴瘤、皮肤 NK/T 细胞淋巴瘤、蕈样肉芽肿病（MF）等鉴别。

三、治疗

目前 SPTCL 没有标准指南推荐方案。

（1）对于疾病局限、进展缓慢者，通过系统性应用糖皮质激素或 / 和免疫抑制药物（如环孢菌素 A、甲氨蝶呤、依托泊苷）可取得较好疗效。

（2）疾病进展合并全身表现者，多采用 CHOP 样联合化疗方案 ± 免疫抑制剂。

（3）对皮损较少者可联合局部手术切除或局部放疗。

（4）对于难治 / 复发 SPTCL 以及合并噬血细胞综合征者，建议行大剂量化疗 + 自体造血干细胞移植（auto-SCT），疗效不理想者，鼓励临床试验。

（5）新药：目前已有新药成功应用于 SPTCL 治疗，如 HDAC 抑制剂（西达本胺）、维 A 酸类似物 bexarotene、CD25 单抗（地尼白介素）等。

四、疗效标准

参照 2014 年 Lugano 会议修订的疗效评价标准（见附件 1）。

五、预后

SPTCL 大部分呈惰性过程，预后较好，5 年生存率达 85%~91%。合并噬血细胞综合征，预后差，5 年生存率降至 46%，需要选择更积极的治疗方案。

【参考文献】

［1］沈悌，赵永强 . 血液病诊断及疗效标准［M］. 4 版 . 北京：科学出版社，2018.

［2］SIERRA R M，DAVID T L. Subcutaneous Panniculitis Like T-cell Lymphoma［J］. In：StatPearls［Internet］，Treasure Island（FL）：StatPearls Publishing，2021.

［3］KAZUYASU F. New therapies and immunological findings in cutaneous T-cell lymphoma［J］. Front Oncol，2018，8：198.

【参考指南】

NCCN Clinical Practice Guidelines in Oncology：Primary cutaneous lymphomas（2020，Version 2）.

（骆晓峰 沈建箴）

第十四节　卡斯尔曼病

一、概述

卡斯尔曼病（Castleman disease，CD）是一种少见的以淋巴结肿大为特征的慢性淋巴组织增殖性疾病，又称为巨大淋巴结增生症或血管滤泡性淋巴结增生症。分为透明血管型（HV-CD）、浆细胞型（PC-CD）和混合型（MIX-CD）3 种病理类型。TAFRO 综合征是 CD 的特殊亚型，临床上相关症状更为严重，以血小板减少、全身浮肿、骨髓纤维化、肾功能不全、肝脾肿大为特征性表现，少数患者肝脾肿大、内分泌病及皮肤变化等类似 POEMS 综合征表现，但无浆细胞克隆和周围神经病变。

二、诊断标准及鉴别诊断

（一）临床表现

本病突出临床表现为无痛性淋巴结肿大，可发生于身体任何部位。根据受累区域不同分为单中心型（unicentric CD，UCD）和多中心型（multicentric CD，MCD）两种临床类型。UCD 仅累及一个淋巴结区，表现为单一肿块，常累及纵隔及头颈部，较少表现全身症状，预后呈良性过程，病理类型多为 HV 型。MCD 累及一个以上淋巴结区域，多伴有全身症状，病理类型一般为 PC 型或 MIX 型，可转变为淋巴瘤，预后差。

（二）实验室检查

（1）血常规：UCD 无贫血，MCD 多有贫血，同时伴有白细胞、血小板减少。

（2）生化检查：UCD 通常无明显异常，MCD 可出现 CRP、ESR、LDH 升高、低蛋白血症、肝肾功能异常、多克隆高丙种球蛋白血症。

（3）骨髓象：可见浆细胞增多。

（4）需完善血及尿免疫固定电泳，免疫球蛋白定量，血清轻链，HHV-8 及 HIV 等病原学检查，以及 ANA、dsDNA、类风湿因子等自身免疫疾病相关检测。

（三）影像学检查

颈部、胸部、腹部及盆腔增强 CT，或者 PET-CT，可发现胸腹腔内包膜完整肿块，是指导异常占位组织活检、疾病分型和评估疗效的重要手段。此外，需完善心电图及心脏彩超检查。

（四）病理组织学检查

淋巴结病理检查是卡斯尔曼病诊断的金标准。

（1）形态学：包括 HV-CD、PC-CD、MIX-CD 3 种病理类型。

（2）免疫表型：免疫组化检测抗体组套应包括 CD20、CD79a、CD3、CD38、

CD138、Mum-1、kappa、lambda、IgG、IgG4、HHV-8（LANA-1）、CD21（或 CD23）、Ki-67 等，鉴别诊断用抗体组套推荐 CD10、BCL-2、BCL-6、IgD、cyclin D1、TdT 等，可酌情增加 *EBER* 原位杂交和 *IG/TCR* 基因重排检测等。

（五）诊断标准

1. 临床分型与诊断流程（图 4-14-1）

诊断 CD 首先要排除可能会伴发类似 CD 淋巴结病理改变的相关疾病。再根据全身查体及影像学检查明确淋巴结受累范围，分型为 UCD 和 MCD。对于 MCD 患者，根据有无 HHV-8 感染分为 HHV-8 阳性 MCD 和 HHV-8 阴性 MCD。对于 HHV-8 阴性 MCD 患者，需进一步明确是否为 iMCD。诊断为 iMCD 的患者，还应进一步分为非特殊型 iMCD- 和 iMCD-TAFRO 亚型。

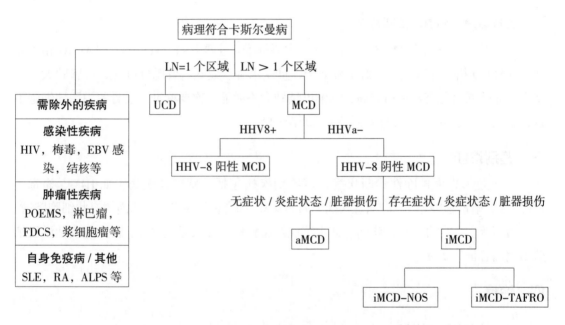

图 4-14-1 卡斯尔曼病的临床分型与诊断流程

注：HIV 为人类免疫缺陷病毒；EBV 为 Epstein-Barr 病毒；POEMS 为 POEMS 综合征；FDCS 为滤泡树突细胞肉瘤；SLE 为系统性红斑狼疮；RA 为类风湿关节炎；ALPS 为自身免疫性淋巴细胞增生综合征；UCD 为单中心型卡斯尔曼病；MCD 为多中心型卡斯尔曼病；LN 为淋巴结；HHY-B 为人类疱疹病毒 B；IMCD 为特发性多中心型卡斯尔曼病；MCD-NOS 为特发性多中心型卡斯尔曼病 - 非特指；MCD-TAFRO 为特发性多中心型卡斯尔曼病菌 -FAFRO 综合征；aMCD 为无症状性多中心型卡斯尔曼病。

2. iMCD 诊断标准

需要满足以下 2 条主要标准和至少 2 条次要标准（其中至少 1 条是实验室标准），且排除可能会伴发类似 CD 淋巴结病理改变的疾病。

主要标准：①淋巴结病理符合 CD；②肿大淋巴结（短轴 ≥ 1cm）≥ 2 个淋巴结区域。

次要标准：分为实验室标准和临床标准。实验室标准包括：①C反应蛋白＞10mg/L或红细胞沉降率＞20mm/h（女性）或15mm/h（男性）；②贫血（HGB＜100g/L）；③血小板减少（PLT＜100×10⁹/L）或增多（PLT＞350×10⁹/L）；④血清白蛋白＜35g/L；⑤估算肾小球滤过率（eGFR）＜60ml/（min·1.73m²）或蛋白尿（尿总蛋白＞150mg/24h或100mg/L）；⑥血清IgG＞17g/L。临床标准包括：①全身症状，盗汗、发热（＞38℃）、体重下降（6个月下降≥10%）或乏力（影响工具性日常生活活动）；②肝大和（或）脾大；③水肿或浆膜腔积液；④皮肤樱桃血管瘤或紫罗兰样丘疹；⑤淋巴细胞性间质性肺炎。

危险度分层：参考国际卡斯尔曼病协作网络（Castleman disease collaborative network，CDCN）的危险度分层体系，符合下列5条标准中2条及以上则考虑重型iMCD，否则为非重型iMCD：①ECOG评分≥2分；②eGFR＜30ml/min；③重度水肿和（或）腹水、胸腔积液、心包积液；④HGB≤80g/L；⑤肺部受累或伴气促的间质性肺炎。

3. iMCD-TAFRO诊断标准

需要符合以下所有主要标准和≥1个次要标准。主要标准：①≥3个TAFRO相关症状（TAFRO相关症状包括：血小板减少、重度水肿、发热、骨髓纤维化、肝脾肿大）；②无明显外周血免疫球蛋白升高；③淋巴结肿大不明显。次要标准：①骨髓中巨核细胞不低；②血清碱性磷酸酶升高但转氨酶升高不明显。

三、鉴别诊断

卡斯曼尔病为排除性诊断疾病，需鉴别疾病包括：感染性疾病（如HIV、梅毒、EB病毒、结核感染等）、肿瘤性疾病（如POEMS综合征、淋巴瘤、滤泡树突状细胞肉瘤、浆细胞瘤等）、自身免疫性疾病（如系统性红斑狼疮、类风湿关节炎、自身免疫性淋巴细胞增生综合征等）。

四、治疗

（一）UCD的治疗

详见表4-14-1。

表4-14-1　UCD的治疗推荐

分层	I级推荐	II级推荐
可手术切除	完整切除	观察，如复发需再次评估手术切除可行性
	部分切除	无症状，观察，直至复发再次评估手术可行性
		有症状，参考下方"不可手术切除"治疗原则
不可手术切除	放疗	如经治疗后可手术切除：①完整切除后观察；
	利妥昔单抗±强的松±环磷酰胺	②部分切除后使用此前未使用过的一线治疗如经
	血管栓塞	治疗后不可手术切除：此前未使用过的一线治疗

注：UCD复发患者需要可酌情选择手术、放疗或介入等局部治疗，或者选择利妥昔单抗±强的松±环磷酰胺等全身治疗，HIV（-）、HHV-8（-）患者可考虑使用司妥昔单抗或托珠单抗。

（二）MCD 的治疗

详见表 4-14-2。

表 4-14-2　MCD 的治疗推荐

分层 1	分层 2	Ⅰ级推荐	Ⅱ级推荐
满足活动性病变标准，但无器官衰竭	特发性 MCD HIV-1（-）/HHV-8（-）	司妥昔单抗（浆细胞型/混合型）	利妥昔单抗 ± 强的松 沙利度胺 ± 环磷酰胺 + 强的松（透明血管型）
	HIV-1（+）/HHV-8（+）或 HIV-1（-）/HHV-8（+）	利妥昔单抗（首选）± 脂质体多柔比星 ± 强的松或齐多夫定 + 更昔洛韦/缬更昔洛韦	
爆发性 HHV-8 阳性 ± 器官衰竭		联合治疗 CHOP/CVAD/CVP/ 脂质体多柔比星 ± 利妥昔单抗单药（如不适合联合治疗）	

注：活动性病变标准为发热，血清 CRP 水平升高 > 20mg/L 且排除其他原因；下列其他 MCD 相关症状中的至少三个：外周淋巴结肿大、脾大、水肿、胸腔积液、腹腔积液、咳嗽、鼻塞、口干、皮疹、中枢神经系统症状、黄疸、自身免疫性溶血性贫血。

（三）难治性或进展性 CD 的治疗

详见表 4-14-3。

表 4-14-3　难治性或进展性 CD 的治疗推荐

分层	Ⅰ级推荐	Ⅱ级推荐	Ⅲ级推荐
无症状且无器官衰竭	单药治疗　依托泊苷　长春花碱　脂质体多柔比星 如 HHV-8（+）可考虑联合更昔洛韦/缬更昔洛韦		司妥昔单抗
爆发性疾病及器官衰竭	联合治疗：CHOP/CVAD/CVP/ 脂质体多柔比星 ± 利妥昔单抗		

注：如为复发难治性疾病，建议再次活检，排除向 DLBCL 转化或共存的其他恶性肿瘤或机会性感染。所有 HIV 阳性患者均应接受联合抗逆转录病毒治疗（cART）。

五、疗效标准

尚无统一的国内标准，推荐采用 CDCN 2017 年版疗效评估标准。

六、预后

UCD 一般有极好的长期预后，95% 患者可经手术切除治愈，不能完整手术切除者经局部放疗后亦可获长期生存。iMCD 预后差，具有恶性转化倾向，死亡率约为 50%，平均存活 27 个月。男性、纵隔淋巴结肿大、复发者预后差。尤其 PC 型预后不良，常因合并严重感染，肾功能衰竭和转为恶性肿瘤而死亡。

【参考文献】

［1］沈悌，赵永强.血液病诊断及疗效标准［M］.4 版.北京：科学出版社，2018.

［2］张路，李小秋，李剑.中国 Castleman 病诊断与治疗专家共识（2021 年版）［J］.中华血液学杂志，2021：42（7）：529-534.

［3］DISPENZIERI A，FAJGENBAUM D C. Overview of Castleman disease［J］.Blood，2020：135（16）：1353-1364.

［4］中国临床肿瘤学会（CSCO）指南工作委员会.淋巴瘤诊疗指南（2021）［M］.北京：人民卫生出版社，2021.

【参考指南】

NCCN clinical practice guidelines in oncology：B-cell lymphomas（2020，Version 1）.

（骆晓峰　沈建箴）

附件1　淋巴瘤常用分期标准及疗效评价标准

一、Ann Arbor（Cotswolds 修订）分期系统

Ⅰ期：侵及一个淋巴结区（Ⅰ），或侵及一个单一的淋巴结外器官或部位（I_E）。

Ⅱ期：在横膈的一侧，侵及 2 个或更多的淋巴结区（Ⅱ）或外加局限侵犯一个结外器官或部位（II_E）。

Ⅲ期：受侵犯的淋巴结区在横膈的两侧（Ⅲ）或外加局限侵犯一个结外器官或部位（III_E）或脾（III_S）或二者均有（III_{ES}）。

Ⅳ期：弥漫性或播散性侵犯一个或更多的结外器官，同时伴有或不伴有淋巴结侵犯。

A 组：无全身症状。

B 组：有全身症状，包括不明原因发热（> 38℃，连续 3 天及以上）、盗汗（连续 7 天及以上）或体重减轻（6 个月内下降 10% 以上）。

E：淋巴瘤累及淋巴结外器官。单一结外部位受侵，病变侵犯到与淋巴结 / 淋巴组织直接相连的器官 / 组织时，不记录为Ⅳ期，应在各期后记入"E"字母（如病变浸润至与左颈部淋巴结相连结的皮肤，记录为"I_E"）。

X：大肿块，肿瘤直径>胸廓宽度的 1/3 或融合瘤块最大直径 > 7.5cm。

二、2014 版 Lugano 分期标准

详见附表 1。

附表 1 2014 版 Lugano 分期标准

分期	侵犯范围
局限期	
Ⅰ期	仅侵及单一淋巴结区域（Ⅰ），或侵及单一结外器官不伴有淋巴结受累（I_E）
Ⅱ期	侵及 ≥ 2 个淋巴结区域，但均在膈肌同侧（Ⅱ），可伴有同侧淋巴结引流区域的局限性结外器官受累（II_E）（如甲状腺受累伴颈部淋巴结受累，或纵隔淋巴结受累直接延伸至肺脏受累）
Ⅱ期大包块	Ⅱ期伴有大包块
进展期	
Ⅲ期	侵及膈肌上下淋巴结区域，或侵及膈上淋巴结 + 脾受累（III_S）
Ⅳ期	侵及淋巴结引流区域之外的结外器官（Ⅳ）

三、2014 年 Lugano 会议修订的疗效评价标准

疗效评价采用 2014 版 Lugano 会议修订的标准，分为影像学缓解（CT/MRI 评效）和代谢缓解（PET/CT 评效），详见附表 2。

附表 2 Lugano 会议修订的疗效评价标准

	病灶区域	PET-CT 评效	CT 评效
CR	淋巴结及结外受累部位	5PS 评分 1，2，3* 分，伴或不伴有残余病灶；	靶病灶（淋巴结）长径（Ldi）≤ 1.5cm
			无结外病灶
	不可测病灶	不适用	消失
	器官增大	不适用	退至正常
	新发病灶	无	无
	骨髓	无骨髓 FDG 敏感疾病证据	形态学正常，若不确定需行 IHC 阴性
PR	淋巴结及结外受累部位	5PS 评分 4~5 分，伴摄取较基线减低，残余病灶可为任意大小	最多 6 个靶病灶 PPD（Ldi × 垂直于 Ldi 的短径）总和，即 SPD 缩小 ≥ 50%
		中期评估，上述情况提示治疗有效	当病灶小至无法测量：5mm×5mm
		终末期评估，上述情况提示疾病尚有残留	当病灶消失：0mm×0mm
	不可测病灶	不适用	消失 / 正常，残余病灶 / 病灶未增大

	病灶区域	PET-CT 评效	CT 评效
	器官增大	不适用	脾脏长径缩小＞原长径增大值的 50%；常默认脾脏正常大小 13cm，若原为 15cm，判 PR 需长径＜ 14cm
	新发病灶	无	无
	骨髓	残余摄取高于正常骨髓组织但较基线减低；如果骨髓持续存在结节性局部异常改变，需 MRI 或活检或中期评估来进一步诊断	不适用
SD	靶病灶（淋巴结/结节性肿块、结外病灶）	无代谢反应：中期/终末期评效 5PS 评分 4~5 分、代谢较基线相比无明显改变	最多 6 个靶病灶 SPD 增大＜ 50%，无 PD 证据
	不可测病灶	不适用	未达 PD
	器官增大	不适用	未达 PD
	新发病灶	无	无
	骨髓	同基线	不适用
PD	单独的靶病灶（淋巴结/结节性肿块、结外病灶）	5PS 评分 4~5 分，伴摄取较基线增加，和/或中期或终末期评价疗效时出现新发摄取增高	至少 1 个靶病灶进展即可诊断，淋巴结/结外病灶需同时符合下述要求：① Ldi＞ 1.5cm；② PPD 增加≥ 50%（较最小状态）；③ Ldi 或 Sdi 较最小状态增加 0.5cm（≤ 2cm 病灶）或 1.0cm（＞ 2cm 病灶）
			脾脏长径增长＞原长径增大值的 50%，常默认脾脏正常大小 13cm，若原为 15cm，判 PD 需长径＞ 16cm
			若基线无脾大，长径需在基线基础上至少增加 2cm
			新出现或复发的脾大
	不可测病灶	无	新发病灶或原有不可测病灶明确进展
	新发病灶	出现淋巴瘤相关新发高代谢灶（排除感染、炎症等），若未明确性质需行活检或中期评估	原已缓解病灶再次增大
			新发淋巴结任意径线＞ 1.5cm

续表

病灶区域	PET-CT 评效	CT 评效
		新发结外病灶任意径线 > 1.0cm, 若直径 < 1.0cm 需明确该病灶是否与淋巴瘤相关
		明确与淋巴瘤相关的任意大小的病灶
骨髓	新出现或复发的高代谢摄取	新发或复发的骨髓受累

*：韦氏环、结外高代谢摄取器官如脾脏或 G-CSF 刺激后的骨髓，代谢可能高于纵隔/肝血池，此时评判 CR 应与本底水平相比，5SP 评分为 3 分，表示在多数患者中提示标准治疗下预后较好，特别对于中期评估患者。但是，在某些降阶梯治疗的临床试验中，评分为 3 被认为治疗效果不佳，需要避免治疗不足。

Deauville 的 PET 评效 5 分法：①1 分，摄取≤本底；②2 分，摄取≤纵隔血池；③3 分，纵隔血池<病灶摄取≤肝血池；④4 分，摄取>肝血池（轻度）；⑤5 分，摄取>肝血池（显著，SUVmax > 2 倍肝血池）或新发病灶；⑥X 分，新发摄取异常，考虑与淋巴瘤无关。

可测量病灶：最多 6 个显著的淋巴结/淋巴结融合肿块、结外病灶，且两个径线均易被测量。包含淋巴结病灶和非淋巴结病灶。

（1）淋巴结（nodes）病灶：淋巴结需按照区域划分；如果有纵隔及腹膜后淋巴结肿大，则应该包括这些病灶；可测淋巴结需长径> 1.5cm。

（2）非淋巴结病灶（non-nodal lesions）：包括实体器官（如肝、脾、肾、肺等）、消化道、皮肤或触诊可及，可测结外病灶需长径> 1.0cm。

不可测量病灶：任何无法作为可测量/可评估的显著病灶均被认为是不可测量病灶。包括：①任何淋巴结/淋巴结融合肿块、结外病灶，即所有未能被选择为显著的，或可测量的，或未达到可测量标准但依然认为是病灶的部分；②考虑为疾病受累但难以量化测量的，比如胸、腹腔积液和骨转移、软脑膜受累、腹部肿块病灶等；③其他未确诊的，则需要定期行影像学检查随访病灶。

韦氏环以及结外病灶（extranodal sites）（如消化道、肝、骨髓）：评判 CR 时 FDG 摄取可能高于纵隔池，但不应高于周围本底水平（例如骨髓因化疗或应用 G-CSF 代谢活性普遍升高）。

附件 2 淋巴瘤常用化疗方案

1. ABVD 方案

多柔比星 $25mg/m^2$，第 1、15 日。

博来霉素 $10mg/m^2$，第 1、15 日。

长春花碱 6mg/m²，第 1、15 日。

达卡巴嗪 375mg/m²，第 1、15 日。

28 日为一周期。

2.（增强剂量）BEACOPP（括号内为增强剂量）

博来霉素 10mg/m²，第 8 日。

依托泊苷 100mg（200mg）/m²，第 1 至第 3 日。

多柔比星 25mg（35mg）/m²，第 1 日。

环磷酰胺 650mg（1250mg）/m²，第 1 日。

长春新碱 1.4mg/m²，第 8 日。

丙卡巴肼 100mg/m²，第 1 天至第 7 日。

泼尼松 40mg/m²，第 1 至第 14 日。

21 日为一周期。

3. P2-GemOx 方案

PD-1 单抗 200mg，第 0 日。

吉西他滨 1000/m²，第 1、8 日。

奥沙利铂 130mg/m²，第 1 日。

培门冬酶 2000~2500U/m²，第 1 日（建议最大单次剂量不超过 3750U）。

21 日为一周期。

4. brentuximab vedotin（BV）A + AVD 方案

维布妥昔单抗（brentuximab vedotin，BV）1.2mg/kg，第 1、15 日。

多柔比星 25mg/m²，第 1、15 日。

长春花碱 6mg/m²，第 1、15 日。

达卡巴嗪 375mg/m²，第 1、15 日。

28 日为一周期。

5. RCHOP 方案

利妥昔单抗 375mg/m²，静脉注射，第 0 日。

环磷酰胺 750mg/m²，第 1 日。

多柔比星 50mg/m²，第 1 日（脂质体阿霉素替代剂量为 30mg/m²）。

长春新碱 1.4mg/m²，第 1 日（最大剂量 2mg）。

泼尼松 40mg/m²，第 1 至第 5 日。

每 3 周一个疗程。R-miniCHOP 方案为 CHOP 剂量减为标准剂量的 1/3~1/2。

（R-）miniCHOP 方案：

利妥昔单抗：$375mg/m^2$，静脉滴注，第 1 日。

环磷酰胺：$400mg/m^2$，静脉滴注，第 1 日。

多柔比星：$25mg/m^2$，静脉滴注，第 1 日。

长春新碱：1mg，静脉滴注，第 1 日。

泼尼松：$40mg/m^2$，口服，第 1 至第 5 日。

年龄超过 80 岁的老年患者，21 日为 1 个周期，共 6 个周期。

6. R-DAEDOCH 方案

利妥昔单抗 $375mg/m^2$，第 0 日。

依托泊苷 $50mg/m^2$，持续静脉注射，第 1 至第 4 日。

长春新碱 $0.4mg/m^2$，持续静脉注射，第 1 至第 4 日。

多柔比星 $10mg/m^2$，持续静脉注射，第 1~4 日。

泼尼松 $60mg/m^2$，每日 2 次，第 1~5 天或地塞米松 40mg/d，第 1~4 日。

环磷酰胺 $750mg/m^2$，第 5 日。

每 3 周一个疗程。方案剂量调整方法见附表 3。

附表 3　剂量调整方法

药物	每个剂量水平的药物剂量							
	-2	-1	1	2	3	4	5	6
多柔比星（doxorubicin）$[mg/(m^2 \cdot d)]$	10	10	10	12	14.4	17.3	20.7	24.8
依托泊苷（etoposide）$[mg/(m^2 \cdot d)]$	50	50	50	60	72	86.4	103.7	124.4
环磷酰胺（cyclophshamide）$[mg/(m^2 \cdot d)]$	480	600	750	900	1080	1296	1555	1866

注：①每周查 2 次血象，若最低 ANC ≥ $0.5×10^9/L$，予较上个疗程剂量上调 1 个剂量等级，若最低 ANC < $0.5×10^9/L$，最低 PLT ≥ $25×10^9/L$，和上个疗程相同剂量，若最低 PLT < $25×10^9/L$，予较上个疗程剂量下调 1 个剂量等级；②肝脏毒性，直接胆红素为 1.5~3mg/dL，则减量 25%，如果直接胆红素 > 3mg/d，则减量 50%；③外周神经系统毒性，如果出现 2 级运动神经病变则减量 25%，如果出现 3 级运动或者感觉神经系统病变则减量 50%；④中度的便秘和感觉神经系统病变不推荐减少长春新碱剂量，如果治疗相关毒性好转，长春新碱剂量则可以恢复；⑤如果患者出现 3 级或者以上的非血液学毒性（比如感染、黏膜炎等），下一疗程可以延迟到毒性 ≤ 1 级进行。如果方案延迟 < 3 天，治疗剂量不变；如果方案延迟在 3~7 天，则依托泊苷、环磷酰胺减量 20%；如果方案延迟 > 7 天，则减量 50%。

7. RB 方案

利妥昔单抗 375mg/m^2，静脉注射，第 0 日。

苯达莫司汀 90mg/m^2，静脉注射，第 1、2 日。

每 4 周一个疗程。

8. R2 方案（应用于不耐受强化疗的患者）

利妥昔单抗 375mg/m^2，第 1 日。

来那度胺 10~25mg，第 1~21 日。

每 4 周一个疗程。

9. R 方案

利妥昔单抗 375mg/m^2，每周 1 次，连用 4 次。适用于老年及体弱患者。

10. RF 方案

利妥昔单抗 375mg/m^2，第 1 日。

氟达拉滨 25mg/m^2，第 1~5 日。

11. M ± R 方案

甲氨蝶呤 * 3.5g/m^2，第 1 日，饭前 3 小时静脉注射。

利妥昔单抗 375mg/m^2，第 0 日。

每 21 天一疗程。

12. MA ± R 方案

甲氨蝶呤 * 3.5g/m^2，第 1 日，饭前 3 小时静脉注射。

阿糖胞苷 * 2.0g/m^2，每 12 小时 1 次，第 2、3 日。

利妥昔单抗 375mg/m^2，第 0 日。

每 21 日一疗程。

13. MATRiX 方案

R-MA 基础上增加塞替派 30mg/m^2，第 4 日。

每 21 日一疗程。

---

*：≥ 60 岁患者，甲氨蝶呤 2.0g/m^2，阿糖胞苷 1.0g/m^2。

14. R-MPV 方案

利妥昔单抗 500mg/m², 第 1 日。

甲氨蝶呤 3.5g/m², 第 2 日。

长春新碱 1.4mg/m², 第 2 日。

丙卡巴肼 100mg/m², 第 2 至第 8 日, 奇数疗程给药。

每 14 日一疗程。

甲氨蝶呤 3.5g/m², 第 1、14 日。

长春新碱 1.4mg/m², 第 1、15 日。

丙卡巴肼 100mg/m², 第 1 至第 7 日。

每 28 日 1 疗程。

15. MT 方案

甲氨蝶呤 3.5g/m², 第 1、15 日。

替莫唑胺 150mg/m², 第 1 至第 5 日, 15 至第 19 日。

每 28 日 1 疗程。每 4 周 1 个疗程。

16. TCP 方案

沙利度胺 100mg, 每日 1 次, 口服。

环磷酰胺 300mg/m², 每周一次, 口服。

泼尼松 1mg/kg, 每周 2 次, 口服。

治疗有效患者用药满 1 年后改为沙利度胺单药再维持 1 年。

17. R-CVP 方案

每 3~4 周一个疗程, 4~6 个疗程。

利妥昔单抗 375mg/m², 第 1 日, 静脉输液。

环磷酰胺 750mg/m² 第 1 日, 静脉输液。

长春新碱 1.4mg/m²（总剂量不超过 2mg）第 1 日, 静脉输液。

泼尼松 100mg, 第 1 至第 5 日, 口服。

18. Modified-SMILE 方案、减低剂量 Modified-SMILE 方案

甲氨蝶呤 3g/m², 第 1 日。

（亚叶酸钙解救：MTX 使用结束后 12 小时亚叶酸钙 50mg, 静脉注射, 然后 25mg, 静脉注射, 每 6 小时 1 次, 共 8 次。）

地塞米松 40mg，第 1 至第 4 日。

异环磷酰胺 1500mg/m²，第 2~4 日。

美斯纳 300mg/m²，每日 3 次，第 2~4 日。

依托泊苷 100mg/m²，每日 1 次，第 2~4 日。

左旋门冬酰胺酶 6000U/m²，每日 1 次，第 2、4、6、8 日使用。

（≥ 60 岁患者，MTX 2g/m²，依托泊苷 70mg/m²）。

21 日为一个疗程。

19. P-GEMOX 方案

培门冬酶 2000~2500U/m²，肌内注射，第 1 日使用。（建议最大单次剂量不超过 3750U）

吉西他滨 1000mg/m²，静脉滴注，第 1、8 日使用。

奥沙利铂 130mg/m²，静脉滴注（24 小时输注），第 1 日使用。

21 日为 1 个周期。

20.（R-）DHAP

利妥昔单抗：375mg/m²，静脉滴注，第 0 日。

地塞米松：40mg，口服或静脉滴注，第 1 至第 4 日。

阿糖胞苷：2000mg/m²，每 12 小时 1 次，静脉滴注（3 小时输注），第 2 日使用。

顺铂：100mg/m²，静脉滴注（24 小时持续输注），第 1 日使用。

21~28 日为 1 个周期，可与（R-）VIM 交替使用。

21.（R-）ICE/ICE 方案

利妥昔单抗：375mg/m²，静脉滴注，第 0 日。

异环磷酰胺：5000mg/m²，静脉滴注，（24 小时输注）美司钠保护泌尿系统，第 2 日。

卡铂：AUC=5*（最大 800mg），静脉滴注，第 2 日。

依托泊苷：100mg/m²，静脉滴注，第 1 至第 3 日。

在 G-CSF 支持下，14 日为 1 个周期，共 3 个周期（若 ANC < 1000/L 且血小板计数 < 50000/L 则推迟）。

22.（R-）MINE 方案

利妥昔单抗：375mg/m²，静脉滴注，第 0 日。

---

*：使用 Calvert 公式。

异环磷酰胺：1333mg/m², 静脉滴注（1 小时输注）美司钠保护泌尿系统，第 1 至第 3 日。

米托蒽醌：8mg/m²，静脉滴注（15 分钟输注），第 1 日。

依托泊苷：65mg/m²，静脉滴注（11 小时输注），第 1 至第 3 日。

21 日为 1 个周期，最多应用 6 个周期。

23.（R−）ESHAP 方案

利妥昔单抗（rituximab，R）：375mg/m²，静脉滴注，第 0 日。

依托泊苷（etoposide，VP16）：60mg/m²，静脉滴注，（1 小时输注），第 1 至第 4 日。

甲泼尼龙（methyl-prednisolone，MP）：500mg，静脉滴注（15 分钟输注），第 1 至第 4 日。

阿糖胞苷（cytarabine，ara-C）：2000mg/m²，静脉滴注（2 小时输注），第 5 日。

顺铂（cisplatin，DDP）：25mg/（m²·d），静脉滴注（96h 持续输注），第 1~4 日。

21 日为 1 个周期，对 MINE 治疗后获 CR 的患者应用 3 个疗程的巩固治疗；对 MINE 治疗后或部分缓解或无效的病人，最多可用 6 个周期。

24.（R−）GDP

利妥昔单抗：375mg/m²，静脉滴注，第 0 日。

吉西他滨：1g/m²，静脉滴注，第 1、8 日。

地塞米松：40mg，口服，第 1~4 日。

顺铂：75mg/m²，静脉滴注，第 1 日。

21 日为 1 个周期。

25. HD−MTX/IFO/DEP 方案

甲氨蝶呤：4g/m²，静脉滴注，第 1 日。

异环磷酰胺：2g/m²，静脉滴注，第 3~5 日。

地塞米松：4mg，每日 2 次，口服，第 6~10 日。

26. DEXA−BEAM 方案

地塞米松 8mg，口服，每日 3 次，第 1 至第 10 日。

卡莫司汀 60mg/m²，静脉滴注，每日 1 次，第 2 日。

美法仑 20mg/m²，静脉滴注，每日 1 次，第 3 日。

依托泊苷 200mg/m²，静脉滴注，第 12 小时 1 次，第 4~7 日使用。

阿糖胞苷 100mg/m²，静脉滴注，第 12 小时 1 次，第 4~7 日使用。

CSF 支持下 28 日为一个疗程，2~4 个疗程后大剂量化疗 + 自体造血干细胞解救。

27. 苯丁酸氮芥

10mg/m²，第 1 至第 7 日使用，分 3 次口服，28 日为一个疗程。

28. 苯达莫司汀 ± 利妥昔单抗方案

苯达莫司汀 90mg/m²，静脉滴注，每日 1 次，第 1、2 日使用。

利妥昔单抗 375mg/m²，静脉滴注，第 0 日。

28 日为一个疗程。

29. FCM 方案

氟达拉滨 25mg/m²，静脉滴注，每日 1 次，第 1 至第 3 日。

环磷酰胺 200mg/m²，静脉滴注，每日 1 次，第 1 至第 3 日。

米托蒽醌 8mg/m²，静脉滴注，每日 1 次，第 1 日。

28 日为一个疗程。

30. FND 方案

氟达拉滨 25mg/m²，静脉滴注，每日 1 次，第 1 至第 3 日。

米托蒽醌 8mg/m²，静脉滴注，每日 1 次，第 1 日。

地塞米松 20mg/m²，静脉滴注，每日 1 次，第 1 至第 5 日使用。

28 日为一个疗程。

31. BVR 方案

硼替佐米 1.3mg/m²，静脉注射，每日 1 次，第 1、4、8、11 日。

苯达莫司汀 90mg/m²，静脉滴注，每日 1 次，第 1，4 日。

利妥昔单抗 375mg/m²，静脉滴注，每日 1 次，第 0 日。

28 日为一个疗程。

32. 单药阿仑单抗方案

阿仑单抗第 1 日 3mg，第 3 日 10mg，第 5 日 30mg，以后 30mg，每周 3 次使用至 12 周，静脉滴注。

33. OFAR 方案

奥沙利铂 25mg/m²，静脉滴注，每日 1 次，第 1 至第 14 日。

氟达拉滨 30mg/m²，静脉滴注，每日 1 次，第 2 至第 3 日。

阿糖胞苷 1g/m²，静脉滴注，每日 1 次，第 2 至第 3 日。

利妥昔单抗 375mg/m²，静脉滴注，每日 1 次，第 0 日。

21 日为一个疗程。

34. 改良的 Hyper-CVAD ± 利妥昔单抗方案

环磷酰胺 300mg/m²，静脉滴注，每 12 小时 1 次，第 1 至第 3 日。

美斯纳 600mg/m²，静脉滴注，第 1 至第 3 日。

长春新碱 1.4mg/m²，静脉注射，每日 1 次，第 3 日。

多柔比星 25mg/m²，静脉滴注，每日 1 次，第 1 至第 2 日。

地塞米松 40mg/d，静脉滴注，每日 1 次，第 1 至第 4 日。

利妥昔单抗 375mg/m²，静脉滴注，每日 1 次，第 0 日。

28 日为一个疗程，用于 65 岁以上患者。

35. CCR 方案

克拉屈滨 0.1mg/kg，每日 1 次，静脉滴注，第 1 至第 5 日使用。

环磷酰胺 600mg/m²，静脉滴注，每日 1 次，第 1 日。

利妥昔单抗 375mg/m²，静脉滴注，每日 1 次，第 1 日。

21 日为一个疗程。

利妥昔单抗第 1 疗程剂量为 375mg/m²，以后疗程剂量为 500mg/m²。

36. DDGP 方案

地塞米松 15mg/m²，第 1 至第 5 日。

顺铂 20mg/m²，第 1 至第 4 日。

吉西他滨 800mg/m²，第 1、8 日。

培门冬酶 2500IU/m²，第 1 日。

21 日为一个疗程。

37. 含塞替派的预处理方案

BCNU + TT 方案：

卡莫司丁 400mg/m²，治疗开始前 6 日。

塞替派 5mg/kg，每 12 小时 1 次，治疗开始前 4、5 日。

TBC 方案：

塞替派 250mg/m²，治疗开始前 7、8、9 日。

白消安 3.2mg/kg，治疗开始前 4、5、6 日。

环磷酰胺 60mg/kg，治疗开始前 2、3 日。

38. 地西他滨 +PD1（DP）方案

地西他滨 10mg/d，第 1 至第 5 日。

卡瑞利珠单抗 200mg，第 8 日。

39. Pola-R-CHP 方案

利妥昔单抗 375mg/m^2，第 1 日使用。

泊洛妥珠单抗 1.8mg/kg，第 1 日使用。

环磷酰胺 750mg/m^2，第 1 日使用。

多柔比星 50mg/m^2，第 1 日使用。

泼尼松 100mg，第 1 日使用。

第五部分　浆细胞疾病

第一节　多发性骨髓瘤

一、概述

多发性骨髓瘤（multiple myeloma，MM）是一种克隆浆细胞异常增殖的恶性疾病，是血液系统第二位常见恶性肿瘤，多发于老年人，目前仍无法治愈。

二、诊断标准（见附件 3）及鉴别诊断要点

1. 活动性 MM（aMM）诊断标准

需满足第 1 条，且有 "SLiM" 或 "CRAB" 特征之一。

（1）骨髓单克隆浆细胞 ≥ 10% 和（或）组织活检证明系浆细胞瘤。

（2）骨髓瘤引起相关临床表现事件：①一项或多项靶器官损害，即 "CRAB"，"C" 为高钙血症，校正血清钙 > 2.75 mmol/L；"R" 为肾功能不全，肌酐清除率 < 40 mL/min 或血清肌酐 > 177μmol/L（> 2mg/dl）；"A" 为贫血，血红蛋白值较正常值下限降低 20g/L 以上，或血红蛋白 < 100 g/L；"B" 为骨损害，X 线、CT、MRI 或 PET － CT 提示一处或多处溶骨性病变；②无靶器官损害，但有以下一项或多项指标异常（SLiM）："S" 为骨髓克隆性浆细胞比例 ≥ 60%；"Li" 为受累 / 未受累血浆游离轻链比值 ≥ 100（受累轻链数值至少 ≥ 100mg/L）；"M" 为 MRI 显示 >1 处 5mm 或以上局灶性骨质破坏。

2. 冒烟性 MM（SMM）诊断标准

需满足第 3 条 + 第 1 条或第 2 条。

（1）血清 M 蛋白（IgG 或 IgA）≥ 30g/L，或尿 M 蛋白 ≥ 0.5g/24h。

（2）骨髓单克隆浆细胞比例 10% ～ 59% 和（或）组织活检证明系浆细胞瘤。

（3）无 "SLiM" "CRAB" 等终末器官损害表现，无浆细胞增殖导致的淀粉样变性。

（4）以上诊断检测项目见附件 4。

3. 鉴别诊断要点

（1）意义未明的单克隆免疫球蛋白血症（MGUS）。

（2）华氏巨球蛋白血症。

（3）AL 型淀粉样变性。

（4）孤立性浆细胞瘤（骨或骨外）。

（5）POMES 综合征。

（6）其他如转移癌、反应性浆细胞增多症、浆母细胞性淋巴瘤、单克隆免疫球蛋白相关肾损害等。

三、诊断分型

依照增多的异常免疫球蛋白类型可分为：IgG 型、IgA 型、IgD 型、IgM 型、IgE 型、轻链型、双克隆型、寡克隆型以及不分泌型。每一种再根据轻链类型分为 κ、λ 型。

四、诊断分期

（一）Durie-Salmon 分期系统

详见表 5-1-1。

表 5-1-1　Durie-Salmon 分期系统

分期	分期标准
Ⅰ期	满足以下所有条件：①血红蛋白 > 100 g/L；②血清钙 ≤ 2.65 mmol/L（11.5 mg/dL）；③血或尿低水平 M 蛋白，即 IgG < 50 g/L、IgA < 30 g/L、尿轻链 < 4g/24h；骨骼结构正常或骨孤立性浆细胞瘤
Ⅱ期	不符合 Ⅰ 和 Ⅲ 期的所有患者
Ⅲ期	满足以下 1 个或多个条件：①血红蛋白 < 85 g/L；②血清钙 > 2.65 mmol/L（11.5 mg/dl）；③血或尿高水平 M 蛋白，即 IgG > 70 g/L；IgA > 50 g/、尿轻链 > 12g/24 h；骨骼检查溶骨病变大于 3 处
亚型	
A 亚型	肾功能正常：肌酐清除率 ≥ 40 mL/min 或血肌酐 ≤ 2 mg/dL
B 亚型	肾功能不全：肌酐清除率 < 40 mL/min 或血肌酐 > 2 mg/dL

（二）国际分期系统（ISS）及修订的国际分期系统（R－ISS）

详见表 5-1-2。

表 5-1-2　国际分期系统（ISS）及修订的国际分期系统（R-ISS）

分期	ISS 标准	R-ISS 标准
Ⅰ期	β_2-MG < 3.5mg/L 和白蛋白 ≥ 35g/L	ISS Ⅰ期 + 无细胞遗传学高危 +LDH 正常
Ⅱ期	不符合 Ⅰ 和 Ⅲ 期的所有患者	不符合 R－ISS Ⅰ 和 Ⅲ 期的所有患者
Ⅲ期	β_2-MG ≥ 5.5 mg/L	R-ISS Ⅲ期 + 细胞遗传学高危，或 +LDH 升高

（三）欧洲骨髓瘤工作组 R2-ISS 分期（2022 年）

详见表 5-1-3。

表 5-1-3　R2-ISS 分期

危险因素	积分	危险度分层	积分
ISS Ⅱ	1	低危	0
ISS Ⅲ	1.5	中低危	0.5~1
del（17p）	1	中高危	1.5~2.5
LDH 增高	1	高危	3~5
t（4;14）	1		
1q+	0.5		

（四）预后分层

多发性骨髓瘤的预后分层详见表 5-1-4。

表 5-1-4　多发性骨髓瘤的预后分层

高危	标危
诊断后 1 年内进展或移植后 1 年内复发	
存在下列高危细胞遗传学异常之一：t（4；14），t（14；16），t（14；20），17p-，p53 突变，1q 扩增	三倍体，t（11；14），t（6；14）
R-ISS Ⅲ 期	
S 期浆细胞比例高	
高危 GEP	

五、评估检查

诊断检测项目详见附件 4。

六、治疗

（一）新诊断 MM

1. 治疗原则

（1）无症状骨髓瘤：暂不推荐治疗，高危冒烟型骨髓瘤可根据患者意愿综合评估后治疗或进入临床试验。

（2）MM 如有"CRAB"或"SLiM"表现，需要启动治疗。

2. 适合 ASCT 患者

造血干细胞动员及预处理方案见干细胞移植章节。

（1）首选治疗方案 VRD。

（2）其他治疗方案 VCD、VTD、PAD、IRD。

（3）高危患者推荐 VRD+X（CTX 或多柔比星或 CD38 单抗）。

（4）年轻 PCL 或广泛髓外侵犯推荐 VDT/VRD-PACE 或 VDECP 方案化疗；含来那度胺的疗程数应 ≤ 4 个疗程，尽可能避免使用烷化剂，以免随后的干细胞动员采集失败和（或）造血重建延迟。

（5）70 岁以下患者诱导治疗后主张早期序贯 ASCT，70 岁以上但体能状态评分良好者，经有效诱导治疗后也应将 ASCT 作为首选。

高危 MM 患者在第一次 ASCT 后 6 个月内可考虑行第二次 ASCT（干细胞采集及预处理方案见干细胞移植相关附件）。高危患者 ASCT 后可行先前有效的方案 2~4 个疗程巩固治疗，随后进入维持治疗。不需巩固治疗的患者，在良好造血重建后行维持治疗不低于 3 年。年轻有高危预后因素且有合适供者的患者，可考虑异基因造血干细胞移植。

3. 不适合 ASCT 患者

采用有效的可耐受的诱导方案持续治疗不低于 1 年，获最大疗效后进入维持治疗阶段。

诱导治疗方案：①健康患者首选 VRD/VRD Lite，亦可酌情选择 IRD、VCD；②一般健康患者可选择 IRD、ITD 或 RD；③虚弱患者可选择 ID、RD（待一般情况改善后可考虑三药联合）。

维持治疗可选择来那度胺、硼替佐米、伊沙佐米、沙利度胺等。来那度胺维持治疗对细胞遗传学标危者获益最大。高危患者主张联合蛋白酶体抑制剂的方案，维持治疗 3 年或直至疾病进展。

（二）复发 MM 治疗

1. 治疗原则

1）首次复发

治疗目标是获得最大程度缓解，延长无进展生存（PFS）期。

（1）生化复发：单克隆球蛋白 3 个月内增加 1 倍时应治疗。无症状生化复发患者，受累球蛋白上升速度缓慢者 3 个月一次随访观察。

（2）侵袭 / 症状性复发：6 个月内复发患者应尽量换用与复发前不同作用机制药物组成的方案，6 个月以上复发者可继续使用复发前治疗方案。

2）多线复发

以提高患者生活质量为主要治疗目标，在此基础上尽可能获得最大程度缓解。

2. 治疗方案选择

（1）临床试验。

（2）复发后再诱导治疗方案选择原则见图5-1-1，可以选择与初次诱导治疗相同的方案（对既往治疗方案敏感的复发患者），或换用不同作用机制的药物联合治疗。对硼替佐米、来那度胺均耐药的患者，可考虑使用含Dara联合方案；伴髓外浆细胞瘤复发患者，使用含细胞毒性药物多药联合方案。

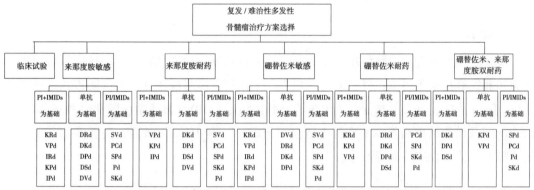

图5-1-1 复发后再诱导治疗方案选择原则流程图

注：PI为蛋白酶体抑制剂；IMIDs为免疫调节剂；K为卡非佐米；d为地塞米松；R为来那度胺；V为硼替佐米；P为泊马度胺；I为伊莎佐米；D为达雷妥尤单抗；S为塞利尼索；C为环磷酰胺。

（三）原发耐药MM治疗

（1）临床试验。

（2）换未使用过的新的多药联合方案治疗。如能获得PR及以上疗效，条件合适者应尽快行ASCT；符合临床试验条件者进入临床试验，尤其是CAR-T临床试验。

（四）支持治疗

1. 骨病治疗

（1）静脉滴注双膦酸盐或皮下注射地舒单抗。在MM诊断后2年内每月1次，2年后每3个月1次，持续使用。出现新的骨相关事件，则重新开始至少2年的治疗。

（2）即将发生或已有长骨病理性骨折、脊椎骨折压迫脊髓或脊柱不稳者，可行外科手术治疗。

（3）10~30Gy低剂量放射姑息治疗用于缓解药物不能控制的骨痛，或预防即将发生的病理性骨折或脊髓压迫。

2.高钙血症

选择地舒单抗、双磷酸盐治疗，同时水化、利尿、补液 2000~3000 mL。

3.肾功能不全

水化、碱化、利尿，促进尿酸排泄；必要时行透析；避免使用非甾体消炎药（NSAIDs）、静脉造影剂；长期接受双膦酸盐治疗患者需监测肾功能。

4.贫血

促红细胞生成素治疗，酌情补充铁剂、叶酸、维生素 B_{12} 等。使用达雷妥尤单抗之前应对患者进行血型鉴定和抗体筛查。

5.感染

反复感染者可考虑静脉使用免疫球蛋白；大剂量使用地塞米松方案治疗应预防疱疹、真菌和耶氏肺孢子菌感染；PI、Dara 治疗患者采用阿昔洛韦或伐昔洛韦预防带状疱疹病毒感染，Dara 治疗者应采用恩替卡韦预防乙型肝炎病毒（HBV）血清学呈阳性患者病毒激活，治疗期间及治疗结束后至少 6 个月内应监测 HBV，一旦 HBV 再激活，应暂停达雷妥尤单抗治疗，并给予相应抗病毒治疗。

6.凝血/血栓

对接受以 IMIDs 为基础方案治疗的患者，应进行静脉血栓栓塞风险评估，并根据发生血栓的危险因素给予分层预防性抗凝治疗或抗血栓治疗；低危者给予口服阿司匹林 75 mg/d；高危者根据危险程度给予预防或治疗剂量华法林、低分子量肝素或其他口服抗凝剂。

七、疗效评判检测项目及标准

详见附件 5、6。

八、预后

MM 预后因素主要归结为宿主因素、肿瘤特征和治疗方式及对治疗反应 3 个大类。宿主因素中，年龄、体能状态和老年人身心健康评估评分可用于评估预后。肿瘤因素中 Durie-Salmon 分期主要反映肿瘤负荷与临床进程；R-ISS 主要用于预后判断。治疗反应深度和微量残留病水平对 MM 预后有明显影响。

【参考文献】

［1］RAJKUMAR S V，DIMOPOULOS M A，PALUMBO A，et al. International Myeloma Working Group updated criteria for the diagnosis of multiple myeloma［J］. Lancet Oncol，2014，15（12）：e538–548.

［2］KUMAR S，PAIVA B，ANDERSON KC，et al. International Myeloma Working Group consensus criteria for response and minimal residual disease assessment in multiple myeloma ［J］.Lancet Oncol，2016，17（8）：e328–346.

［3］中国医师协会血液科医师分会，中华医学会血液学分会，中国医师协会多发性骨髓瘤专业委员会.中国多发性骨髓瘤诊治指南（2022年修订）［J］.中华内科杂志，2022，61（5）：480–487。

（许贞书　战　榕）

第二节 孤立性浆细胞瘤

一、概述

孤立性浆细胞瘤是由浆细胞单克隆增生导致的恶性肿瘤，可分为骨型和软组织型。骨孤立性浆细胞瘤（solitary plasmacy-tomas of bone，SBP）是由单克隆浆细胞浸润引起的单个溶骨性病变，有或没有向周围软组织扩展。SBP 主要发生在含红骨髓的骨骼中，如椎骨、股骨、骨盆和肋骨。骨外浆细胞瘤又称髓外浆细胞瘤（extramedullary plasmacy-tomas，EMP）是单克隆浆细胞浸润引起的不与骨相连的软组织肿块。EMP 可以发生在任何部位或器官，最常见的是头颈部（鼻窦、鼻和口咽）、胃肠道和肺部。二者浆细胞瘤的治疗和随访相似。

二、诊断标准

（1）SBP 或 EMP 病灶经活检病理组织学证实为克隆性浆细胞浸润。

（2）MRI 或 CT 扫描无原发病灶之外的骨骼或组织病变。

（3）无浆细胞增殖导致的终末器官损害，如"CRAB"症状。

（4）根据骨髓中克隆性浆细胞浸润情况分为以下两个亚型：①骨髓无克隆性浆细胞浸润型；②孤立性浆细胞瘤伴骨髓微浸润，骨髓中存在克隆性浆细胞浸润，但比例 <10%（一般需要流式细胞术证实其克隆性）；若比例 ≥ 10%，应该诊断为多发性骨髓瘤。

三、鉴别诊断

与多发性骨髓瘤、伴有浆样分化的骨原发 B 细胞淋巴瘤、巨球蛋白血症、Ewing 肉瘤、反应性浆细胞增多症等鉴别。

四、治疗

（1）根治性放疗是骨孤立性浆细胞瘤的首选治疗选择，总剂量为 40~50Gy，分 20 次给予；当肿瘤直径 >5cm 时，推荐剂量为 50Gy，分 25 次给予。照射野应含：影像学发现的所有受累组织，包括边缘正常组织至少 2cm；对脊柱的照射包含两侧至少一个未受累的椎体。

（2）外科手术可用于治疗病理性骨折、神经压迫并发症和高骨折风险，彻底切除联合放疗可以达到治愈的效果。

（3）一般不推荐辅助化疗，对于具有较高进展的有症状 MM 风险的患者，以及放疗后 PET-CT 提示病灶持续存在的可考虑联合化疗。

五、疗效标准

1.影像学缓解标准（IMWG 2016 版）

基线或既往 PET-CT 检查，示踪剂摄取水平增高的区域消失，或摄取水平降低至小于纵隔血池或周围正常组织的 SUV 值。

2. 治愈

治疗后局部肿瘤消失，10 年不复发。

3. 复发

局部肿瘤复发或其他部位出现浆细胞瘤。

【参考文献】

［1］PHAM A，MAHINDRA A. Solitary plasmacytoma： a review of diagnosis and management［J］.Curr Hematol Malig Rep，2019，14（2）：63–69.

［2］CAERS J，PAIVA B，ZAMAGNI E，et al. Diagnosis，treatment，and response assessment in solitary plasmacytoma： updated recommendations from a European Expert Panel[J]. J Hematol Oncol，2018，11（1）：10.

［3］FINSINGER P，GRAMMATICO S，CHISINI M，et al.Clinical features and prognostic factors in solitary plasmacytoma［J］. Br J Haematol，2016，172（4）：554–560.

（许贞书　战榕）

第三节　淋巴浆细胞性淋巴瘤 / 瓦尔登斯特伦巨球蛋白血症

一、概述

淋巴浆细胞性淋巴瘤 / 瓦尔登斯特伦巨球蛋白血症（lymphoplasmacytic lymphoma/Waldenstrom macroglobulinemia，LPL/WM）是一种少见的惰性成熟 B 细胞淋巴瘤，在非霍奇金淋巴瘤中所占比例 <2%，该病好发于老年人，中位发病年龄 63~75 岁，男性发病率略高于女性，WM 发生具有一定的家族聚集性。

二、诊断标准及鉴别诊断要点

（一）临床表现

WM 起始症状常见的有乏力、盗汗、消瘦。随病情进展，肿瘤浸润以及肿瘤分泌的副肿瘤蛋白导致特异性表现，如贫血、肝脾大、高黏滞血综合征、冷球蛋白血症、IgM 相关神经病、冷凝集素溶血以及淀粉样变等，20%~25% 患者可出现肝脾肿大。高黏滞综合征可表现鼻衄、头痛、头晕、视物不清、眼底视网膜静脉迂曲、扩张、出血、视乳头水肿。20% WM 患者单克隆 IgM 具有冷球蛋白的特点；< 5% 患者出现症状，常表现为雷诺现象；5%~38% 患者出现周围神经病损害，Bing-Neel 综合征（Bing-Neel syndronie,BNS）是 WM 中枢侵犯的一种罕见并发症，表现为四肢运动神经功能障碍、神志状态改变和颅神经麻痹，可侵犯脑实质或脑软膜。

（二）诊断前检查

（1）病史（包括详细的既往病史和家族史）和体格检查（特别是淋巴结和脾脏大小，有无周围神经病表现）。

（2）体能状态评分：如美国东部肿瘤协作组体能状态评分（ECOG 评分）。

（3）B 症状：盗汗、发热、体重减轻。

（4）血常规检查：包括白细胞计数及分类、血小板计数、血红蛋白、网织红细胞计数等。

（5）血生化检测：肝肾功能、电解质（血钙）、LDH、β_2 微球蛋白等。

（6）免疫学检测：①免疫球蛋白定量至少包括 IgM、IgA、IgG 水平；②血清、尿蛋白电泳；③血、尿免疫固定电泳；④ 24 小时尿蛋白定量；⑤ HBV、HCV、HIV 检测。

（7）病理检查：①淋巴结病理 + 免疫组化 + 流式细胞术分析和（或）骨髓活检 + 涂片 + 免疫组化 + 流式细胞术分析；②骨髓液单个核细胞 CD19 磁珠分选后或肿瘤组织 MYD88 L265P 突变、CXCR4 突变检测。

（8）影像学检查：颈、胸、全腹部 CT 检查，必要时行全身 PET — CT 检查。

（9）其他：眼底检查、直接抗人球蛋白试验（怀疑有溶血时必做）和冷凝集素检测、神经功能相关检查（怀疑周围神经病变时可查抗 MAG 抗体和抗 GM1 抗体）。

（三）诊断标准

1. 淋巴浆细胞性淋巴瘤诊断标准

（1）肿瘤由小 B 淋巴细胞、浆细胞样淋巴细胞和浆细胞组成。

（2）通常肿瘤侵犯骨髓，有时侵犯淋巴结、脾脏。

（3）不满足其他 B 细胞淋巴瘤伴浆样分化的诊断标准。

2. 瓦尔登斯特伦巨球蛋白血症诊断依据

LPL/WM 是一个排他性诊断，需要紧密结合临床表现及病理学等检查结果进行综合诊断。

（1）血清中检测到不论数量的单克隆性 IgM*。

（2）骨髓中不论数量的浆细胞样或浆细胞分化的小淋巴细胞呈小梁间隙侵犯。

（3）免疫表型：CD19（+），CD20（+），sIgM（+），CD22（+），CD25（+），CD27（+），FMC7（+），CD5（−），CD10（−），CD23（−），CD103（−），通常 CD38 和（或）CD138（+）。10%~20% 患者也可表达 CD5、CD10 或 CD23。

（4）除外其他已知类型的淋巴瘤。

（5）90% 以上 WM 发生 *MYD88 L265P* 突变，但 *MYD88 L265P* 突变不是 WM 特异性突变。

（四）鉴别诊断

需与 IgM 型 MGUS、IgM 相关性疾病，如症状性冷球蛋白血症、淀粉样变、冷凝集素病等、IgM 型 MM 及其他 B 细胞慢性淋巴增殖性疾病（B-CLPD）鉴别。

（五）分期与预后

包括两个预后分期系统：WM 国际预后指数（IPSSWM）和最新修订的 WM 预后积分系统（rIPSSWM），详见表 5-3-1、5-3-2。

表 5-3-1　WM 预后积分系统（IPSSWM）

积分		预后分层				
因素	分值	危险度	分值	比例（%）	中位生存时间(月)	5 年总生存率（%）
年龄 >65 岁	1	低危	0 或 1 分且年龄 ≤ 65 岁	27	142.5	87
HGB ≤ 115g/L	1	中危	2 分或年龄 >65 岁	38	98.6	68
PLT ≤ 100×10⁹/L	1	高危	> 2 分	35	43.5	36
$β_2$ 微球蛋白 >3mg/L	1					
血清 IgM 水平 >70g/L	1					

注：5% 以下 LPL 患者分泌单克隆性 IgA、IgG 或不分泌单克隆性免疫球蛋白。

表 5-3-2　修订的 WM 预后积分系统（rIPSSWM）

积　分		预后分层					
因素	分值	危险度	分值	比例（%）	3 年 WM 相关性死亡率（%）	5 年总生存率（%）	10 年总生存率（%）
年龄 <65 岁	0	极低危	0	13	0	95	84
年龄 66～75 岁	1	低危组	1	33.5	10	86	59
年龄 >75 岁	2	中危组	2	25.5	14	78	37
β_2 微球蛋白 >4 mg/L	1	高危组	3	16	38	47	19
LDH>250 IU/L	1	极高危	4~5	12	48	36	9
白蛋白 <35 g/L	1						

三、治疗

（一）治疗指征

（1）无症状患者不需要治疗。

（2）WM 治疗指征：明显乏力、B 症状、症状性高黏滞血综合征、周围神经病变、淀粉样变、冷凝集素病、冷球蛋白血症、疾病相关血细胞减少（HGB ≤ 100g/L、PLT < 100×10^9/L）、髓外病变，特别是中枢神经系统病变（Bing-Neel 综合征）、症状性淋巴结肿大（最大直径 ≥ 5cm）或器官肿大，症状性淋巴结或有证据表明疾病转化时。

具体的治疗推荐流程可见附件 7。

（二）一线治疗

（1）推荐加入设计良好的临床试验 .

（2）WM 治疗方案详见表 5-3-3，治疗推荐流程图见附件 7。

表 5-3-3　WM 常用化疗方案

BRD	首剂: 硼替佐米单药 $1.3mg/m^2$，第 1、4、8、11 日，21 日为 1 个疗程，其后硼替佐米 $1.6mg/m^2$，第 1、8、15、22 日，35 日为 1 个疗程，共 4 个疗程；地塞米松 40mg，第 1 日；利妥昔单抗 $375mg/m^2$，第 2、5 疗程应用。
RCD	利妥昔单抗 $375mg/m^2$，第 1 日；地塞米松 20mg，第 1 日；环磷酰胺 $100 mg/m^2$，第 1~5 日
BR	苯达莫司汀 $90 mg/m^2$，第 1~2 日；利妥昔单抗 $375mg/m^2$，第 1 日
伊布替尼单药或伊布替尼 +R（I 类推荐）	伊布替尼 420mg，每日 1 次；利妥昔单抗 $375mg/m^2$，第 1 日

泽布替尼单药（I 类推荐）	泽布替尼 160mg，每日 1 次
其他	苯达莫司汀、硼替佐米 ±R、硼替佐米 + 地塞米松、卡非佐米 +R+ 地塞米松、克拉屈滨 ±R、苯丁酸氮芥 ±R、福达拉滨 ±R、FCR、IRD、RCP、R

（三）复发、难治的患者治疗

（1）常规化疗复发患者无治疗指征选择观察随访。

（2）有治疗指征首选设计良好的临床试验。

（3）BTK 抑制剂治疗后复发进展患者应持续应用 BTK 抑制剂至接受其他挽救治疗。治疗方案选择同一初治方案，但应避免使用与既往治疗交叉耐药方案。

（4）一线治疗 3 年后复发患者，可继续原一线方案；一线治疗 3 年内复发患者，应选择其他治疗方案。

（5）BCL-2 抑制剂是 BTK 抑制剂治疗失败患者的重要选择。

（6）ASCT 对化疗敏感复发患者，特别是规范治疗后首次缓解时间小于 2 年患者，且 BTK 抑制剂充分治疗后进展或无效患者应尽早进行 ASCT（≤ 2 次复发）挽救治疗。

（7）alloSCT 仅限于年轻、多次复发、原发难治性耐药，且一般情况好，有合适供者患者。

（四）维持治疗

（1）不推荐常规维持治疗。

（2）R 联合方案治疗有效者，R 375mg/m²，每 3 个月 1 次，连续 2 年。但 BR 治疗达 PR 疗效以上者，则不推荐 R 维持治疗。

（五）Bing-Neel 综合征

（1）适合强化疗患者可采用大剂量 MTX 联合 Ara-C ± CD20 单抗，或标准剂量氟达拉滨、苯达莫司汀、BKT 抑制剂。

（2）鞘内或脑室内注射 MTX、Ara-C ＋地塞米松。

（3）治疗有效者可行 ASCT 巩固治疗。

（六）并发症治疗

（1）贫血：①治疗起效前可应用 rh-EPO、红细胞输注；但高血栓风险、高血压控制不良、肝功能不全患者应慎用 rh-EPO；②高黏滞血综合征患者输注红细胞应谨慎；③伴冷凝集素综合征患者应输注预温至 37℃红细胞。

（2）化疗相关性疱疹病毒感染：疱疹病毒预防性治疗，并持续至停药后 6 个月。

（3）R 治疗燃瘤反应（flare 现象）：高 IgM，特别是 IgM 40~50g/L 的患者，可行血浆置换，待 IgM 低于 40g/L 后应用 R。

四、疗效判断标准

详见表 5-3-4。

表 5-3-4   WM疗效评价标准[a]

疗效分组	判断标准
完全缓解（CR）	两次免疫固定电泳阴性（间隔 6 周），IgM 定量在正常范围内；无骨髓侵犯；原有的髓外病灶消失，如肿大的淋巴结或脾脏；WM 相关临床症状及体征消失
非常好的部分缓解（VGPR）	血清 IgM[b] 下降 ≥ 90%；原有髓外病灶缩小，如肿大的淋巴结或脾脏；无新的疾病活动症状或体征
部分缓解（PR）	血清 IgM 下降 50%~90%；原有髓外病灶缩小，如肿大的淋巴结或脾脏；无新的疾病活动症状或体征
微小反应（MR）	血清 IgM 下降 ≥ 25% 但 <50%；无新的疾病活动症状或体征
疾病稳定（SD）	血清 IgM 增加或减少 <25%；淋巴结肿大、脏器肿大、WM 相关贫血、临床症状体征无进展
疾病进展（PD）	血清 IgM 定量增加 ≥ 25% 并需再次证实；或者由疾病本身导致的临床表现（如贫血、血小板减少、白细胞减少、淋巴结或脏器肿大等）或体征（如盗汗、不能解释的反复体温 ≥ 38.4℃、体重减轻 ≥ 10%、高黏滞血综合征、神经病变、症状性冷球蛋白血症、淀粉样变性等）加重

a：2018 ESMO 指南与 NCCN 指南（2022 年）推荐使用 IgM 水平进行疗效评估，IgM 定量方法包括密度法或者比浊法。中国 LPL/WM 专家共识和 WM 国际工作组推荐使用蛋白电泳检测对 M 蛋白水平进行疗效评估。

b：当疗效评估有反应或者进展时，IgM 水平需要进行第二次确认。

【参考文献】

［1］中国抗癌协会血液肿瘤专业委员会，中华医学会血液学分会白血病淋巴瘤学组，中国抗淋巴瘤联盟 . 淋巴浆细胞淋巴瘤 / 华氏巨球蛋白血症诊断与治疗中国专家共识（2022 年版）［J］. 中华血液学杂志，2022，43（8）：624-630.

［2］KASTRITIS E,LEBLOND V,DIMOPOULOS MA,et al.Waldenström macroglobulinaemia：ESMO Clinical Practice Guidelines for diagnosis， treatment and follow-up［J］. Ann Oncol, 2018, 29（Suppl 4）：41-50.

［3］TREON S P. How I treat Waldenström macroglobulinemia［J］. Blood， 2019， 134（23）：2022-2035.

［4］MINNEMA M C， KIMBY E， D'SA S， et al. Guideline for the diagnosis， treatment and response criteria for Bing Neel syndrome［J］.Haematologica，2017，102（1）：43-51.

【参考指南】

NCCN Guidelines：Waldenström macroglobulinaemia（2022, Version1）.

（丘宗建　许贞书　战　榕）

第四节　重链病

一、概述

重链病（heavy chain disease，HCD）是一组临床罕见、病因尚不清楚的 B 细胞克隆增殖性疾病，其特征是合成和分泌不完全单克隆免疫球蛋白重链。按重链抗原不同，可将本病分为 γ HCD、α HCD、μ HCD、δ HCD，ε HCD 尚未见报道。HCD 具有明显的异质性，临床表现多样，主要受累部位随 HCD 类型而不同。

二、诊断和鉴别诊断

（一）临床表现

1. α HCD

本型为最常见的类型，患者发病年龄多在 10~20 岁，男性略多于女性，分肠型和肺型。

（1）α HCD 肠型多见，表现为营养吸收障碍综合征，如反复或慢性腹泻伴腹痛，体重减轻；常有发热，在青少年可出现生长延迟；杵状指和肠系膜淋巴结病常见；中度肝大，脾大较少见；可因低白蛋白血症引发腹水和外周水肿。

（2）肺型 α HCD 极少见，以呼吸困难为主要表现。

2. γ HCD

临床表现多样，最常见的初发症状为贫血、体重减轻，有时伴发热。可有淋巴结、肝脾肿大及结外病变，如皮肤损害和甲状腺浸润。逐渐缩小且质地较硬的淋巴结病和因韦氏淋巴结环受累引起的上颚及悬雍垂肿胀为特征性，但发生率不到 20%。此外，γ HCD 发病前或确诊同时常有自身免疫性疾病，以类风湿关节炎最常见。γ HCD 肾损害与溶骨病变及本周蛋白尿引起的肾功能衰竭和淀粉样变性很少见。对称性的四肢感觉和（或）运动性周围神经病逐步由远端向近端进展。

3. μ HCD

本类型罕见，临床表现无特异性，未鉴定单克隆免疫球蛋白时易被误诊为慢性淋巴细胞白血病或者 B 细胞淋巴瘤。μ HCD 以全身症状为主，如体重减轻、贫血、反复感染，有时伴有发热。几乎所有患者都有脾大，肝大也很常见，40% 患者可见浅表淋巴结肿大。

4. δ HCD

本类型罕见，表现为多发性骨髓瘤的临床特征，如颅骨溶骨性破坏，骨髓浆细胞增多，快速进展至肾功能衰竭而死亡。患者血清可检测到聚合的 δ 重链片段，但没有确定的测序结果。

（二）实验室检查

（1）单克隆免疫球蛋白检查：通过血清蛋白电泳、免疫电泳、免疫固定电泳、免疫组化等检查判断有无单克隆免疫球蛋白以及相应的类型。

（2）血常规：αHCD、μHCD常有轻至中度贫血，几乎所有γHCD病例均有轻或中度贫血，部分有重度贫血。部分病例可见白细胞减少和粒细胞减少，分类可见异型淋巴细胞、浆细胞和嗜酸粒细胞增多，15%~25%病例可同时有血小板减少。

（3）Coomb's试验：少数患者可有Coomb's试验阳性。

（4）骨髓检查：γHCD骨髓涂片或者活检显示淋巴细胞、浆细胞或者淋巴样浆细胞增多，但25%~30%患者骨髓象正常。μHCD骨髓涂片检查淋巴细胞、浆细胞、浆细胞样淋巴细胞浸润常见，且几乎所有患者骨髓浆细胞都有多空泡改变，但空泡通常并不明显。

（5）影像和内镜检查：α-HCD的X线钡餐检查可见十二指肠、空肠黏膜皱襞肥大和假息肉形成，可有管腔狭窄或充盈需缺损、液平面。纤维内镜伴活检对α重链病的诊断意义颇大，内镜下可见5种基本形态，即浸润型、结节型、溃疡型、马赛克型、单纯黏膜皱襞增厚型，可单独或联合出现，以浸润型最具特征性。

病理分为3期。A期：仅黏膜层浆细胞浸润；B期：浸润至黏膜下固有层；C期：浸润至肌层，有淋巴结播散。小肠病变呈散在分布，多部位活检才能准确分期。腹部CT可显示腹膜后淋巴结肿大。

（6）染色体检查：αHCD常见染色体异常在 *14q32* 有基因重排，γHCD染色体异常可表现为核型异常、非整倍体及复合染色体异常。

（7）病理检查：淋巴结病理提示，38%表现为非霍奇金淋巴瘤不同组织类型，36%有淋巴浆细胞增生，11%为浆细胞瘤。

（8）其他检查：血沉加快，αHCD常有低钾、低钠和低镁血症。

（三）诊断标准

本病临床表现缺乏特异性，国内外学者均将HCD蛋白的存在作为诊断HCD的唯一条件。国内对各型HCD的诊断标准如下。

（1）γHCD：乏力、发热、贫血、软腭红斑及红肿，肝、脾、淋巴结肿大，骨质破坏罕见；轻度红细胞、白细胞和血小板减少，外周血及骨髓中嗜酸性粒细胞增多，并可见不典型淋巴样浆细胞；血清及尿液免疫电泳仅见单克隆γ重链，而轻链缺如，尿中出现重链片段。

（2）αHCD：慢性腹泻、吸收不良和进行性消耗；外周血及骨髓可见异常淋巴细胞或浆细胞；血清、浓缩尿、空肠液免疫电泳仅有单克隆α重链，轻链缺如。

（3）μHCD：多伴发于慢性淋巴细胞白血病或者恶性淋巴细胞疾病，肝脾肿大，但浅表淋巴结肿大常不明显。血清蛋白免疫电泳仅见μ重链，轻链缺如。

（四）鉴别诊断

需与淋巴瘤、多发性骨髓瘤、瓦尔登斯特伦巨球蛋白血症、免疫增生性小肠病（immunoproliferative small intestinal disease，IPSID）、慢性淋巴细胞白血病、肠结核等鉴别。

三、治疗

1. γHCD

本病具有明显的异质性，故治疗选择有赖于潜在的基础疾病和病理表现；无症状患者不需要治疗。伴有自身免疫性疾病者应给予标准的治疗；对有症状的低度恶性淋巴浆细胞性淋巴瘤患者可考虑利妥昔单抗、BTK抑制剂等治疗。如增生细胞以浆细胞为主，可给予美法仑、硼替佐米和泼尼松治疗；有进展性淋巴浆细胞增生性疾病或者高度恶性非霍奇金淋巴瘤证据的患者，可选择COP（环磷酰胺、长春新碱、泼尼松）方案或者联合阿霉素化疗；局限性髓外浆细胞瘤可行放疗或者手术切除。

2. αHCD

A期患者应给予抗生素治疗，通常口服四环素1~2 g /d，维持治疗6~8个月；如有寄生虫感染必须清除。B期和C期患者及A期经6个月抗生素治疗无效者应考虑按非霍奇金淋巴瘤给予化疗；B期和C期患者同时给予抗寄生虫和抗生素治疗，对改善吸收障碍有帮助。手术治疗适用于局部或者巨块型淋巴瘤。改善营养及减少肠道病原体感染对本病的预防和控制有重要作用。

3. μHCD

该病较罕见且患者出现症状后存活期为 1 ～ 11 个月。无症状患者通常被看作意义未明的单克隆免疫球蛋白血症（MGUS），需要密切随访。如出现症状性淋巴增殖性疾病，应该考虑化疗。

四、预后

γHCD临床病程差异大，具有淋巴瘤表现的患者较无淋巴增殖性疾病证据者病程进展快，前者预后取决于病理组织类型，通常血清 γHCD 蛋白质量浓度与病情的严重程度是相关的。αHCD不治疗者一般呈进展性，5年总体存活率为70%。μHCD临床病程呈多样性，患者出现症状后存活期为 1 ～ 11 个月不等。

【参考文献】

［1］侯健，张春阳.重链病的诊断与治疗［J］.中国实用内科杂志，2007，27（19）：1499-1502.

［2］沈悌，赵永强.血液病诊断及疗效标准［M］.4版.北京：科学出版社，2018.

［3］RAJKUMAR S V，DISPENZIERI A. Multiple myeloma and related disorders［J］. Abeloff's Clinical Oncology（Fifth Edition），2014：1991-2017.

（吴顺泉 许贞书　战　榕）

第五节　意义未明的单克隆免疫球蛋白血症

一、概述

意义未明的单克隆免疫球蛋白血症（monoclonal gammopathy of undetermined significance，MGUS）指血清中出现单克隆免疫球蛋白，但缺乏浆细胞病或其他相关疾病，如瓦尔登斯特伦巨球蛋白血症（WM）、原发性淀粉样变、B 细胞淋巴瘤（B-NHL）、慢性淋巴细胞白血病（CLL）的证据和特征。该病以每年 1% 累积风险概率向淋巴浆系统恶性肿瘤进展，是一个潜在的癌前克隆性浆细胞增生性疾病。其中，IgG 型约占 70%，IgA 型占 15%~20%，IgM 型占 10%，双克隆型少见。

二、诊断和鉴别诊断

（一）临床表现

MGUS 通常无症状，多数是在常规血液检查时发现球蛋白升高，继而血清蛋白电泳显示有单克隆峰而被发现，体格检查大致正常。MGUS 患者发生骨质疏松、骨折、肾病、心血管系统疾病、感染、血栓、恶性肿瘤的风险明显高于正常人。

（二）实验室检查（表 5-5-1）

表 5-5-1　MGUS 实验室检查项目

项目		具体内容
基本检查	血液检查	血常规、肝肾功能（包括白蛋白、乳酸脱氢酶、尿酸）、电解质（包括钙离子）、凝血功能、血清蛋白电泳（包括 M 蛋白定量）、免疫固定电泳（必要时加做 IgD）、β_2 微球蛋白、C 反应蛋白、外周血涂片（浆细胞百分数）、血清免疫球蛋白定量（包括轻链）
	尿液检查	尿常规、蛋白电泳、尿免疫固定电泳、24 小时尿轻链
	骨髓检查	骨髓细胞学涂片分类、骨髓活检＋免疫组化（应包括以下分子抗体：CD19，CD20，CD38，CD56，CD138，κ 轻链，λ 轻链）
	影像学检查	全身 X 线片（包括头颅、骨盆、股骨、肱骨、颈椎、胸椎、腰椎）
	其他检查	胸部 CT、心电图、腹部 B 超
对诊断或预后分层有价值的项目	血液检查	血清游离轻链
	尿液检查	24 小时尿蛋白谱

项目		具体内容
对诊断或预后分层有价值的项目	骨髓检查	流式细胞术、荧光原位杂交［磁珠分选后，检测位点：*IgH* 重排、*17p* 缺失（*p53* 缺失）、*13q14* 缺失、*1q21* 扩增；若 *IgH* 重排阳性，进一步检测 *t*（4；14）、*t*（11；14）、*t*（14;16）、*t*（14;20）等］
	影像学检查	局部或全身低剂量 CT/MRI（包括颈椎、胸椎、腰骶椎、头颅）、PET-CT

（三）诊断标准

1. 非 IgM 型 MGUS

需要符合以下 3 条标准。

（1）血清 M 蛋白 < 30g/L、尿 M 蛋白 < 500mg/24h，异常 FLC（游离轻链）/ 正常 FLC < 100。

（2）骨髓中克隆性浆细胞 < 10%。

（3）无贫血、肾功能不全、溶骨性病变和高钙血症，MRI 发现的局灶性病灶 ≤ 1 个。

2. IgM 型 MGUS

需要符合以下 3 条标准。

（1）血清存在单克隆 IgM 型 M 蛋白。

（2）骨髓内无淋巴浆细胞。

（3）缺乏器官损害证据。

3. 轻链型 MGUS

需要符合以下所有标准。

（1）血清或尿液中存在单克隆轻链。

（2）血清 FLCR（异常 FLC/ 正常 FLC 比值）异常。

（3）异常 FLC 超过正常值。

（4）24 小时尿 M 蛋白 < 500mg。

（5）无器官损害证据。

（四）鉴别诊断

需与多发性骨髓瘤、冒烟型多发性骨髓瘤、瓦尔登斯特伦巨球蛋白血症、原发性轻链型淀粉样变、继发性单克隆丙种球蛋白血症等鉴别。

三、危险分层

详见表 5-5-2。

表 5-5-2　MGUS 危险分层

危险因素项目	异常 FLC 比值（< 0.26 或 > 1.65）		
	非 IgG 型 MGUS		
	M 蛋白 > 15g/L		
危险因素数量	分层	20 年绝对进展风险	考虑其他死因的竞争因素，20 年绝对进展风险
0	低危	5%	2%
1	低中危	21%	10%
2	高中危	37%	18%
3	高危	58%	27%

四、治疗

（1）"观察等待"适用于 Mayo 标准中低危、无贫血或肾功能不全的患者，6 个月内复查后，仅在出现症状时进行检查，以证明其存在进展。

（2）中危或高危患者，应该在基线完成骨髓穿刺检查、细胞遗传学和 FISH 检测，并进行骨骼影像学检查，观察等待期间每半年进行一次血清蛋白电泳（serum protein electrophoresis，SPEP）复查，1 年后可将检查间期延长至 1 年一次。

在 MGUS 患者中使用双膦酸盐治疗具有一定合理性，但建议在骨密度检查后有针对性地进行。

五、预后

与一般人群相比，MGUS 患者预后较差，进展为淋巴细胞恶性肿瘤的相对风险为 0.9~46；与相似人群对比，进展的总体相对风险为 7.3；进展为多发性骨髓瘤及其相关疾患的风险 10 年为 12%、20 年为 25% 和 25 年为 30%，平均 1 年提高 1%。

【参考文献】

［1］沈悌，赵永强 . 血液病诊断及疗效标准［M］. 4 版 . 北京：科学出版社 .2018.

［2］HO M，PATEL A，GOH C Y，et al.Changing paradigms in diagnosis and treatment of monoclonal gammopathy of undetermined significance（MGUS）and smoldering multiple myeloma（SMM）［J］.Leukemia，34（12）：3111-3125.

［3］SETHS,ZAHWAR S,VU L. Monoclonal Gammopathy of Undetermined Significance：Current Concepts and Future Prospects［J］.Curr Hematol Malig Rep，2020，15（2）：45-55.

［4］CASTANEDA-AVILA MA,ULBLICHT CM,EPSTEIN MM. Risk factors for monoclonal gammopathy of undetermined significance： a systematic review［J］.Ann Hematol，2021，100（4）：855-863.

（吴顺泉　许贞书　战　榕）

第六节　系统性轻链型淀粉样变性

一、概述

系统性轻链型淀粉样变性（light chain amyloidosis，AL）是一种罕见的单克隆浆细胞疾病，患者体内的单克隆浆细胞异常增殖，其分泌产生的单克隆免疫球蛋白轻链或轻链片段形成反向 β 折叠结构的淀粉样变纤维，通过沉积在组织器官造成相应的结构异常及其特有的细胞毒性作用，最终导致相应的器官功能障碍。

二、诊断和鉴别诊断

（一）临床表现

AL 常见的受累器官包括肾脏、心脏、肝脏、周围神经、消化道、舌体等，患者的临床表现取决于受累器官的类别及严重程度。

1. 肾脏

肢体水肿，尿中泡沫增多，实验室检查可以发现单纯的中等量蛋白尿或肾病综合征，晚期可出现肾功能不全。

2. 心脏

活动后气短、肢体水肿、胸腔积液、腹水等限制性心功能不全表现。

3. 肝脏

多数患者往往为体检时发现肝大或者肝酶异常，疾病晚期可出现肝功能衰竭。

4. 神经系统

对称性的四肢感觉和（或）运动性周围神经病，直立性低血压、胃轻瘫、假性肠梗阻和阳痿等自主神经异常。

5. 胃肠道

可以出现全胃肠道受累，以胃部和小肠受累多见。如上腹不适、消化不良、腹泻、便秘、吸收不良综合征和消化道出血等。

6. 软组织

巨舌、舌体活动障碍和构音异常等；皮肤紫癜和瘀斑，以眼眶周围和颈部皮肤松弛部位较为常见；也可以出现指甲萎缩脱落和毛发脱落等。

7. 凝血功能异常

常会伴发凝血因子 X 缺乏，造成相应的出血表现。

（二）实验室检查

1. 单克隆免疫球蛋白鉴定

血/尿蛋白电泳、免疫固定电泳和血清游离轻链鉴定是否存在单克隆免疫球蛋白。其中，血清游离轻链的检测尤为重要，可以显著增加单克隆免疫球蛋白检出率，同时也可以作为后续血液学疗效监测的主要指标。

2. 脏器功能评价

（1）肾脏：包括肾功能和 24 小时尿蛋白定量。

（2）心脏：包括血清肌钙蛋白 I/T、N- 末端前体脑钠肽（N-terminal probrain natriuretic peptide，NT-proBNP）、心电图、超声心动图、心脏核磁共振。

（3）肝脏：包括肝功能、肝脏超声。

（4）周围神经：包括肌电图和神经传导速度测定。

3. 组织活检

受累器官（例如肾脏、心脏、肝脏和周围神经）组织活检发现刚果红染色阳性的无定形物质沉积是诊断淀粉样变的金标准。受累器官不适合活检的患者，腹壁脂肪、舌体、齿龈、唇腺和骨髓活检也是一种诊断选择。多个部位的微创活检可以提高诊断阳性率。但是，活检阴性不能除外淀粉样变的诊断。

4. 致淀粉样变沉积物的鉴定

免疫组化、免疫荧光、突变基因检测、免疫电镜和质谱蛋白质组学方法鉴定致淀粉样变蛋白的类型。对于部分免疫组化或免疫荧光不能确诊的疑难病例，可采用免疫电镜或质谱蛋白质组学方法进行鉴别。

（三）诊断标准

AL 的诊断需满足以下 5 条标准。

（1）具有受累器官的典型临床表现和体征（见表 5-6-1）。

（2）组织活检病理证实有淀粉样蛋白沉积，且淀粉样蛋白前体蛋白为免疫球蛋白轻链或重链。

（3）单克隆浆细胞增殖性疾病的证据，血、尿中存在单克隆免疫球蛋白和（或）轻链，或骨髓中克隆性浆细胞。

（4）组织活检可见无定形粉染物质沉积，且刚果红染色阳性。

（四）分型

根据是否会合并血液系统肿瘤，可将 AL 型淀粉样变性分为原发性和继发性。继发性 AL 型淀粉样变是继发于其他浆细胞或 B 细胞疾病，如多发性骨髓瘤、瓦尔登斯特伦巨球蛋白血症及部分能分泌球蛋白的套细胞淋巴瘤等。

表 5-6-1　AL 患者主要器官受累诊断标准

受累脏器	诊断标准
心脏	超声心动图提示室间隔 > 12mm（无其他疾病），或 N 末端前体脑钠肽 > 332 ng/L（无肾功能不全）
肾脏	24 小时尿蛋白 > 0.5g，主要为白蛋白尿
肝脏	肝脏总界 > 15cm（无心功能不全时），或碱性磷酸酶超过正常上限的 1.5 倍
周围神经	存在对称性的四肢感觉运动异常
胃肠道	需经活检证实

（五）鉴别诊断

（1）与局限于上呼吸道、泌尿道、纵隔、后腹膜、乳房或皮肤的单一组织器官局灶性轻链型淀粉样变相鉴别。

（2）与其他类型系统性淀粉样变相鉴别，如 AH 型淀粉样变、转甲状腺素蛋白型（transthyretin amyloidosis，ATTR）淀粉样变、AA 型淀粉样变，这依赖于对致淀粉样变沉积物类型的鉴定。心、肾受累患者需与免疫球蛋白沉积症（monoclonal immunoglobulin deposition disease，MIDD）鉴别；单纯心脏受累的 AL 还需与肥厚型心肌病相鉴别；单纯肾脏受累的 AL 需与其他原因导致的蛋白尿或肾病综合征相鉴别，如自身免疫性疾病或代谢性疾病等。

三、危险分层

详见表 5-6-2。

表 5-6-2　AL 的临床分期

梅奥诊所 2004 分期		梅奥诊所 2012 分期	
cTnT（I）≥ 0.035（0.1）µg/L，NT-proBNP ≥ 332ng/L		cTnT（I）≥ 0.025（0.08）µg/L，NT-proBNP ≥ 1800ng/L，dFLC ≥ 180mg/L	
危险因素数量	分期	危险因素数量	分期
0	I 期	0	1 期
1	II 期	1	2 期
2	III 期	2	3 期
		3	4 期

注：dFLC 为血清 FLC 差值，cTnT 为心肌肌钙蛋白 T。

四、治疗

（一）外周血自体造血干细胞移植

是符合移植适应证患者的一线治疗。自体移植适应证如下：年龄≤65岁，ECOG≤2分，梅奥2004分期Ⅰ期，NYHA分级1级，左室射血分数＞50%，收缩压＞90mmHg，eGFR＞30mL/min，无大量胸腔积液。预处理方案采用大剂量美法仑为主。

（二）化疗

（1）基于蛋白酶体抑制剂的方案：梅奥2004分期Ⅲ期患者可能更为适合该类治疗方案。联合方案：硼替佐米联合环磷酰胺、地塞米松（VCD方案），或硼替佐米联合美法仑、地塞米松（VMD方案）等。

（2）基于美法仑的化疗方案：美法仑联合地塞米松适用于各期的AL患者，但起效较慢。

（3）基于免疫调节剂的方案：沙利度胺或来那度胺联合地塞米松，或联合环磷酰胺和地塞米松对AL也具有较好的疗效。对于血清白蛋白＜25g/L的患者应谨慎使用免疫调节剂，同时接受严格的预防性抗凝。应注意来那度胺有可能升高AL患者的NT-proBNP。梅奥2004分期Ⅲ期的患者应当避免使用沙利度胺。

（三）新型药物

抗CD38单抗达雷妥尤单抗具有较高、较快的血液学以及器官缓解率，NCCN指南2024版推荐用于一线治疗，初治患者首选达雷妥尤单抗+VCD方案。

（四）支持治疗

针对合并心肾功能不全、凝血因子X缺乏的出血患者可予以对症支持治疗。

五、疗效标准

（一）血液学疗效

详见表5-6-3。

表5-6-3 AL的血液学疗效标准

血液学疗效	标准定义
完全缓解（CR）	血、尿免疫固定电泳阴性以及血清游离轻链（FLC）数值和比值正常
非常好的部分缓解（VGPR）	血清FLC差值（dFLC）下降到＜40mg/L
部分缓解（PR）	血清dFLC下降＞50%
疾病稳定（SD）	疗效未达到部分缓解和疾病进展标准

血液学疗效	标准定义
疾病进展（PD）	对于 CR 患者，新出现的单克隆免疫球蛋白或者血清游离轻链比值异常（受累的血清游离轻链水平须倍增）；对于 PR 患者，血清单克隆免疫球蛋白增加 ≥ 50% 并超过 5g/L，或者尿单克隆免疫球蛋白增加 ≥ 50% 并超过 200mg/d，或者受累血清游离轻链水平增加 ≥ 50% 并超过 100mg/L

注：以游离轻链评估疗效，基线须 ≥ 50mg/L；以血 M 蛋白评估，基线须 ≥ 5g/L。

（二）器官疗效

详见表 5-6-4。

表 5-6-4　AL 受累器官疗效标准

器官	疗效	标准定义
心脏	缓解	基线 NT-proBNP 水平 ≥ 650 ng/L 者，NT-proBNP 水平下降 > 30% 且绝对值下降 > 300ng/L，或基线 NYHA 分级 Ⅲ 或 Ⅵ级者的心功能改善 ≥ 2 个级别
	进展	NT-proBNP 水平增加 > 30% 且绝对值增加 > 300ng/L，或血清肌钙蛋白水平增加 ≥ 33%，或射血分数下降 ≥ 10%
肾脏	缓解	基线 24 小时尿蛋白 > 0.5g 患者，24 小时尿蛋白水平下降 > 50% 且绝对值下降 ≥ 0.5g，血清肌酐水平增加不超过 25% 或血清肌酐低于基线值
	进展	24 小时尿蛋白水平较基线增加 ≥ 50% 且绝对值增加 ≥ 1g，或血清肌酐水平增加 ≥ 25% 或肌酐清除率较基线下降 ≥ 25%
肝脏	缓解	碱性磷酸酶下降 ≥ 50% 和（或）经影像学评价的肝脏缩小 ≥ 2cm
	进展	碱性磷酸酶水平较最低值增加 ≥ 50%
周围神经	缓解	经肌电图或神经传导速度检测证实的神经改善
	进展	经肌电图或神经传导速度检测证实的神经病变进展

六、预后

AL 预后与心脏受累的程度密切相关。

【参考文献】

［1］ZHANG C，HUANG X，Li J. Light chain amyloidosis： where are the light chains from and how they play their pathogenic role［J］.Blood Rev，2017，31（4）：261-270.

［2］GERTZ M A.Immunoglobulin light chain amyloidosis：2014 update on diagnosis，prognosis， and treatment［J］.Am J Hematol，2014，89（12）：1132-1140.

［3］中国系统性轻链型淀粉样变性协作组，国家肾脏疾病临床医学研究中心，国家血液系统疾病临床医学研究中心 . 系统性轻链型淀粉样变性诊断和治疗指南（2021 年修订）［J］. 中华医学杂志，2021，101（22）：1646-1656.

［4］GERTZ M A.Immunoglobulin light chain amyloidosis： 2020 update on diagnosis，prognosis，and treatment［J］.Am J Hematol，2020，95（7）：848-854.

【参考指南】

NCCN Guidelines：Systemic light chain amyloidosis（2022，Version 2）.

（吴顺泉 许贞书 战 榕）

第七节　POEMS 综合征

一、概述

POEMS 综合征是一种可累及多个系统罕见的单克隆浆细胞疾病，主要表现为多发性神经病变（polyneuropathy，P）、脏器肿大（organomegaly，O）、内分泌病变（endocrinopathy，E）、M 蛋白（M-protein，M）和皮肤改变（skin changes，S）。

二、诊断和鉴别诊断

（一）临床表现

（1）多发性周围神经病：往往表现为对称性的四肢感觉和（或）运动性周围神经病，由远端逐步向近端进展。

（2）脏器肿大：包括肝大、脾大或淋巴结肿大，淋巴结活检常提示为 Castleman 病。

（3）内分泌异常：性激素低下最为常见，表现为男性睾酮水平低下、乳房发育。部分患者出现泌乳素升高、糖尿病和甲状腺功能减退常见。

（4）皮肤改变：可表现为皮肤颜色加深、皮肤肾小球样血管瘤、白甲、多血质、多毛症和手足发绀等。

（5）循环外水负荷增加：包括肢体水肿、腹水、胸腔积液、心包积液、视乳头水肿等。

（6）硬化性骨病：是 POEMS 综合征的重要临床表现，可表现为骨痛，亦可无临床症状。骨骼 CT 检查可以显著提高硬化性骨病的检出率，影像学上可以表现为单纯骨骼硬化或硬化和溶骨混合病灶，或者单纯溶骨性改变。

（7）红细胞增多和（或）血小板增多。

（8）肺动脉高压：33%~48%的患者可出现肺动脉高压，表现为活动耐量减低、低氧血症等，肺动脉高压的发生与水肿、胸腔积液、腹水密切相关。

（9）脑梗死：5%~10%的患者可出现脑梗死，可能与疾病的高凝状态相关。

（二）实验室检查

1. 血液学评估

血清蛋白电泳、血/尿免疫固定电泳、血清游离轻链，骨髓穿刺活检。

2. VEGF 检测

选择血清或者血浆进行血浆血管内皮生长因子（VEGF）测定，血清 VEGF 水平 > 1200pg/mL 时，诊断 POEMS 综合征的特异度和灵敏度分别为 90.2% 和 83.7%。血清 VEGF 的缓解水平与患者的无进展生存相关。

3. 组织器官评估

（1）完善肌电图和神经传导速度，必要时行神经活检。

（2）胸部、腹部、盆腔CT评估是否存在肝脾肿大、淋巴结肿大、胸腔积液、腹水。

（3）睾酮、雌二醇、促黄体生成素、卵泡刺激素、糖化血红蛋白、促甲状腺激素、甲状旁腺素、催乳素、血皮质醇、促肾上腺皮质激素等。

（4）全身低剂量骨窗CT或PET-CT。

（5）眼底检查。

（6）肺功能、心脏超声。

（三）诊断标准

POEMS的诊断标准详见表5-7-1，诊断POEMS综合征需要满足2条强制性标准、1条主要标准以及2条次要标准，诊断流程见图5-7-1。

表 5-7-1　POEMS 的诊断标准

强制性主要标准（2条均满足）
多发性周围神经病
单克隆浆细胞增殖（M蛋白或浆细胞瘤）
主要标准（满足至少1条）
血清VEGF升高
卡斯尔曼病
硬化性骨病
次要标准（满足至少1条）
内分泌病变（单纯的甲状腺功能减低或2型糖尿病不足以作为诊断标准）
皮肤改变（包括皮肤变黑、毳毛增多、皮肤粗糙、血管瘤、白甲）
器官肿大（肝大、脾大或淋巴结肿大）
视乳头水肿
肢体水肿或浆膜腔积液
红细胞增多或血小板增多症

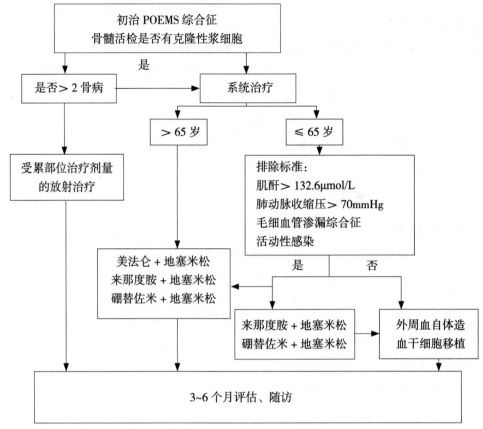

图 5-7-1　初诊 POEMS 综合征诊断流程图

（四）鉴别诊断

（1）其他周围神经病变：尤其是与慢性炎性脱髓鞘性多发性神经根神经病（chronic inflammatory demyelinating polyneuropathy，CIDP）相鉴别。临床表现、血清 VEGF 水平、神经传导速度、肌电图和神经活检有助于两者区分。与 CIDP 不同，POEMS 综合征中段神经传导速度减慢较远端更为突出，传导阻滞相对少见，轴突损失更为显著。

（2）其他浆细胞疾病相鉴别，如多发性骨髓瘤多见溶骨性病变而非硬化性骨病，且多伴有贫血、高钙血症、肾功能不全等；原发性轻链型淀粉样变除周围神经病外，多有限制性心肌病和蛋白尿等表现，组织活检提示刚果红染色阳性。

三、治疗

（一）抗浆细胞治疗

1. 放射治疗

适用于无克隆骨髓浆细胞的孤立性骨病变（<3 个部位）患者。

2. 外周血自体造血干细胞移植

对于年龄 ≤ 65 岁、无器官功能衰竭、严重肺动脉高压及大量浆膜腔积液的患者，首选外周血自体造血干细胞移植。因 POEMS 综合征患者的肿瘤负荷低，移植前可不进行诱导化疗，但是短程诱导治疗例如免疫调节剂（来那度胺、硼替佐米等）联合地塞米松的方案可有助于减少移植并发症（如植入综合征等）。

3. 化疗

对于年龄 > 65 岁、一般情况较差或者不愿意接受自体移植的患者，可采用基于美法仑、免疫调节剂或硼替佐米的治疗。

（1）美法仑 + 地塞米松：美法仑 10mg/m² + 地塞米松 40mg，第 1 至第 4 日，每 28 日 1 个疗程。

（2）免疫调节剂：来那度胺 10~25mg 第 1~21 日 + 地塞米松 40 mg，第 1、8、15、22 日，每 28 日为 1 个疗程。以沙利度胺为基础的治疗方案因潜在的神经系统毒性暂不推荐作为一线方案。

（3）硼替佐米：硼替佐米 1.3 mg/m² 第 1、4、8、11 日，+ 地塞米松 20 mg 第 1 至第 2 日、第 4 至第 5 日、第 8 至第 9 日、第 11 至第 12 日，± 环磷酰胺 300mg/m² 第 1、8、15 日，每 21 日为 1 个疗程。但使用硼替佐米治疗时可能会加重神经病变，一般不推荐作为一线方案。

（二）对症支持治疗

物理治疗及运动有利于 POEMS 综合征多发性神经病变的改善；应为焦虑或抑郁的患者提供积极的心理咨询；利尿治疗循环外水负荷增加者，甲状腺功能或肾上腺功能低下患者行激素替代治疗。

四、疗效标准

详见表 5-7-2。

表 5-7-2　POEMS 疗效评估标准

参 数	可评估	完全缓解（CR）	改 善	进 展
血浆 VEGF	> 2 倍正常值上限	正常	基线值下降 50% 以上	最低值升高 > 50%
血液学	VGPR：M 蛋白 > 0.5 g/dl，PR：M 蛋白 > 1.0g/dl，IgA 型 IgA 量可替代 M 蛋白	血 + 尿免疫固定电泳阴性	基线值下降 50% 以上	最低值升高 > 25%，且 > 0.5g/dL

参 数	可评估	完全缓解（CR）	改 善	进 展
PET-CT	至少一个病灶SUV值升高	无FDG摄取	SUVmax总和下降50%以上	SUVmax总和从最低水平增加30%，且最低水平必须至少为4 SUVmax或出现新的FDG摄取病变
改良神经受损评分	所有患者		基线值下降＞15%（最低10分）	最低值增加＞15%（最低10分）
腹水/积液/水肿	存在	消失	基线值改善1个CTCAE级别	从最低级别恶化1个CTCAE级别
超声心动图右心室收缩压	≥40 mmHg		＜40mmHg	
视乳头水肿	存在		存在	恶化1个CTCAE级别
CO弥散功能	＜70%预计值	≥70%预计值		恶化1个CTCAE级别

五、预后

随着新药和移植的应用，POEMS综合征患者的中位生存期约为14年。无年龄（＞50岁）、肺动脉高压、胸腔积液及eGFR[＜30 mL/（min·1.73m^2）]危险因素的患者5年生存率约为98%，≥2个危险因素或有肾功能严重受损的患者5年生存率约为67%。

【参考文献】

［1］DISPENZIERI A. POEMS Syndrome：2019 Update on diagnosis，risk-stratification，and management［J］.Am J Hematol，2019：94（7）：812-827.

［2］沈悌，赵永强.血液病诊断及疗效标准［M］.4版.北京：科学出版社，2018.

［3］WANG C，HUANG X F，CAI Q Q，et al. Prognostic study for overall survival in patients with newly diagnosed POEMS syndrome［J］.Leukemia. 2017，31（1）：100-106.

［4］管宇宙，牛婧雯.POEMS综合征的诊断和治疗［J］.中华神经科杂志，2023，56（4）：448-452

【参考指南】

NCCN Guidelines：Multiple Myeloma（2021，Version 2）.

（吴顺泉　许贞书　战　榕）

第八节　朗格汉斯细胞组织细胞增生症

一、概述

朗格汉斯细胞组织细胞增生症（Langerhans cell histiocytosis，LCH）是一种罕见的组织细胞肿瘤，目前认为是一种以 MAPIC 信号通路激活为主要特征的克隆性血液系统肿瘤，属于炎性髓系肿瘤。LCH 由朗格汉斯样组织细胞在全身各组织中浸润，从而产生一系列脏器损害。LCH 根据受累部位的不同分为单系统受累和多系统受累，单系统受累又根据病灶数量的不同分为单系统单病灶和单系统多病灶。异质性强、起源于骨髓的朗格汉斯细胞增殖并含有成熟嗜酸性细胞的组织细胞增殖性疾病。

二、诊断和鉴别诊断

（一）临床表现

LCH 可累及全身各个系统，常见累及部位为骨（50%~70%）、肺（30%~60%）、内分泌（20%~50%）及皮肤（20%~40%），有肝、脾及骨骼受累的 LCH 被称为高危 LCH。LCH 多见于儿童，临床表现具有多样性，易造成误诊、漏诊。临床表现包括发热、皮疹、骨破坏、中枢性尿崩症、呼吸道症状、生长发育异常可有肝脾肿大、淋巴结肿大、血细胞减少、骨骼损害。最常见的受累部位为颅骨，其次是脊柱、四肢、骨盆和肋骨。

（二）实验室检查

（1）血常规：以不同程度贫血多见，合并血液系统受累或脾受累可出现两系或三系血细胞减少。

（2）血液生化：肝脏受累时可表现为肝功能异常和高胆红素血症，严重时可出现类似肝硬化的异常表现。尿崩患者可有血钠升高，尿液渗透压低于血浆渗透压。

（3）炎症指标：血沉增快和 C 反应蛋白（CRP）升高可能反映出疾病的活动性。

（4）内分泌指标：常见生长激素（GHD）、性激素、促肾上腺皮质激素（ACTH）和促甲状腺激素（TSH）缺乏。

（5）骨质评价：首选 X 线片和 CT（如全身低剂量 CT）检查，可见全身骨质溶骨性破坏；MRI 和 PET — CT 优势在于可同时发现骨质外病变，并且对治疗效果进行评价。

（6）肺部检查：早期表现主要为肺间质病变，肺部弥漫性网状或点网状阴影，局限或颗粒状阴影，类似于粟粒性肺结核。严重病例可见肺气肿或蜂窝状肺囊肿、纵隔气肿、气胸或皮下气肿，支气管肺泡灌洗液中 CD1a+ 细胞＞5% 支持诊断。

（7）其他：B 超检查颈部甲状腺肿物和腹腔脏器，颅内病变，尤其是垂体情况适合采用 MRI，PET-CT 有助于评价疾病全身受累范围。

（三）诊断标准

病理诊断是 LCH 诊断的金标准，包括 LCH 典型病理表现和免疫组化检查：CD68、CD1a、S100 及 langerin（CD207）均为阳性，其中 CD1a 和 Langerin 是确诊 LCH 所必需的。电子显微镜中的诊断性标志是 Birbeck 颗粒。它是一种长 200~400nm、宽 33nm 的细胞质结构，具有网球拍形状和拉链样外观。约 50% 的 LCH 患者存在 *BRAFV600E* 基因突变。

病理可见大量朗格罕斯细胞浸润，同时还有嗜酸性粒细胞、巨噬细胞、淋巴细胞等不同程度增生、免疫组化染色。

（四）鉴别诊断

（1）Erdheim-Chester 病（ECD）：是一种罕见的非朗格汉斯细胞组织细胞增生症，病理是鉴别诊断的金标准。ECD 病变组织中 CD1a、CD207 均为阴性，同时电镜下无 LCH 特征性的 Birbeck 颗粒。

（2）未定类树突细胞肿瘤：是一种罕见的起源于朗格汉斯细胞的前体细胞肿瘤，其 CD1a 可以为阳性，但 CD207 为阴性，同时电镜下无 LCH 特征性的 Birbeck 颗粒。

（3）诊疗流程见图 5-8-1。

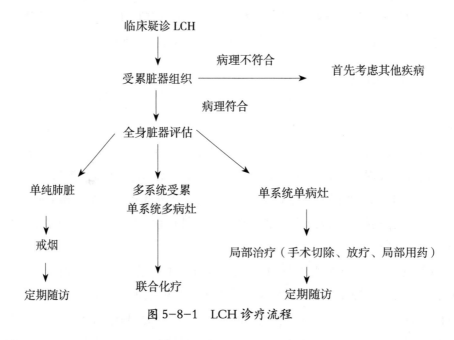

图 5-8-1　LCH 诊疗流程

三、治疗

（1）根据受累部位的不同，成人 LCH 的治疗方式也不同。目前尚无推荐的标准治疗模式。大部分孤立性病灶可采用局部治疗，而单系统多病灶或多系统 LCH 需要系统治疗。单系统单病灶，如原发性肺 LCH 与吸烟密切相关，大部分患者通过戒烟可以缓解症状，单独垂体 LCH 放疗部分患者有效。皮肤、骨淋巴结及胃肠道等部位的病灶可直接通过诊断性活检或手术切除。对不适合手术切除的部位，可采用局部治疗、局部放疗。对中、高风险的骨病变和复发 / 难治性单系统单病灶 LCH 通常采用系统治疗。

（2）单系统多病灶及多系统受累需要进行系统治疗，目前尚无推荐的治疗共识，主要治疗包括化疗、免疫调节治疗、靶向治疗及移植治疗。

化疗：成人 LCH 推荐阿糖胞苷或克拉曲滨作为一线化疗方案，R/R 可考虑氯法拉滨作为挽救性治疗。

免疫调节剂：沙利度胺、来那度胺。

（3）靶向治疗：丝裂原活化白细胞外信号调节激酶（MEK）抑制剂可对存在 *MAP2KI* 突变患者使用。存在 *BRAFV600E* 突变患者可以选用 BRAF 抑制剂维莫非尼（vemurafenib）治疗。

（4）一般治疗：以对症治疗为主。如有中枢性尿崩患者，对症使用醋酸去氨加压素控制尿量；垂体 – 下丘脑受累导致的内分泌指标改变，可行相应的替代治疗；气胸患者应对症行胸腔闭式引流。

参考文献

［1］段明辉，韩潇，李剑，等 . 17 例成人朗格汉斯细胞组织细胞增生症患者放射治疗的疗效分析［J］. 中华血液学杂志，2013，34（6）：482-484.

［2］Hervier B，Haroche J，Arnaud L，et al. Association of both Langerhans cell histiocytosis and Erdheim-Chester disease linked to the *BRAFV600E* mutation［J］. Blood，2014，124（7）：1119-1126.

［3］Hutter C，Minkov M. Insights into the pathogenesis of Langerhans cell histiocytosis：the development of targeted therapies［J］.Immunotargets Ther，2016，5：81-91.

［4］Emile JF，Abla O，Fraitag S，et al. Revised classification of histiocytoses and neoplasms of the macrophage-dendritic cell lineages［J］.Blood，2016，127（22）：2672-2681.

［5］沈悌，赵永强 . 血液病诊断及疗效标准［M］. 4 版 . 北京：科学出版社，2018.

［6］胡晓丽，等 . 朗格汉斯细胞组织细胞增生症病理诊断专家共识［J］. 中华病理学杂志，2022,51（8）：696-700.

［7］戴佳雯，曹欣欣 . 成人朗格汉斯组织细胞增生症的治疗进展［J］. 中华内科杂志，2023,62（1）：97-102.

（吴顺泉　许贞书　战榕）

附件 3　SMM、aMM 诊断标准

详见附表 4。

附表 4　SMM、aMM 诊断标准

诊断	诊断标准
SMM	血清 M 蛋白 >30/L 或 24 小时尿轻链 >0.5g 或骨髓单克隆浆细胞比例 >10% 和 / 或组织活检证明为浆细胞瘤，且无 "SLiM" " CRAB"
aMM	骨髓单克隆浆细胞比例 >10% 和 / 或组织活检证明为浆细胞瘤，且有 SLiMCRAB 特征之一

附件 4　诊断检测项目

详见附表 5。

附表 5　MM诊断检测项目

项目		具体内容
基本检查项目	血液检查	常规、肝肾功能（包括白蛋白、乳酸脱氢酶，尿酸）、电解质（包括钙离子）、凝血功能、血清蛋白电泳（包括 M 蛋白含量）、免疫固定电泳（必要时加做 IgD）、β_2 微球蛋白、C 反应蛋白、外周血涂片（浆细胞百分数）、血清免疫球蛋白定量（包括轻链）
	尿液检查	尿常规、蛋白电泳、尿免疫固定电泳、24 小时尿轻链
	骨髓检查	骨髓细胞学涂片分类、骨髓活检 + 免疫组化（骨髓免疫组化建议应包括针对如下分子的抗体：CD19、CD20、CD38、CD56、CD138、κ 轻链、λ 轻链）
	影像学检查	全身 X 线片，包括头颅、骨盆、四肢骨、全脊柱（包括胸椎、腰骶椎、颈椎）
	其他检查	胸部 CT、心电图、腹部 B 超
对诊断或预后分层有价值的项目	血液检查	血清游离轻链 心功能不全及怀疑合并心脏淀粉样变性或者轻链沉积病患者，检测心肌酶谱、肌钙蛋白、B 型钠尿肽或 N 末端 B 型利钠肽原
	尿液检查	24 小时尿蛋白谱（多发性骨髓瘤肾病及怀疑淀粉样变者）
	骨髓检查	流式细胞术（建议抗体标记采用 4 色以上，应包括针对如下分子的抗体：CD19、CD38、CD45、CD56、CD20、CD138、κ 轻链、λ 轻链；有条件的单位加做 CD27、CD28、CD81、CD117、CD200、CD269 等的抗体，建议临床研究时开展） 荧光原位杂交（建议 CD138 磁珠分选骨髓瘤细胞或行胞浆免疫球蛋白染色以区别浆细胞），检测位点建议包括：IgH 易位、$17p^-$（$p53$ 缺失）、$13q14$ 缺失、$1q21$ 扩增；若 FISH 检测 IgH 易位阳性，则进一步检测 $t（4;14）$、$t（11;14）$、$t（14;16）$、$t（14;20）$ 等

续表

项 目	具体内容
影像学检查	局部或全身低剂量 CT 或全身或局部 MRI（包括颈椎、胸椎、腰骶椎、头颅）、PET-CT
其他检查	怀疑淀粉样变性者，需行腹壁皮下脂肪、骨髓或受累器官活检，并行刚果红染色。怀疑心功能不全及怀疑合并心脏淀粉样变性者，需行超声心动图检查，有条件可行心脏核磁共振检查

附件 5　MM 疗效评估检测项目

详见附表 6。

附表 6　MM 疗效评估检测项目

		初次治疗	每周期评估	3~4 疗程后（移植前）	ASCT 后 100 天	维持治疗（门诊）	复发
血标本	血常规 + 手工分类	√	√	√	√	√	√
	生化全套	√	√	√	√	肝肾功能、电解质	√
	凝血功能	√	√	√	√		√
	肿瘤标志物	√					
	糖基化血红蛋白	√					√
	骨质疏松 5 项目	√	2 周期	√	√	√	√
	T、B 细胞亚群	√	√	√	√	√	√
	免疫球蛋白定量	√	√	√	√	√	√
	β_2 微球蛋白	√					√
	SIFE	√	√	√	√	√	√
	输血前普查	√					
	EBV+CMV DNA	√					√

续表

			初次治疗	每周期评估	3~4疗程后（移植前）	ASCT后100天	维持治疗（门诊）	复发
血标本	怀疑合并心脏淀粉样变	NT-proBNP	√	√	√	√	√	√
		cTnT	√	√	√	√	√	√
		SPEP	√	√	√	√	√	√
		sFLC	√	√	√	√	√	√
		血清白蛋白	√	√	√	√	√	√
尿液标本		尿常规	√	√	√	√		√
		UIFE	√	√	√	√	√	√
		UPEP	√	√	√	√	√	√
		24小时尿蛋白定量	√	√	√	√	√	√
骨髓标本		骨髓常规	√		√	√	√（VGPR以上6~12个月）	√
		骨髓病理	√		√	√		√
		骨髓流式免疫分型	√					
		骨髓流式MRD（二代流式）			√（VGPR以上）	√	√（VGPR以上6~12个月）	√
		MM FISH检测	√					√
		*TP53*突变	√					√
		粪常规+OB	√	√	√	√		√
检查项目		心电图	√	√	√	√	心脏淀粉样变时加做holter	√
		UCG	√	心脏淀粉样变时定期监测				√
		肺部CT	√					√

续表

		初次治疗	每周期评估	3~4 疗程后（移植前）	ASCT 后100 天	维持治疗（门诊）	复发
检查项目	全腹彩超	√					√
	肺功能			√			
	头颅 / 肋骨 / 颈胸腰椎 / 骨盆 X 片	√					
	全脊柱、骨盆 MR	√					
	骨密度	√		√	√		√
心脏淀粉样变	心脏 MR 平扫 + 增强	√					
存在 EMD	全身 PET-CT	√		√（可选择）	√（可选择）	√（可选择）	√
	全身低剂量 CT/MR	√		√（可选择）	√（可选择）		√

注：SIFE 为血清免疫固定电泳；UIFE 为尿免疫固定电泳；SPEP 为血清蛋白电泳；UPEP 为尿蛋白电泳；sFLC 为血清游离轻链；NT-proBNP 为 N- 末端前体脑钠肽；cTnT 为肌钙蛋白。

附件 6　MM 疗效评判标准

详见附表 7 。

附表 7　MM 疗效评判标准（一）

一、IMWG 疗效标准
1. 严格意义的完全缓解（sCR）
满足 CR 标准的基础上，加上 FLC 比值正常以及经免疫组化证实，骨髓中无克隆性浆细胞。骨髓克隆性浆细胞的定义为应用免疫组化方法检测，连续 2 次 κ/λ > 4 : 1 或 < 1 : 2（分别针对 κ 型和 λ 型患者，计数 ≥ 100 个浆细胞），若无骨髓病理，可以用敏感性达到 10^{-4} 多色流式细胞术监测骨髓标本无克隆浆细胞代替
2. 完全缓解（CR）
SIFE 和 UIFE 阴性，软组织浆细胞瘤消失，骨髓中浆细胞 < 5%；对仅依靠 sFLC 水平作为可测量病变的患者，除了满足以上 CR 标准外，还要求 sFLC 比值连续 2 次评估均恢复正常。应注意达雷妥尤单抗使用可能会干扰 IgG-κ 型的 CR 判定

3. 非常好的部分缓解（VGPR）	血清蛋白电泳检测不到 M 蛋白，但 SIFE 和 UIFE 仍阳性；或 M 蛋白降低 ≥ 90% 且尿 M 蛋白 < 100mg/24h；在仅依靠 sFLC 作为可测量病变的患者，除了满足以上 VGPR 标准外，还要求连续 2 次受累和非受累 sFLC 之间的差值缩小 > 90%
4. 部分缓解（PR）	①血清 M 蛋白减少 ≥ 50%，24h 尿 M 蛋白减少 ≥ 90% 或降至 < 200mg/24h；②若血清和尿中 M 蛋白无法检测，要求受累与非受累 sFLC 之间的差值缩小 ≥ 50%；③若血清和尿中 M 蛋白以及血清 FLC 都不可测定，且基线骨髓浆细胞比例 ≥ 30% 时，则要求骨髓内浆细胞数目减少 ≥ 50%；④除了上述标准外，若基线存在软组织浆细胞瘤，则要求可测量病变最大垂直径乘积之和（SPD）缩小 ≥ 50%。以上血清学和尿 M 蛋白指标均需连续 2 次评估，同时应无新的骨质病变发生或原有骨质病变进展的证据
5. 微小缓解（MR）（仅用于难治 / 复发 MM 评价）	血清 M 蛋白减少 25%~49% 并且 24 小时尿轻链减少 50%~89%。若基线存在软组织浆细胞瘤，则要求可测量病变 SPD 缩小 25%~49%。溶骨性病变数量和大小没有增加（可允许压缩性骨折的发生）
6. 疾病稳定（SD）	不符合 CR、VGPR、PR、MR 及 PD 标准，同时无新的骨质病变或原有骨质病变进展的证据
7. 疾病进展（PD）	符合下列 1 项即可（所有数据均与获得的最低数值相比）：①血清 M 蛋白升高 ≥ 25%（升高绝对值 ≥ 5g/L）或 M 蛋白增加 ≥ 10g/L（基线血清 M 蛋白 ≥ 50g/L 时）；②尿 M 蛋白升高 ≥ 25%（升高绝对值 ≥ 200mg/24h）；③若血清和尿 M 蛋白无法检出，则要求受累与非受累 sFLC 之间差值增加 ≥ 25%，且绝对值增加 >100mg/L；④若血清和尿中 M 蛋白以及 sFLC 都不可测定，则要求骨髓浆细胞比例升高 ≥ 25% 且绝对值增加 ≥ 10%；⑤出现新的软组织浆细胞瘤病变，原有 1 个以上可测量病变 SPD 从最低点增加 ≥ 50%；或原有 ≥ 1cm 病变的长轴增加 ≥ 50%；⑥循环浆细胞增加 ≥ 50%（在仅有循环中浆细胞作为可测量病变时应用，绝对值要求至少 200 个细胞/μL）
8. 临床复发	符合下列 1 项或多项：①出现新的骨病变或者软组织浆细胞瘤（骨质疏松性骨折除外）；②明确的（可测量病变 SPD 增加 50% 且绝对值 ≥ 1cm）已有的浆细胞瘤或骨病变增加；③高钙血症（> 2.75mmol/L）；④血红蛋白浓度下降 ≥ 20g/L（与治疗或非 MM 因素无关）；⑤从 MM 治疗开始，血肌酐上升 ≥ 176.8μmol/L（2 mg/dL）并且与 MM 相关；⑥血清 M 蛋白相关的综合征高黏滞
9.CR 后复发	符合下列选项之一：①免疫固定电泳证实血或尿 M 蛋白再次出现；②骨髓浆细胞比例 ≥ 5%；③出现以上 PD 的标准之一

二、IMWG MRD 疗效标准	
1. 持续 MRD 阴性	二代流式（NGF）或二代测序（NGS）检测骨髓 MRD 阴性并且影像学阴性，至少间隔 1 年的 2 次检测均为阴性。进一步的评估用 MRD 阴性持续时间描述，例如 "5 年 MRD 阴性"

2. 二代流式 MRD 阴性	应用 NGF 检测，骨髓无表型异常的克隆性浆细胞，流式采用 EuroFlow 标准操作规程，最低检测敏感度为 10^5 个有核细胞中可检测出 1 个克隆性浆细胞。8 色流式抗原组合为 cyκ、cyλ、CD19、CD27、CD138、CD45、CD56、CD38，最低敏感度为 10^{-5}
3. 二代测序 MRD 阴性	采用巢式 PCR 扩增结合 NGS 深度测序方法，检测患者全骨髓细胞中肿瘤浆细胞 *IgH*（VDJH）、*IgH*（DJH）或 *Ig-Kappa*（IGK）克隆性重排为阴性。最低检测敏感度为 10^5 个有核细胞中可检测出 1 个克隆性浆细胞
4. 原有影像学阳性的 MRD 阴性	要求 NGF 或 NGS 检测 MRD 为阴性，并且原有 PET-CT 上所有高代谢病灶消失，或者病灶标准摄取值（SUV）低于纵隔血池，或者低于周围正常组织的 SUV 值
5.MRD 阴性后复发	MRD 阴性转为阳性（NGF 或者 NGS 证实存在克隆性浆细胞，或影像学提示 MM 复发），固定电泳或蛋白电泳检测血清或尿中 M 蛋白再现，骨髓中克隆浆细胞 ≥ 5%，出现任何其他疾病进展的情况（例如新的浆细胞瘤、溶骨性破坏或者高钙血症）

附件 7　初治瓦尔登斯特伦巨球蛋白血症（WM）患者治疗推荐流程图

详见附图 1。

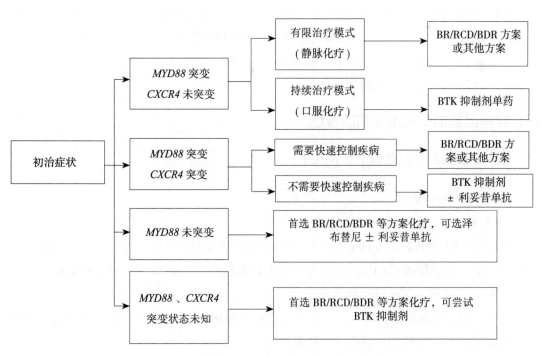

附图 1　初治 WM 患者治疗推荐流程

第六部分　造血干细胞移植

第一节　造血干细胞移植适应证

一、概述

造血干细胞移植的适应证主要有血液系统疾病和非血液系统疾病。血液系统疾病有急、慢性白血病，骨髓增生异常综合征，恶性淋巴瘤，原发性骨髓纤维化，多发性骨髓瘤等浆细胞恶性疾病；重型再生障碍性贫血、范科尼贫血、地中海贫血等。非血液系统疾病包括先天性免疫缺陷性疾病、自身免疫性疾病、神经母细胞瘤等其他实体肿瘤。

二、自体造血干细胞移植适应证

（一）多发性骨髓瘤

年龄＜65 岁（如体能好可到 70 岁）、临床状态 ECOG 评分＜2 分。

（二）恶性淋巴瘤

（1）年龄≤65 岁高度恶性非霍奇金淋巴瘤（如弥漫大 B 细胞淋巴瘤、套细胞淋巴瘤和外周 T 细胞淋巴瘤），复发或难治的患者经挽救化疗后获得再次缓解、部分缓解者。

（2）低度恶性非霍奇金淋巴瘤（如滤泡性淋巴瘤）复发或 CR2/CR3 期患者。

（3）霍奇金淋巴瘤复发难治性患者。

三、异基因造血干细胞移植适应证

（一）急性髓性白血病（非 APL）

1. AML（非 APL）

1）年龄≤60 岁

（1）在 CR1 期具有 allo-HSCT 指征：①按照 NCCN 分层标准处于预后中危组、高危组；②经过 2 个以上疗程达到 CR1；③由骨髓增生异常综合征（MDS）转化的 AML 或治疗相关的 AML；④按照 NCCN 分层标准处于预后良好组的患者，可根据强化治疗后微量残留病（MRD）的变化决定是否移植，如 2 个疗程巩固强化后 AML/ETO 下降不足 3log 或流式 MRD 仍阳性，或在强化治疗后由阴性转为阳性。

（2）≥CR2 期。

（3）未获得 CR 的 AML：难治及复发各种类型 AML，如果不能获得 CR，可以按个体化预处理方案进行挽救性 allo-HSCT。

2）年龄 > 60 岁

如果患者疾病符合上述条件，身体状况也符合 allo-HSCT 的条件，建议在有经验的单位进行 allo-HSCT 治疗。

2. 急性早幼粒细胞白血病（APL）

（1）APL 初始诱导失败。

（2）复发的 APL 患者，包括分子生物学复发（巩固治疗结束后 *PML/RARα* 连续两次阳性按复发处理）、细胞遗传学复发或血液学复发，经再诱导治疗后无论是否达到第 2 次血液学完全缓解，只要 PML/RARα 仍阳性，具有 allo-HSCT 指征。

（二）急性淋巴细胞白血病（ALL）

1. 年龄 > 14 岁

（1）在 CR1 期具有 allo-HSCT 指征：原则上推荐 15~60 岁所有 ALL 患者在 CR1 期进行 allo-HSCT，尤其诱导缓解后 8 周 MRD 未转阴或具有预后不良临床特征的 [年龄 > 35 岁，白细胞 $\geq 100 \times 10^9$/L，T 细胞型，白细胞 $\geq 30 \times 10^9$/L，B 细胞型；t（9；22）或复杂核型染色体] 患者应尽早移植。

（2）对于部分青少年患者如果采用了儿童化疗方案，移植指征参考儿童部分。

（3）$\geq$ CR2。

（4）挽救性移植：难治、复发的患者，可尝试性按个体化预处理方案进行 allo-HSCT，或考虑新的细胞免疫治疗（CART 等）临床试验 CR 后再桥接 allo-HSCT，建议在有经验的单位尝试性进行 allo-HSCT。

2. 年龄 $\leq$ 14 岁

（1）CR1 期患者的移植：推荐用于以下高危患者：①诱导缓解化疗 28~30 日达到血液学 CR 或 MRD > 1%；②达到 CR 但 12 周时微量残留病（MRD）仍 > 0.1%；③伴有 *MLL* 基因重排阳性，年龄 < 6 个月或起病时 WBC > 300×10^9/L；④伴有 Ph 染色体阳性的患者，尤其对泼尼松早期反应不好或 MRD 未达到 4~12 周均为阴性标准。

（2）$\geq$ CR2 期患者的移植：很早期复发及早期复发 ALL 患者，建议在 CR2 期进行 HSCT；所有 CR3 以上患者均具有移植指征。

（3）挽救性移植：对于难治、复发未缓解患者，可考虑新的细胞免疫治疗（CART）临床试验取得 CR 后再桥接 allo-HSCT，或建议在有经验的单位尝试性进行 allo-HSCT。

（三）慢性髓系白血病（CML）

（1）对于 TKI 治疗失败的慢性期患者，可根据患者的年龄和意愿考虑移植。

（2）对第二代酪氨酸激酶抑制剂（TKI）治疗反应欠佳、失败或不耐受的所有患者，可进行 allo-HSCT。

（3）BCR-ABL 基因 T315I 突变的患者，首选 allo-HSCT。

（4）加速期或急变期患者建议进行 allo-HSCT，移植前首选 TKI 治疗。

（四）骨髓增生异常综合征（MDS）

MDS 包括 MDS 及 MDS/ 骨髓增殖性肿瘤（MPN）〔慢性幼年型粒 – 单核细胞白血病（CMML）、不典型 CML、幼年型粒—单核细胞白血病（JMML）、 MDS/MPN 未分类〕。

（1）IPSS 评分中危Ⅱ及高危患者应尽早接受移植治疗。

（2）IPSS 低危或中危Ⅰ伴有严重中性粒细胞或血小板减少或输血依赖的患者。

（3）儿童 JMML 患者。

（五）原发性骨髓纤维化

IPSS 或动态 IPSS（DIPSS）评分中危Ⅱ和高危原发或继发性 MF 患者。

（六）多发性骨髓瘤

具有根治愿望的年轻患者，尤其具有高危遗传学核型的患者，如 $t(4; 14)$，$t(14; 16)$，$17p-$，或初次 auto-HSCT 后疾病进展需要挽救治疗的患者。

（七）再生障碍性贫血

（1）新诊断的重型再生障碍性贫血（SAA）：患者年龄 < 50 岁（包括儿童患者），病情为 SAA 或极重型 SAA(vSAA)具有 HLA 相合的同胞供者为首选，若无 HLA 全相合供者，亲缘单倍体供者也可作为一线选择；儿童 SAA 和 vSAA 患者，非血缘供者 ≥ 9/10 相合，HSCT 也可以作为一线选择。

（2）复发、难治性 SAA：①经免疫抑制治疗（IST）失败或复发，< 50 岁的 SAA 或 vSAA，有非血缘供者、单倍体相合供者具有移植指征，也可以尝试脐血移植；②经 IST 治疗失败或复发，年龄 50~60 岁，体能评分 ≤ 2，病情为 SAA 或 vSAA，有同胞相合供者或非血缘供者也可进行移植。

（3）输血依赖的非 SAA 患者，移植时机和适应证同 SAA。

（八）地中海贫血

适用于依赖输血的重型地中海贫血，如重型地中海贫血、重型血红蛋白 E 复合地中海贫血、重型血红蛋白 H 病等。一般建议尽量在患儿（2 ~ 6 岁）疾病进展到三级前接受 HSCT。

（九）范科尼贫血

在输血不多且并未转变为 MDS 或白血病时。

（十）其他移植适应证

如重症联合免疫缺陷综合征（SCID）等先天性缺陷、黏多糖贮积症等先天遗传代谢病等。

【参考文献】

[1] 黄晓军，吴德沛，刘代红.实用造血干细胞移植[M].2版.北京：人民卫生出版社，2019.

[2] ZHANG X H，CHEN J，HAN M Z，et al. The consensus from the Chinese society of hematology on indications，conditioning regimens and donor selection for allogeneic hematopoietic stem cell transplantation：2021 update [J]. J Hematol Oncol，2021，14（1）：145.

（元小红　李乃农）

第二节 外周血造血干细胞采集术

一、概述

外周血造血干细胞采集术适用范围为接受造血干细胞移植的患者及健康供者。

二、患者自体外周血造血干细胞的动员与采集

（一）疾病状态评估

患者评估病情，疾病获得完全缓解或者疾病负荷低，满足干细胞采集条件。

（二）知情同意

充分告知病情及治疗风险，患者及家属签署知情同意书后方可进行采集前准备。

（三）外周血干细胞动员

目前我国临床常用的动员方案包括大剂量化疗、单用粒细胞集落刺激因子（G–CSF）、G–CSF 联合化疗，此外尚有许多临床研究仍在进行中。

（四）采集时机的选择

应用 G–CSF 后每日监测血常规与 CD34 水平，WBC 升高 $\geqslant 4 \times 10^9$/L 时结合外周血手工分类的单个核细胞及 CD34 细胞比例进行采集时机判断。

（五）采集前准备

联系采集医师确认采集时间；评估患者外周血管是否满足采集要求，必要时提前安排置管；提前准备采集所需液体及钾液和钙剂；确保采集当日血小板满足采集要求，PLT $\leqslant 30 \times 10^9$/L 时，提前输注血小板。

（六）采集当日

提前注射动员剂，根据当日血常规结果调整采集参数，根据患者身高、体重计算血容量，一般采集处理总量为 3 倍血容量。

（七）采集细胞数

采集物送检，计算单个核及 CD34 细胞数。一般要求单个核细胞数量 5×10^8/kg，CD34 细胞在 2×10^6/kg 以上。

三、正常供者造血干细胞的动员和采集

（一）知情同意

充分告知采集风险，供者及家属签署知情同意书后方可进行采集前准备。

（二）采集供者病史

确认供者符合干细胞捐赠条件。

（三）供者体检

动员前进行充分的体格检查及全身主要脏器功能的评估。包括：骨髓穿刺、血生化、尿粪常规、血型、凝血、免疫学、病毒学、影像学检查。

（四）干细胞动员

患者移植前 4 天开始供者动员，动员剂用 G-CSF 5~10μg/kg（一般总量不超 600 μg），皮下注射，每日 1 次。

（五）采集时机

动员第 5 日（即移植第 0 天）为采集时间。G-CSF 注射时间为早晨 6 点，9 点开始采集，当日若细胞数量不足，当日晚上及次日早晨各注射一次 G-CSF，必要时可加用 GM-CSF。确保第 6 日继续采集干细胞事宜及所需细胞数目。

（六）采集前准备

联系采集医师确认采集时间；评估患者外周血管是否满足采集要求，必要时提前安排置管；提前准备采集所需液体及钾液和钙剂；根据当日血常规结果调整采集参数，根据供者身高、体重计算血容量，一般采集处理总量为 3 倍血容量。

（七）采集细胞数

采集物送检 CD34、干细胞培养、免疫细胞亚群等检查。一般采集目标单个核细胞数 $\geq 5 \times 10^8$/kg（受者体重）， CD34 细胞 $\geq 2 \times 10^6$/kg（受者体重）。

四、外周血造血干细胞的动员和采集流程

外周血造血干细胞的动员和采集流程，见图 6-2-1。

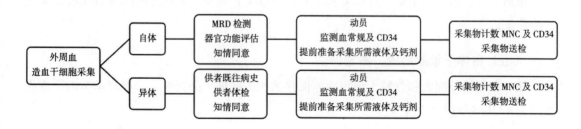

图 6-2-1　外周血造血干细胞的动员和采集流程

（杨　婷　陈志哲）

第三节　自体造血干细胞移植

一、概述

自体造血干细胞移植（Auto-HSCT）实质为自体造血干细胞支持下超大剂量化疗，以期最大限度消灭肿瘤细胞。根据前述的恶性血液病自体造血干细胞移植的适应证，确立自体造血干细胞移植的一般诊疗标准流程，确保诊疗的正确性和规范性。

二、诊疗标准和诊疗要点

诊断依据主要是 *EBMT handbook*，*Haematopoietic Stem Cell Transplantation* 及 *Thomas Hamatopoietic Cell Transplantation*。

三、自体造血干细胞移植前评估

进行仔细的移植前讨论，核实诊断、适应证与禁忌证，并再度核实患者及家属意见，对患者进行详细病史采集及体检。

（一）核实诊断及诊疗史

包括病理、细胞遗传学、分子标记、疾病进程以及髓外疾病的部位等，最好有确诊时的病理及骨髓标本。原有疾病治疗史包括化疗方案及治疗反应等，注意有无放射治疗史。

（二）其他疾病史及输血史和过敏史

了解既往有无心脏、肺脏、肝脏、肾脏、神经精神类疾病及疱疹、水痘等病史，以及是否有输血史和药物过敏或易感史。

（三）体能评分

采用 Karnofsky 评分或是 ECOG 评分。

（四）生育情况评估及是否储备

包括女性患者的怀孕史、月经史及是否有后续生育需要，男性患者病变有无侵犯睾丸及治疗史。

（五）自体干细胞质量、数量评估

核对和复检外周血和骨髓干细胞冷冻保存的相关数据（必要时），静息动员的干细胞可以为 4℃ 保存的干细胞悬液。

（六）移植前全面体检评估

1. 患者检查计划

（1）常规检查：血常规、血型、尿常规、粪常规 +OB。

（2）骨髓：①骨髓形态学分类；②骨髓病理活检；③染色体核型（必要时行荧光原位免疫杂交）；④MRD检测。

（3）溶血全套：血浆游离血红蛋白、结合珠蛋白、血红蛋白 A_2、血红蛋白F测定、Ham试验、库姆试验。

（4）生化：①肝肾功能；②电解质六项；③乳酸脱氢酶及同工酶；④心肌酶谱；⑤血脂全套；⑥铁四项、铁蛋白；⑦β_2-MG；⑧24小时内生肌酐清除率；⑨内分泌功能，包括甲状腺功能，糖耐量，激素四项。

（5）凝血八项、T-SPOT。

（6）免疫学：①循环免疫复合物、抗核抗体；②ENA抗体谱；③风湿三项：补体、类风湿因子和抗链球菌溶血素、C反应蛋白；④免疫球蛋白定量；⑤免疫细胞亚群；⑥病毒全项；⑦巨细胞病毒（CMV）DNA-PCR，EB病毒（EBV）DNA-PCR；⑧肝炎全项：乙肝两对半、甲肝抗体、丙肝抗体，若抗原（+），则需进一步查相应HBV-DNA或HCV-RNA；⑨免疫缺陷病毒抗体；⑩梅毒螺旋体抗体。

（7）特殊检查：头部、胸部、腹部CT，腹部B超，心电图，动态心电图（holter），肺功能，血气分析，心脏彩超。

（8）多部位细菌、真菌培养（咽、鼻腔和肛周）。

2. 多学科会诊

分别去眼科、耳鼻喉科、口腔科和肛肠科会诊（尽早清除感染病灶）。戴避孕环的女患者应提早将环取下。移植中心进行常规心理评估，必要时进行干预。

3. 制定移植计划和签署知情同意书

外周血干细胞采集同意书签字，移植日程表（确认细胞数、采集物MRD、冰箱放置位置、拟回输时间）、移植同意书签字。

四、治疗方案

（一）预处理方案

（1）淋巴瘤BEAM［BCNU 300mg/m²；VP-16 150~200mg/m²，使用4日；Ara-C 200~400mg/m²，使用4天；美法仑（Mel）140mg/m²］.

（2）骨髓瘤（Mel 140~200mg/m²），建议串联移植。

（3）入组临床试验的按临床试验方案

（二）肝静脉闭塞病（hepatic venous occlusive disease，HVOD）的预防

（1）低分子肝素皮下注射，每日1次，自预处理第一日开始，Plt<50×10⁹/L时停用。

（2）熊去氧胆酸12 mg/（kg·d），分两次餐中口服，预处理前两周到处理后90日。

（三）耶氏肺孢子菌病的预防

复方磺胺甲噁唑（SMZco），每次 2 片，每日 2 次，连用 5 日，择床吃，出仓后每周服用两日，至移植后半年。

（四）单纯疱疹病毒的预防

阿昔洛韦 0.25 每 8 小时 1 次，移植前一日起。

（五）自体造血干细胞输注

（1）冻存细胞经 37℃水浴箱快速解冻，每袋细胞在 10 分钟内快速输注。

（2）回输中观测患者生命体征。造血干细胞输注时需预防与二甲基亚砜（DMSO）输注相关的并发症，如应用苯海拉明、糖皮质激素预防 DMSO 的过敏反应。

（3）输注前骨髓检查：形态学、免疫学、分子生物 / 细胞遗传学和 MRD。

（4）回输物检测：CD34+ 细胞计数、干细胞培养、淋巴细胞亚群。

五、疗效评价

移植后需要定期随访和实验室检查评估患者疾病状态，主要项目如下。

（一）造血指标

定期复查血常规、骨髓形态学、干细胞培养。

（二）免疫功能

定期复查淋巴细胞亚群、细胞因子、免疫球蛋白定量。

（三）微量残留病

包括骨髓形态学、分子遗传学、M 蛋白、β_2-MG。

（四）感染评估

定期进行影像学、超声检查，必要时行肺功能检查和血气分析。病原学检查如下：

（1）病毒：肝炎病毒免疫、CMV–DNA、EBV–DNA、HSV–Ig、HIV–Ig。

（2）真菌：血培养、G 试验、GM 试验。

（3）细菌：血培养、可疑部位培养。

（五）生化指标

定期检查电解质、肝肾心功能、血脂、血糖、铁代谢。

（六）其他评估

定期检测原癌 / 抑癌基因、超声波、MRI 等，监测第二肿瘤的发生。

【参考文献】

［1］中华医学会血液学分会浆细胞疾病学组，中国医师协会多发性骨髓瘤专业委员会. 中国多发性骨髓瘤自体造血干细胞移植指南（2021）［J］. 中华血液学杂志，2021，42（5）：353-357.

［2］中华医学会血液学分会，中国临床肿瘤学会（CSCO）抗淋巴瘤联盟. 淋巴瘤自体造血干细胞动员和采集中国专家共识（2020）［J］. 中华血液学杂志，2020，41（12）：979-983.

（李晓帆）

第四节　全相合及单倍体造血干细胞移植

一、概述

异基因造血干细胞移植（allo-HSCT）根据人白细胞抗原（HLA）配型相合程度分为：HLA 相合（全相合）造血干细胞移植和不全相合（或单倍体）造血干细胞移植。

二、全相合及单倍体造血干细胞移植适应证

（一）血液系统恶性疾病

各种急性和慢性白血病、骨髓增生异常综合征、恶性组织细胞病、淋巴瘤等。

（二）血液系统非恶性疾病

再生障碍性贫血、阵发性睡眠性血红蛋白尿、重型地中海贫血等、范科尼贫血等。

（三）其他非血液系统恶性疾病

神经母细胞瘤。

三、移植前准备

（一）供者准备

（1）供者选择：供受者行 HLA 位点、KIR 基因型、PRA、DSA、C1q 检测。

（2）供者评估：知情同意、病史采集及体格检查。

（3）供者干细胞动员与采集：动员期间需每日检测外周血单个核细胞比例和 CD34+ 细胞比例，待动员第 4~5 天可进行干细胞采集。采集目标是外周血单个核细胞数 $> 2 \times 10^8$/kg（受者体重）和 CD34+ 细胞 $> 2 \times 10^6$/kg（受者体重），以保证快速而稳定的造血重建。采集后外周血干细胞应尽快回输到受者体内，或低温保存短暂时间后再回输。

（二）受者准备

（1）移植术前讨论：核实病史、诊断、明确适应证，排除禁忌证，签署知情同意书。

（2）相关科室会诊：眼科、耳鼻喉科、口腔科、肛肠科、皮肤科、妇产科（女）。

（3）病情评估：骨髓穿刺、血生化、尿粪常规、血型、凝血、免疫学、病毒学、影像学检查。

四、预处理方案

常用的预处理方法包括全身照射、细胞毒性药物和免疫抑制药物。根据预处理的强度可分为清髓性预处理和非清髓性预处理［减低剂量预处理（RIC）］。allo-HSCT 常用的预处理方案见表 6-4-1。

表 6-4-1 allo-HSCT 常用预处理方案

预处理方案	药物名称及总剂量	使用时间	适用类型
经典 CTX/TBI	Cy 120mg/kg	移植前 6 ~ 5 日	allo-HSCT
	分次 TBI 12 ~ 14Gy	移植前 3 ~ 1 日	
经典 Bu/CTX	Bu 16mg/kg（口服）或 12.8mg/kg（静脉滴注）	移植前 7 ~ 4 日	allo-HSCT
	Cy 120mg/kg	移植前 3 ~ 2 日	
改良 BuCTX+ATG	Ara-C 4 ~ 8g/m²	移植前 10 ~ 9 日	URD、CBT、HID-HSCT
	Bu 9.6g/m²（静脉）	移植前 8 ~ 7 日	
	CTX 3.6g/m2	移植前 5 ~ 4 日	
	ATG 10mg/kg	移植前 5 ~ 2 日	
	或 ATG-F 40mg/kg	移植前 5 ~ 2 日	
RIC Flu/Mel	Flu 150mg/m²	移植前 7 ~ 3 日	allo-HSCT
	Mel 140mg/m²	移植前 2 ~ 1 日	
RIC Flu/Bu	Flu 150mg/m²	移植前 9 ~ 5 日	allo-HSCT
	Bu 8 ~ 10mg/kg（口服）	移植前 6 ~ 4 日	
RIC Flu/CTX	Flu 150mg/m²	移植前 7 ~ 3 日	allo-HSCT
	CTX 140mg/kg	移植前 2 ~ 1 日	
BEAM	BCNU 300mg/m²	移植前 6 日	淋巴瘤 allo-HSCT
	VP-16 800mg/m²	移植前 5 ~ 2 日	
	Ara-C 800mg/m²	移植前 5 ~ 2 日	
	Mel 140mg/m²	移植前 1 日	
CTX-ATG	CTX 200mg/kg	移植前 5 ~ 2 日	SAA 同胞相合 HSCT
	ATG 11.25 ~ 15mg/kg	移植前 5 ~ 2 日	
Flu CTX-ATG	Flu 120mg/m²	移植前 5 ~ 2 日	SAA 非同胞相合 HSCT
	CTX 120mg/kg	移植前 5 ~ 2 日	
	ATG 11.25 ~ 15mg/kg	移植前 5 ~ 2 日	

注：Flu 为氟达拉滨；Mel 为美法仑；CTX 为环磷酰胺；Bu 为白消安；TBI 为全身照射；Ara-C 为阿糖胞苷；BCNU 为卡莫司汀；VP-16 为依托泊苷，ATG 为抗胸腺细胞球蛋白；ATG-F 为费森尤斯生产

的抗淋巴细胞球蛋白；allo-HSCT 为异基因造血干细胞移植；URD 为无关供者；CBT 为脐血移植；HID-HCST 为单倍体相合造血干细胞移植；SAA 为重型再生障碍性贫血。

五、成分输血及干细胞移植植活证据

移植术后尽量输辐照血制品以灭活淋巴细胞，以此减少输血相关移植物抗宿主病（graft versus host disease，GVHD）。一般于干细胞移植术后第 6 天开始给予 G-CSF 刺激粒细胞及单核细胞增生，中性粒细胞绝对计数（ANC）$\geq 0.5 \times 10^9$/L 连续 3 日为粒细胞植活；血小板计数维持 $\geq 20 \times 10^9$/L 连续 7 日且脱离血小板输注为血小板植活依据。造血重建后采外周血或骨髓行短串联重复序列（short tandem repeelt，STR）测定来评估供受者基因的嵌合百分比。

六、allo–HSCT 后常见并发症及处理

allo–HSCT 后的并发症可分为早期并发症及晚期并发症。早期并发症主要有写预处理化疗相关的消化道和心脏毒性、出血性膀胱炎、重症感染、肝静脉闭塞病（HVOD）和移植物抗宿主病（GVHD）。晚期并发症主要有内分泌失调、生殖系统受损、非感染性肺部病变、白内障、脑白质病变及继发性肿瘤。

（一）病原微生物感染

预处理化疗后肠道黏膜的损伤和移植后较长时间的粒细胞缺乏状态及中心静脉置管均为患者感染提供条件，导致移植后感染相当常见。临床上常规采取的预防措施包括：住层流病房、口服抗生素、行胃肠准备、无菌饮食、预防性抗病毒、抗真菌治疗、免疫球蛋白的输注及医务人员勤洗手、戴口罩帽子手套和穿隔离衣等隔离措施。

细菌感染

allo–HSCT 后粒细胞缺乏期间一旦出现发热，应早期联合使用广谱抗生素治疗，主张"重拳出击"的降阶梯治疗，可取得较好疗效。

病毒感染

移植后最常见的病毒感染为单纯疱疹病毒（Ⅰ型和Ⅱ型），且常和口腔溃疡合并存在，常规使用阿昔洛韦预防和治疗有效。CMV 感染治疗应使用更昔洛韦或膦甲酸钠联合免疫球蛋白。

真菌感染

allo–HSCT 初级预防推荐的抗真菌药物包括：泊沙康唑、米卡芬净、氟康唑、伊曲康唑、伏立康唑和卡泊芬净等。Ⅱ级预防推荐的抗真菌药物首选既往抗真菌治疗有效的药物，剂

量与初级预防相同，多采用伏立康唑、伊曲康唑、卡泊芬净或两性霉素等。

疗程一般至少覆盖移植后 3 个月，合并急性或慢性 GVHD 接受免疫抑制药物治疗则疗程应延长至 GVHD 临床症状控制，免疫抑制剂基本减停为止。

（二）肝窦阻塞综合征（sinusoidal obstruction syndrome，SOS）

多发生于移植后 1 个月内，高峰发病时间为移植后 16 天，临床上可常规使用前列腺素 E_2 预防。一旦发病多以支持治疗为主。重症 HVOD 患者预后极差，多因肝功能衰竭、肝肾综合征及多脏器功能衰竭而死亡。

（三）出血性膀胱炎

出血性膀胱炎（hemorrhagic cystitis，HC）临床以血尿为主，同时可伴有尿痛、尿频、尿急、排尿不畅。按严重程度可分为 4 度：Ⅰ度为镜下血尿，Ⅱ度为肉眼血尿，Ⅲ度为肉眼血尿伴有血块，Ⅳ度在肉眼血尿和血块基础上并发尿道梗阻。移植后早期发生的 HC 与预处理药物环磷酰胺代谢产物损伤膀胱移行上皮有关，而晚期发生的 HC 可能与 BK 病毒、JC 病毒和 CMV 等病毒感染和移植物抗宿主病相关。对 HC 的预防尤为重要，通过大量水化、碱化、利尿，使用美司钠解救能明显降低 HC 发生率。HC 的治疗包括加强水化、碱化，使用利尿药强迫利尿，持续膀胱冲洗清除血块，其他方案还包括局部止血、抗病毒治疗（更昔洛韦、磷钾酸钠和西多福韦等）、高压氧、介入治疗甚至外科手术治疗。

（四）移植物抗宿主病

具体详见"移植物抗宿主病"章节。

（五）恶性血液病 allo-HSCT 后 MRD 监测和复发防治

移植后 MRD 定期监测在急性白血病复发报警和提前干预方面有重要指导作用。常用的 MRD 检测方法有针对表面异常分子的多色流式（multicolor flow cytometry,MFC）、针对特定基因的实时定量 PCR（rt-qPCR）、二代测序（如 MSG）、针对染色体的 FISH 检测和供者嵌合度（即 STR）检查。国内专家共识建议恶性血液病患者在 allo-HSCT 后 1，2，3，4，6，9，12，18，24，36，48 和 60 个月按时进行 MRD 检测，具体方法可根据患者病情制订个体化 MRD 检测方案。对于移植后 MRD 开始转阳的患者，可提前给予减停免疫抑制药或供者淋巴细胞输注（donor lgmphocgte infusion，DLI）等干预，预防疾病复发，对于移植后复发患者可尽快给予 CAR-T 桥接后行二次造血干细胞移植。

七、全相合及单倍体造血干细胞移植流程图

全相合及单倍体造血干细胞移植流程图见图 6-4-1。

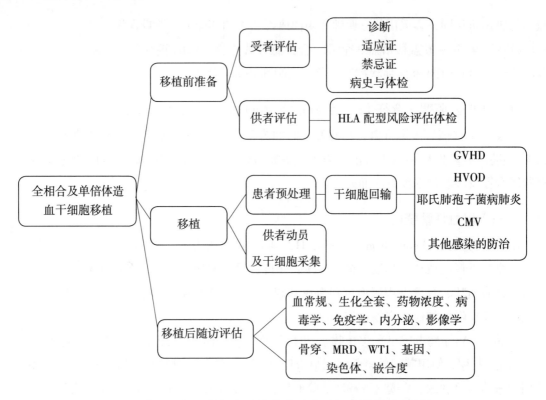

图 6-4-1　全相合及单倍体造血干细胞移植流程图

【参考文献】

［1］黄晓军, 吴德沛, 刘代红. 实用造血干细胞移植［M］. 2 版. 北京: 人民卫生出版社, 2019.

［2］STEPHEN J F, ROBERT S N, JOSEPH H A, et al. Thomas' hematopoietic cell transplantation［M］. 5th Edition. London: Wiley‑Blackwell, 2015.

［3］CARRERAS E, DUFOUR C, MOHTY M, et al. The EBMT Handbook: hematopoietic stem cell transplantation and cellular therapies［M］. Cham: Springer, 2019.

［4］MUNKER R, HILDEBRANDT G C, LAZARUS HM, et al. The BMT data book including cellular therapy［M］. 3rd Edition. London: Cambridge University Press, 2013.

［5］XU L P, CHEN H, CHEN J, et al. The consensus on indications, conditioning regimen, and donor selection of allogeneic hematopoietic cell transplantation for hematological diseases in China‑recommendations from the Chinese Society of Hematology［J］. J Hematol Oncol, 2018, 11（1）: 33.

［6］中国医师协会血液科医师分会, 中国侵袭性真菌感染工作组. 血液病 / 恶性肿瘤患者侵袭性真菌病的诊断标准与治疗原则（第六次修订版）［J］. 中华内科杂志, 2020, 59（10）: 754-763.

（杨 婷　陈志哲）

第五节 脐带血干细胞移植

一、概述

脐带血干细胞（umbilical cord blood）因其容易获得和 HLA 配型要求不高，目前已成为主要的替代供者干细胞来源。当患者在移植窗口期内无法获得亲缘全相合的供者时，无关供者脐带血移植（umbilical cord blood transplantation， UCBT）是患者较好的选择。早期大多数 UCBT 都是在儿童患者中进行的，但随着成人患者数量在逐年增长，目前成人 UCBT 数量高于儿童。

二、UCBT 的优缺点

UCBT 有其很多独特优势，比如有更多供体选择，检索速度更快，对捐献者无风险，移植时间更短，较低的病毒感染传播的风险，较低的 GVHD 发生率，低复发率和受者生活质量高。其缺点为植入缓慢，造血和免疫重建比较迟。

三、UCBT 的适应征及改善措施

UCBT 主要在恶性血液病和重型再生障碍性贫血等骨髓衰竭性疾病患者中进行。在儿童 UCBT 也被用于许多其他非恶性疾病，包括原发性免疫缺陷疾病和遗传性代谢异常。为了缩短植入时间和减少非复发死亡率（non-relapse mortality，NRM），目前有双份脐血移植或是联合移植（加用第三方细胞）等多种方式，但患者受益情况和详细机制仍需要进一步研究明确。

四、UCBT 的配型和预处理方案

（一）UCBT 配型

脐血干细胞移植 HLA 配型采用 HLA-A、HLA-B 和 DRB1 这 6 个位点（或含 HLA-C，共 8 个位点）进行匹配，且对 HLA 配型要求不高（HLA 配型 ≥ 4/6 或 5/8 位点相合）。其中 HLA 6/6 或 8/8 个位点完全相合时，所使用脐血干细胞冷冻前要求有核细胞数 $>2.5 \times 10^7/kg$（受者体重），CD34+ 细胞计数 $> (1.5\sim2.0) \times 10^5/kg$（受者体重）。无 HLA 完全相合的脐血时，可以依次选 4/6~5/6 或 5/8~7/8 个位点相合的脐血，尽量选 DRB1 位点相合且有核细胞 $>5 \times 10^7/kg$（受者体重）的脐血。HLA 3/6 或 4/8 位点及以下相合的脐血很少被用于移植。

（二）UCBT 预处理方案

TBI/CTX 和 Bu/CTX 是目前应用最广泛的两种清髓性 UCBT 预处理方案，非清髓方案因较低的植入率和较高的疾病复发率，一般除老年或体能较差的患者之外不选择。UCBT 中的 MAC 和非 MAC、RIC 方案的选择参考见表 6-5-1。

277

表 6-5-1　UCBT 常用预处理方案

预处理方案	药物名称及总剂量	使用时间	预处理强度
经典 CTX/TBI	Cy 120mg/kg	移植前 6~5 日	清髓
	分次 TBI 12~14Gy	移植前 3~1 日	
经典 Bu/CTX	Bu 16mg/kg（PO）或 12.8mg/kg（静脉注射）	移植前 7~4 日	清髓
	Cy 120mg/kg	移植前 3~2 日	
改良方案 FA-BuCTX-ATG	Flu 75mg/m^2	移植前 10~8 日	清髓
	Ara-c 4~8g/m^2	移植前 10~8 日	
	Bu 9.6mg/kg（静脉注射）	移植前 7~5 日	
	Cy 3.6g/m^2	移植前 5~4 日	
	ATG 6~10mg/kg	移植前 5~2 日	
Flu-Bu-Mel	Flu 180mg/m^2	移植前 7~2 日	清髓
	Bu 12.8mg/kg（静脉注射）	移植前 7~4 日	
	Mel 120mg/m^2	移植前 3~2 日	
Flu-BuCTX-ATG	Flu 150mg/m^2	移植前 10~6 日	清髓
	Bu 12~16mg/kg	移植前 7~4 日	
	Cy 200mg/kg	移植前 5~2 日	
	ATG 6~10mg/kg	移植前 5~2 日	

五、GVHD 预防

　　最常用的预防方案还是环孢素（CsA）或他克莫司治疗 6~9 个月联合霉酚酸酯（mycophenolate mofetill，MMF）治疗 2~6 个月。本中心推荐方案：CsA 2.5~3.0mg/（kg·d）从移植前 1 日开始分两次静脉推注每 12 小时 1 次（每组维持 6 小时），维持谷浓度 200~300 mmol/L，待粒细胞植入或肠道功能恢复后改口服，维持 CsA 谷浓度 100~200 mmol/L；移植后根据患者是否发生 GVHD、感染和复发等情况，于移植 60 日后开始逐渐减量，至移植后 6 个月内停用。MMF 一般于移植 6 日开始给药，粒细胞植入开始减量，如未发生 GVHD 的患者于移植 35 天内停用。

六、UCBT 其他并发症和支持治疗

（一）一般支持处理

　　施行 UCBT 的所有患者同其他异基因移植患者一样，需要药浴后入住层流病房，植入

双腔 PICC 导管，给予低分子肝素抗凝预防 HVOD。

（二）植入前综合征（PES）

UCBT 并发症与其他类型 allo-HSCT 的处理原则大致相同，UCBT 区别于其他类型移植的特异性并发症是植入前综合征（pre-engraftment syndrom，PES）发生率较高，也称为植入前免疫反应（pre-engraftment immune reactions，PIR）。一般在粒细胞植入前 5~6 日发生，广谱抗生素治疗无效或无感染相关证据的发热（体温 ≥ 38.3 ℃）、非药物引起的皮疹、水样腹泻（ ≥ 2/d 连续 3 日以上而无病原菌发现）、黄疸（血清总胆红素 > 20 mg/L）、体重较基础体重增加 >10%。其具体发病机制尚不明确。其治疗原则与处理急性 GVHD 相似，需要尽早使用糖皮质激素 [2mg/（kg·d）]，如无效需要尽早用二线药物（抗 CD25 单抗、芦可替尼等）治疗。

（三）感染预防

预防性口服复方磺胺甲噁唑（0.969，每日 2 次，移植前 1 周）预防肺孢子菌感染，泊沙康唑、米卡芬净等预防侵袭性真菌感染，阿昔洛韦预防单纯疱疹病毒感染。定期监测 CMV+EBV DNA 拷贝，G 和 GM 试验，PCT，每周行鼻腔、口腔和肛周拭子细菌培养，筛查 CRE 等多重耐药菌。

【参考文献】

［1］黄晓军，吴德沛，刘代红．实用造血干细胞移植［M］．2 版．北京：人民卫生出版社，2019.

［2］ZHANG X H,CHEN J,HAN M Z, et al. The consensus from the Chinese Society of Hematology on indications， conditioning regimens and donor selection for allogeneic hematopoietic stem, cell transplantation: 2021 update［J］. J Hematol Oncol， 2021，14（1）：145.

［3］STEPHEN J F， ROBERT S N， JOSEPH H A， et al. Thomas' hematopoietic cell transplantation［M］. 5th Edition. London： Wiley-Blackwell， 2015.

（元小红　李乃农）

第六节 移植物抗宿主病

一、概述

急性移植物抗宿主病（acute graft versus host disease, aGVHD）分为经典和晚发 aGVHD。经典 aGVHD 一般发生在移植后 100 天以内；晚发 aGVHD 指具备经典 aGVHD 的临床表现，但发生在移植 100 天后的 aGVHD。晚发 aGVHD 包括以下几种情况：在移植 100 天后新发生的 aGVHD，已获控制的经典 aGVHD 在移植 100 天后又有活性，以及经典 aGVHD 的活性持续至移植 100 天后。当 aGVHD 表现和慢性 GVHD 同时存在时，不诊断 aGVHD，而诊断为重复慢性 GVHD。供者淋巴细胞输注后 aGVHD 诊断以输注时间为计时起点，其他同移植后。

慢性移植物抗宿主病（chronic graft versus host disease, cGVHD）包括经典型 cGVHD 和重叠综合征。cGVHD 发生机制复杂，临床表现多样，个体差异大，病程迁延持久，如不规范诊治，轻则影响患者生活质量，重则影响远期生存。

二、诊断标准和鉴别诊断要点

（一）GVHD 临床表现

1. 急性 GVHD

主要表现为皮肤、胃肠道和肝脏 3 个器官的炎症反应。

1) 皮肤

皮肤是急性 GVHD 最多累及的靶器官，表现为斑丘疹，多始于头颈部、耳后、面部、肩膀，累及手掌、足心较多，无症状或仅有轻度瘙痒或疼痛。

2) 胃肠道

是急性 GVHD 第 2 位受累的靶器官，可以累及上消化道和（或）下消化道。上消化道急性 GVHD 主要表现为厌食消瘦、恶心呕吐，下消化道急性 GVHD 表现为水样腹泻、腹痛、便血和 / 或肠梗阻。下消化道急性 GVHD 与非复发相关死亡率密切相关。

3) 肝脏

肝脏急性 GVHD 表现为胆汁淤积导致的高胆红素血症，伴有或不伴有肝脏酶谱增高。

2. 慢性 GVHD

可累及全身任何一个或多个器官，最常累及的是皮肤、毛发、指甲、口腔、肝脏、眼睛、胃肠道、生殖器、关节筋膜或骨关节等（表 6-6-1）

表 6-6-1 慢性移植物抗宿主病（cGVHD）的临床征象

受累器官 / 部位	诊断性征象(诊断充分)	区分性征象（诊断不充分）	共同征象（aGVHD、cGVHD 均可见）
皮肤	皮肤异色病、扁平苔藓样变、硬皮病	色素脱失	红斑、斑丘疹
指甲		病甲、甲软化、甲脱离	
头发和体毛		脱发、斑秃	
口腔	扁平苔藓样变、口腔活动受限	口干、黏液囊肿、溃疡、假膜 *	齿龈炎、黏膜炎、红斑
眼		角膜结膜炎 *、Sicca 综合征（泪腺功能障碍）	
生殖系统	扁平苔藓样、阴道 / 尿道挛缩	糜烂、龟裂、溃疡 *	
消化道	食管网格形成、狭窄或硬化		厌食、恶心、腹泻
肝脏			混合性肝炎
肺	活检证实的支气管闭塞	经肺功能或影像学诊断的支气管闭塞	
肌肉及筋膜	筋膜炎、关节挛缩	肌炎和多发性肌炎	
造血系统			血小板减少、嗜酸性粒细胞增多、低丙种球蛋白血症、高丙种球蛋白血症、自身抗体形成
其他			心包积液、胸腔积液、腹水

*：必须排除感染、药物、肿瘤等因素。

（二）诊断及鉴别

1.急性 GVHD

急性 GVHD 主要为临床诊断，需要注意排除其他可能情况，尤其在急性 GVHD 表现不典型或治疗效果欠佳时，鉴别诊断尤为重要。

（1）皮肤急性 GVHD 需要与导致皮疹发生的其他情况（如预处理毒性、药疹或感染性皮疹等）进行鉴别；重度急诊 GVHD 可以扩展至全身，表现为大疱，甚至表皮剥脱，与中毒性表皮坏死溶解进行鉴别。鉴别困难时可以考虑行皮肤活检。

（2）当患者食欲不振、恶心和呕吐时，可能为上消化道急性 GVHD，仅表现为上消化道症状时需要和念珠菌病、疱疹病毒感染和非特异性胃炎相鉴别。上消化道急性 GVHD 的诊断：食欲不振伴体重下降，恶心持续至少 3 日，或每日至少两阵呕吐持续至少 2 日，提示上消化道急性 GVHD，确诊需要胃或十二指肠活检的病理结果。当腹泻为急性 GVHD 初始表现时，应注意与引起腹泻的其他原因相鉴别，包括感染（如艰难梭菌、巨细胞病毒、EB 病毒、腺病毒、轮状病毒等）、药物副作用、预处理毒性、血栓性微血管病、消化性溃疡等。生物标志物（如 ST2、REG3α 等）及其组合应用可用于胃肠道急性 GVHD 的鉴别诊断及预后判断。

（3）当诊断肝脏急性 GVHD 时需与引起高胆红素血症的其他原因相鉴别，如预处理相关毒性、药物性肝损伤、肝窦阻塞综合征、脓毒症相关性胆汁淤积和病毒性肝炎等。肝活检诊断急性 GVHD 应权衡风险和获益，需谨慎采用。

2. 慢性 GVHD

慢性 GVHD 的诊断主要依靠临床征象，类似于自身免疫性疾病，cGVHD 的临床征象分为诊断性和区分性两种。诊断性征象包括：皮肤异色病 / 皮肤扁平苔藓样变 / 皮肤硬化样变 / 皮肤硬化性苔藓样变、口腔扁平苔藓样变、生殖器扁平苔藓样变 / 硬化性苔藓样变（女性阴道瘢痕或阴蒂 / 阴唇溃疡、男性包茎或尿道疤痕 / 狭窄）、食管网格 / 食管中上三分之一狭窄、闭塞性细支气管炎综合征（bronchiolitis obliterans sydrome，BOS）/ 肺活检诊断、筋膜炎 / 继发于筋膜炎或硬化的关节僵硬和挛缩；区分性征象指只见于 cGVHD 而不见于急性移植物抗宿主病（aGVHD）的临床表现，包括皮肤色素脱失 / 丘疹鳞状变、指甲萎缩 / 甲床分离 / 对称性脱落、新出现的斑秃 / 脱发、口腔干燥 / 黏液腺囊肿 / 黏膜萎缩 / 溃疡 / 假膜、眼结膜新发干燥 / 沙砾感 / 疼痛感 / 瘢痕性结膜炎 / 干眼症 / 点状角膜病、生殖道糜烂 / 皲裂 / 溃疡、经影像学诊断的空气潴留 / 支气管扩张、肌炎 / 多发性肌炎。虽然 cGVHD 主要以临床表现为诊断依据，但需排除感染、药物毒性、第二肿瘤等其他病因，必要时行组织活检以明确诊断。allo-HSCT 后患者出现至少 1 项 cGVHD 的诊断性征象，或至少 1 项 cGVHD 的区分性征象伴有同一或其他器官支持 cGVHD 的辅助检查（组织病理、实验室检查及肺功能实验等）阳性，可诊断为 cGVHD。

三、诊断分型及分度标准

1. 急性 GVHD

急性 GVHD 的诊断分度

主要依赖皮肤、胃肠道和肝脏的受累情况。一旦诊断为急性 GVHD，要确定器官分级和总的分度。急性 GVHD 的严重程度分度标准是根据急性 GVHD 对移植后非复发相关死亡率的影响程度制定的，采用皮肤、胃肠道和肝脏急性 GVHD 分别积分后再形成总的分度。其中临床最常采用改良 Glucksberg 标准（表 6-6-2），MAGIC 分级系统应用有增多的趋势（表 6-6-3）。儿童以 14 岁为界。

表 6-6-2　改良的急性 GVHD Glucksberg 分级标准

累及器官		
皮肤	肝脏－胆红素血症（单位）mg/dL	胃肠道
分 期		
1	皮疹面积 <25%[a]	2~3[b]	腹泻量 >500mL/d[c] 或持续性恶心 [d]
2	皮疹面积 25% ~50%	3~6	腹泻量 >500mL/d
3	皮疹面积 >50%，全身红斑	6~15	腹泻量 >1500mL/d
4	全身红皮病伴大疱形成	>15	严重腹痛和 / 或肠梗阻
分 度		
I	分期 1~2	无	无
II	分期 1~3	分期 1	分期 1
III		分期 2~3	分期 2~4
IV	分期 4	分期 4	－

a：使用 9 分法或烧伤图表确定皮疹程度。

b：总胆红素范围，如果已经记录了导致胆红素升高的其他原因，则将其降一级。

c：腹泻量适用于成人，对于儿童患者，腹泻的量应基于体表面积。如果记录了腹泻的另一个原因，则将其降一级。

d：表示持续恶心并有胃或十二指肠 GVHD 的组织学证据。

e: 作为授予该等级所需的最低器官受累程度的分级标准。

f：IV 级也可能包括较少的器官受累，但功能状态极度下降。

表 6-6-3　MAGIC 分级标准（GVHD 国际联盟分级标准）

分级	皮疹（仅活动性红斑）	肝脏(胆红素，mg/dL)	上消化道	下消化道
0	无活动性（红斑）GVHD 皮疹	<2	无 或 间歇性恶心、呕吐或厌食	成人：<500mL/d 或 3 次 / 日 儿童：<10mL/（kg·d）或 <4 次 / 日

分级	皮疹（仅活动性红斑）	肝脏(胆红素，mg/dL）	上消化道	下消化道
1	<25%	2~3	持续性恶心、呕吐或厌食	成人：500~999mL/d 或 3~4 次 / 日 儿童：10~19.9mL/（kg·d）或 4~6 次 / 日
2	25%~50%	3.1~6		成人：1000~1500mL/d 或 5~7 次 / 日 儿童：20~30mL/（kg·d）或 7~10 次 / 日
3	>50%	6.1~15		成人：>1500mL/d 或 7 次 / 日 儿童：>30mL/（kg·d）或 10 次 / 日
4	全身红斑（>50%）伴水疱形成或表皮剥落（>5%）	>15		严重腹痛伴或不伴肠梗阻或便血（无论排便量如何）

注：整体临床分级（基于最严重的靶器官受累），0 度表示无任何器官 1~4 级；Ⅰ 度表示 1~2 级皮肤，无肝脏、上消化道或下消化道受累；Ⅱ 度表示 3 级皮疹和 / 或 1 级肝脏和 / 或 1 级上消化道和 / 或 1 级下消化道；Ⅲ 度表示 2~3 级肝脏和 / 或 2~3 级下消化道，0~3 级皮肤和 / 或 0~1 级上消化道；Ⅳ 度表示 4 级皮肤、肝脏或下消化道受累，0~1 级上消化道受累。儿童患者以 14 岁为界。

2. 慢性 GVHD

慢性 GVHD 的诊断分度如下。

根据八大受累器官（皮肤、口腔、眼、胃肠道、肝脏、肺部、关节和筋膜、生殖器）的严重程度进行划分：0 分指无症状；1 分指没有严重的功能受损，对日常活动没有影响；2 分指对日常活动有明显影响，但无残疾；3 分指对日常活动有严重影响，伴有严重残疾。综合各项积分将 cGVHD 分为轻、中、重三类，反映疾病的严重程度。轻度为 1~2 个器官最高 1 分的患者（肺脏除外）；中度为至少 1 个器官 2~3 分或多个器官 1 分，肺为 1 分直接归为中度；重度为至少 1 个器官 3 分以上，肺为 2 分时归为重度（表 6-6-4）。

表 6-6-4　慢性移植物抗宿主病（cGVHD）的分级评分系统

	0分	1分	2分	3分
□ KPS □ ECOG □ LPS	□无症状，活动完全不受限（ECOG 0，KPS 或 LPS 100%）	□有症状，体力活动轻度受限（ECOG 1，KPS 或 LPS 80%~90%）	□有症状，可自理，<50% 时间卧床（ECOG 2，KPS 或 LPS 60%~70%）	□有症状，生活自理受限，>50% 时间卧床（ECOG3~4，KPS 或 LPS <60%）
皮肤、毛发、指甲	□无体表受累	□<18% 体表面积	□19%~50% 体表面积	□>50% 体表面积

	0分	1分	2分	3分
□斑丘疹，扁平苔藓样变	□皮肤无硬化病变		□皮肤浅层硬化，未绷紧，可捏动	□皮肤深层硬化
				□皮肤绷紧，不可捏
□丘疹，鳞屑样病变或鳞癣				□皮肤活动受限
				□皮肤溃疡
□色素沉着 □毛周角化				
□红斑 □红皮病				
□皮肤异色病 □硬化改变				
□瘙痒症 □毛发受累				
□指甲受累				
口腔	□无症状	□轻度症状，摄入不受限	□中度症状，摄入轻度受限	□严重症状，摄入明显受限
扁平苔藓样变				
□有□无				
眼	□无症状	□轻度干眼症（需要滴眼液≤3次/日或无症状性干燥性角结膜炎）	□中度干眼症（滴眼液>3次/日），不伴视力受损	□严重干眼症，无法工作，视力丧失
干燥性结膜炎				
□有□无				
胃肠道	□无症状	□有症状，三个月内体重减轻<5%	□中至重度症状，体重减轻5%~15%，或中度腹泻（不妨碍日常生活）	□体重减轻>15%，需要营养支持或食管扩张
□食管狭窄 □吞咽困难 □恶心 □呕吐 □腹痛、腹泻 □体重下降				
肝脏	□总胆红素正常，ALT或碱性磷酸酶<3倍正常值上限	□总胆红素正常，ALT在正常值上限3~5倍，或碱性磷酸酶≥3倍正常值上限	□总胆红素升高，但≤3 mg/dL（51.3μmol/L），或ALT>5倍上限	□总胆红素>3 mg/dL（51.3 μmol/L）

	0分	1分	2分	3分
肺	□无症状	□轻度症状（爬1楼气短）	□中度症状（平地活动气短），FEV_1 40%~59%	□重度症状（静息气短，需吸氧），$FEV_1 \leq 39\%$
	$FEV_1 \geq 80\%$	FEV_1 60%~79%		
关节和筋膜	□无症状	□肢体轻微僵直，不影响日常生活	□四肢至少1个关节僵硬，关节挛缩重度受限	□挛缩伴严重活动受限（不能系鞋带、系纽扣、穿衣等）
生殖系统	□无症状	□轻度症状，查体时无明显不适	□中度症状，检查时轻度不适	□严重症状
总体GVHD严重程度	□非GVHD	□轻度	□中度	□重度
		1个或2个器官受累，得分不超过1分，肺0分	3个或多个器官受累，得分不超过1分；或者至少有1个器官（不包括肺）得分为2分；或者肺1分	至少有1个器官得分为3分，肺评分为2分或3分

注：KPS指Karnofsky功能状态评分；ECOG为美国东部肿瘤协作组评分；LPS指Lansky功能状态评分；FEV_1指1秒用力呼气容积。

四、GVHD的防治

GVHD的发生与供受者性别、年龄、HLA相合程度、预处理方案、造血干细胞来源等因素相关。在造血干细胞移植中，对于GVHD的预防往往是作为一个整体进行统筹，涉及的预防方法主要有药物预防及移植。

（一）GVHD的药物预防

1. HLA相合造血干细胞移植

（1）CaA+短程MTX + MMF：CsA起始剂量1.25mg/kg，静脉输注，每12小时1次，移植前3天开始，有效谷浓度150~250ng/mL；消化道症状消失后改为口服。一般情况下恶性疾病移植3个月后CsA渐减，6个月后停用，但应根据复发风险和GVHD情况酌情缩减或延长CsA应用时间；良性疾病如SAA等移植1年后CsA减停，根据嵌合体和

GVHD 情况酌情缩短或延长 CsA 应用时间。当 CsA 不耐受时可以换为他克莫司，初始剂量 0.02~0.03mg/(kg·d) 持续输注，一般有效浓度在 7~12 ng/mL，消化道症状消失后改口服，减量时间和速度同 CsA。

（2）MTX：移植前 1 天 15mg/m², 移植 3 天、第 6 天 10mg/m² 静脉输注。每次 MTX 24 小时后采用甲酰四氢叶酸钙解救。

（3）MMF：成人或体重 >35kg 的儿童，1.0g/d，小儿一般 30mg/（kg·d），分 2~3 次口服，MMF 一般和 CsA 同时开始应用，植活后停用。

2. 单倍型相合供者移植和非血缘供者移植

（1）CsA+ 短程 MTX+MMF+ATG：CsA 用法及用量同上。恶性疾病移植 100 天后 CsA 渐减。移植 6~9 个月后停用，根据复发风险和急性 GVHD 情况酌情调整；SAA 等良性疾病移植后 CsA 在移植 1 年后减停。如 CsA 不耐受，可改为他克莫司，用法同上。

（2）MTX：用法同上，在重度口腔黏膜炎时，移植 11 天 MTX 可不用。

（3）MMF：用量和开始同上，在非血缘供者移植和单倍型相合供者移植，植活停药。

（4）ATG：推荐剂量为 10mg/kg，移植前 5~2 日分次输注。

（5）单倍型相合供者移植中以生物标记（骨髓移植物的 CD4/CD8 细胞比值 >1.16）为指导分层短期应用 MP 0.5mg/（kg·d），移植 5 日应用，移植后 12 日减半，移植后 22 日再减半，移植后 30 日停用。

（6）在母系或旁系 HID-HSCT 后加用低剂量 CTX，14.5mg/（kg·d），移植后 3 日、移植后 4 日。

3. 脐带血造血干细胞移植（CBT）

CsA+MMF+MP：CSA 和 MMF 用法与同胞相合移植相同。如恶性血液病无 GVHD 迹象，一般从移植后 2 个月开始 CsA 逐渐减量至少用至移植后 6 个月，MP 0.5mg/kg，2 周减半，1 个月内逐渐减停，一般不用 MTX。

此外，应用 PT/CY 预防方案，必要时给予 MSC 输注（1×10^6/kg，每月 1 次，造血重建稳定后共 4 次），也能取得良好效果。

（二）急性 GVHD 的治疗

配型相合的移植，原则上 I 度急性 GVHD 可以密切观察和局部治疗；II 度及以上急性 GVHD 一旦诊断，应立即开始一线治疗，但配型不合尤其单倍型相合供者移植早期发生的急性 GVHD 进展较快，I 度急性 GVHD 也应立即开始一线治疗。

1. 一线治疗

一线治疗药物为糖皮质激素，最常用甲泼尼龙（MP），推荐起始剂量 1 或 2 mg/（kg·d）分为 2 次静脉注射，同时将 CSA 谷浓度调整至 150~250 ng/mL，并及时评估激素疗效。若疗效评估为有效，急性 GVHD 达 CR 后缓慢减少激素用量，成年患者一般每 5~7 日减 MP 10~20 mg/d（或等效剂量其他类型糖皮质激素），4 周减到初始量的 10%，直至停用；儿童患者参照成人按比例缓慢减量。若判断为激素耐药，需加用二线药物，并减停激素；如判断为激素依赖，二线药物起效后减停激素。

2. 二线治疗

鼓励患者参加临床试验。原则上在 CsA 有效浓度基础上加用二线药物并及时评估疗效，当一种二线药物无效后再换用另一种二线药物，目前尚无统一的二线药物选择流程，一般遵循各自中心的用药原则。

（1）芦可替尼（ruxolitinib）推荐用法：成人初始剂量为 5mg，每日 2 次，口服，3 日后若血液学参数稳定且未发生治疗相关毒性可调整剂量至 10mg，每日 2 次。体重 ≥ 25kg 的儿童患者，初始剂量为 5mg，每日 2 次；体重 <25kg 的患儿，初始剂量为每次 2.5mg，每日 2 次。主要副作用是血液学毒性和增加感染机会，尤其是病毒感染。

（2）间充质干细胞：必要时多次输注。

（3）抗白介素 –2 受体抗体（IL–2RA）巴利普单抗：国内迄今最多选用的急性 GVHD 二线药物。推荐巴利普单抗用法：成人患者及体重 35kg 及以上的儿童患者每次 20mg，体重低于 35kg 的患儿每次 10mg，第 1、4、8 日使用，以后每周 1 次，使用次数根据病情而定。

（4）MTX 用法：成年人每次 10mg，第 1、3、8 日，以后每周 1 次，静脉输注或口服。儿童患者酌减。主要副作用为血液毒性和口腔溃疡，MTX 适用于血象良好且没有口腔溃疡的患者。

（三）慢性 GVHD 的治疗

轻度患者可观察或进行局部治疗，≥ 3 个以上器官受累或单个器官受累 2 分以上（中、重度）的患者应考虑进行全身治疗。

1. 一线治疗

泼尼松 ±CsA/ 他克莫司。以泼尼松为例，剂量一般为 1 mg/（kg·d），单次服用；CsA [3~5 mg/(kg·d)，分 2 次口服，血药浓度 150~200ng/mL] 或他克莫司 [0.1~0.3 mg/（kg·d）分两次口服，0.01~0.05mg/kg 持续静脉滴注，血药浓度 5~15ng/mL]。

2. 二线治疗

目前尚无标准的优选治疗方案，鼓励患者参加临床试验。可选芦可替尼（推荐剂量 10mg，每日 2 次）、西罗莫司（2mg/d, 口服）、利妥昔单抗（375mg/m², 每周 1 次，连用 4 周）、挽救 MTX（5~10mg/m²，静脉给药，每周 1 次）、伊布替尼（420mg/d）、伊马替尼（300mg/d）等。

五、疗效评估标准

急性 GVHD 开始治疗后每天评估疗效，及时识别糖皮质激素耐药或是无效的患者。慢性 GVHD 可采用修订的 Lee 氏症状量表（mLSS）评估患者的症状改善情况。

（一）疗效评估标准

疗效评估通过各个靶器官的急性 GVHD 分级和整体分度与初始急性 GVHD 情况的比较获得。完全缓解（CR）指所有受累器官的急性 GVHD 的表现完全消失；部分缓解（PR）指所有初始受累器官的急性 GVHD 改善（至少降低一个级别），但未达到完全缓解，无其他任何靶器官急性 GVHD 恶化；无效（NR）指任何器官的急性 GVHD 严重程度无改善，也没有恶化或患者死亡；疾病进展（PD）指至少一个靶器官的急性 GVHD 加重（至少增加一个级别），伴或不伴其他器官急性 GVHD 的改善。PD 和 NR 为治疗无效。

（二）糖皮质激素耐药 GvHD 的定义

托马斯造血干细胞移植推荐将糖皮质激素一线治疗 3 天评估为 PD、7 天评估为 NR 或 14 天未达 CR 的情况，定义为激素耐药。在 2018 年欧洲骨髓移植学会 –NIH– 国际骨髓移植研究中心的标准命名中，急性 GVHD 疗效评估时，将一线激素开始治疗后 3~5 天内疗效评估为 PD 或治疗 5~7 天内疗效评估为 NR 或包括激素在内的免疫移植剂治疗 28 天未达 CR 的情况定义为激素耐药。此外，将初始一线治疗激素不能减量或激素减量过程中急性 GVHD 再激活定义为激素依赖。激素耐药和激素依赖均为激素治疗失败。

【参考文献】

［1］中华医学会血液学分会. 慢性移植物抗宿主病（cGVHD）诊断与治疗中国专家共识（2021 年版）［J］. 中华血液学杂志，2021，42（4）：265-275.

［2］中华医学会血液学分会干细胞应用学组. 异基因造血干细胞移植治疗血液系统疾病之专家共识（Ⅲ）– 急性移植物抗宿主病［J］. 中华血液学杂志，2020，41（07）：e009.

（李晓帆）

第七部分 小儿血液系统疾病

儿童急性淋巴细胞白血病

一、概述

急性白血病（acute leukemia，AL）是造血组织中某一血细胞系统滞留于某一分化阶段并克隆性扩增的恶性血液病。我国儿童白血病发生率为 4/10 万 ~5/10 万，占小儿时期恶性肿瘤的首位，男性高于女性。近年来儿童急性淋巴细胞白血病（acute lymphoblastic leukemia，ALL）疗效有明显提高，5 年生存率可以达到 90% 以上，已成为可治愈的恶性肿瘤。

二、诊断标准及鉴别诊断要点

（一）ALL 的诊断

1. 病史与体检

（1）大多起病急骤，任何年龄均可发病。

（2）发热：热型不定。常伴有感染，最常见的感染有呼吸道感染、消化道感染等；少数患儿发病时即有较严重的感染，如脓毒血症。

（3）贫血：皮肤黏膜苍白、乏力。

（4）出血：以皮肤、黏膜出血多见。可因颅内出血而死亡。

（5）白血病浸润表现：①肝、脾、淋巴结肿大较为显著；②骨和关节浸润：约 25% 患儿以骨痛为首发表现，查体可发现胸骨压痛；③中枢神经系统浸润，睾丸浸润尤其多见于 ALL 患儿，常导致白血病复发。

2. 诊断 ALL 的实验室检测项目

（1）血常规检查：外周血白细胞计数多数增高，但可以正常或减低，血红蛋白及血小板呈不同程度降低。血涂片手工分类可见原始及幼稚细胞。

（2）进行骨髓形态学 – 免疫学 – 细胞遗 – 传学分子生物学（MICM）分型：①骨髓细胞形态、组织化学染色协助诊断分型；②免疫分型则是用多参数流式细胞仪进行分析，确定白血病类型，ALL 可分为 T 细胞系和 B 细胞系两大类；③细胞遗传学及分子生物学分型包括急性白血病的相关融合基因检测、染色体核型分析、预后基因突变检测；④ FISH 检查；⑤血液肿瘤全转录组检测。

（3）活检：对于骨髓干抽或骨髓坏死的患儿应进行骨髓活检。睾丸肿大者，应进行活检以确定是否睾丸白血病浸润或复发。

3. ALL 的诊断标准

1）WHO 2016 诊断标准

按照 WHO 2016 诊断标准，骨髓中原始幼稚淋巴细胞 ≥ 20%；若幼稚细胞比例不足 20%，必须有分子诊断确定存在急性白血病致病基因，如 *ETV6-RUNX1*、*BCR-ABL* 等。

2）中枢神经系统白血病（CNSL）的诊断与分级

（1）CNSL 诊断：①诊断时或治疗过程中以及停药后脑脊液中白细胞（WBC）计数 ≥ 5/μL，同时在脑脊液离心涂片标本中以白血病细胞为主，或白血病细胞所占比例高于外周血幼稚细胞百分比，有颅神经麻痹症状；②影像学检查（CT/MRI）显示脑或脑膜病变；③排除其他病因引起的中枢神经系统病变。

（2）脑脊液的分级方法如下。

CNS1 需要同时符合以下 3 项：①脑脊液中无白血病细胞；②无 CNS 异常的临床表现，即无明显的与白血病有关的脑神经麻痹；③无 CNS 异常的影像学依据。

CNS2 需要符合以下任何 1 项：① 腰穿无损伤即脑脊液不混血，RBC ：WBC ≤ 100 ：1 时，脑脊液中 WBC ≤ 5/μL，并见到明确的白血病细胞；②腰穿有损伤即脑脊液混血（RBC ：WBC ＞ 100 ：1），CSF 中见到明确的白血病细胞；③腰穿有损伤并为血性 CSF，如初诊 WBC ＞ 50×10^9/L 则归为 CNS2。

CNS3（即 CNSL）。

3）睾丸白血病的诊断

睾丸单侧或双侧肿大，质地变硬或呈结节状缺乏弹性感，透光试验阴性，超声检查可发现睾丸呈非均质性浸润灶。

（二）ALL 的鉴别诊断

主要与再生障碍性贫血、骨髓增生异常综合征以及其他类型的白血病鉴别；骨痛者应与风湿性关节炎疾病鉴别，其鉴别要点根据血常规、骨髓细胞形态学检查细胞遗传学检查等，一般不难鉴别。

三、诊断分型及危险度分组

（一）低危组

（1）必要条件（B-ALL 满足以下条件之一）：①年龄 ≥ 1 岁，但 ≤ 10 岁，且 WBC ≤ 50×10^9/L；②染色体 ≥ 50 或 DNA 指数 ≥ 1.16；③ *TEL-AML1* 融合基因型。

（2）必须除外下列情况：① CNS3 和（或）睾丸白血病；② *t*（*1；19*），*t*（*9；22*），*MLLr*，染色体 ＜ 44，*iAMP21*；③第 19 天 MRD ≥ 1%。

（二）中危组

（1）Ph+ ALL。

（2）T-ALL。

（3）MLLr：年龄 ≥ 6 月龄或 WBC ＜ 300×10⁹/L。

（4）染色体数＜ 44。

（5）其他所有不符合低危和高危组的 ALL。

（三）高危组

（1）非高二倍体 B-ALL 病人第 46 日 MRD ≥ 1%；高二倍体 B-ALL 病人第 46 日 MRD ≥ 1%，而且两次巩固治疗（HDMTX）后仍然 MRD 阳性（≥ 0.01%）。

（2）MLLr-ALL：年龄＜ 6 月龄，且 WBC ≥ 300×10⁹/L。

（3）T-ALL 病人早期强化（CAT+）后 MRD ≥ 0.1% 无论后续疗程 MRD 是否转阴。

（4）中危病人间期治疗中出现任意一次 MRD ≥ 0.01%，并经确认。

（5）*TCF3-HLF/t*（*17;19*）。

四、ALL 治疗

（一）CCCG-ALL 2015 化疗方案

化疗方案详见附件 8。

1. 诱导缓解治疗

（1）4 天地塞米松窗口期治疗。

（2）4 周 VDLP 方案化疗，根据危险程度调整柔红霉素及培门冬频次。一经确诊 Ph⁺ ALL，尽早给予达沙替尼治疗，持续到所有维持治疗结束。

（3）早期强化方案：CAT 方案，T-ALL、第 19 日 MRD ≥ 1% 加用 CAT+ 方案。

2. 巩固化疗

HDMTX+CF 方案。

3. 继续治疗

（1）第一阶段：间期治疗和再诱导治疗。

间期治疗：甲氨蝶呤 + 巯嘌呤、长春新碱 + 地塞米松（LR-ALL）或 DVLD（MR-ALL 或 HR-ALL）。

再诱导化疗：DVLD 方案（LR-ALL），VADL（MR-ALL 或 HR-ALL）。

（2）第二阶段：维持治疗。

甲氨蝶呤 + 巯嘌呤、长春新碱 + 地塞米松或加环磷酰胺 + 阿糖胞苷（MR-ALL）。

（二）CCCG-ALL 2020 方案最新修改

（1）除第 19 天 MRD 阴性的 ETV6-RUNX1+（即 TEL-AML+）病例之外的所有低危患者均在第 26 天增加一剂培门冬。

（2）所有第 19 天 MRD $\geq 0.1\%$ 的低危患者和所有第 19 天 MRD $\geq 0.01\%$ 的中 / 高危患者均给予 CAT+ 早期强化。

（3）由于培门冬可增加 6-MP 药物强度和毒性，因此将 CAT 和 CAT+ 疗程中的 6-MP 剂量由 $60mg/m^2$ 减少到 $40mg/m^2$。

（4）首次鞘注时间在 CCCG-ALL 2015 的基础上推迟一天到第 6 天，在使用长春新碱、柔红霉素之后。第 6 天血小板 $<50 \times 10^9/L$ 或外周白细胞 $\geq 50 \times 10^9/L$ 者可以再将首次鞘注继续推迟到血象符合要求，但最迟不能超过第 10 天。

（5）第二阶段维持治疗不再给长春新碱和地塞米松。

（三）造血干细胞移植指征

（1）急性淋巴细胞白血病高危组的患儿。

（2）治疗中或停药后复发者。

（四）放射治疗

（1）年龄 ≥ 2 岁，初诊合并中枢神经系统白血病，如果治疗反应不佳，可在完成延迟强化治疗后维持治疗前接受颅脑放疗，剂量为 12~18Gy。

（2）初诊时合并睾丸白血病（TL）在全身化疗的巩固治疗结束后，如果睾丸 B 超检查仍有病灶者进行活检，若确定白血病细胞残留者，需进行睾丸放疗。骨髓缓解的患儿出现睾丸白血病复发，也需放疗。一般做双侧睾丸放疗，剂量 20~26Gy，对年龄较小的幼儿采用 12 ～ 15Gy。

（五）分子靶向药物

（1）费城染色体阳性患儿使用甲磺酸伊马替尼、达沙替尼等 ABL 激酶抑制剂治疗。

（2）伴有 *ABL* 家族融合基因的 Ph-like ALL 及 T-ALL 应用达沙替尼联合化疗。

（3）*MEF2Dr*-ALL 及 *MLLr*-ALL 使用蛋白酶体抑制剂硼替佐米。

（4）*CRLF2* 重排选择曲美替尼联合奥雷巴替尼治疗。

（5）白血病治疗的抗体正在稳步增加，如 ETP-ALL 应用 CD38 单抗达雷妥优，以及利妥昔单抗（抗 CD20）、阿仑单抗（抗 CD52）和依帕珠单抗（抗 CD22）等。

（六）细胞免疫治疗

（1）靶向嵌合抗原受体（chimeric antigen receptor，CAR）T 细胞的过继免疫治疗用于复发难治 B 系 ALL，其中 CART-19 应用最多且疗效肯定。

（2）贝林妥欧（blinatumomab）CD3-CD19 双特异性 BiTE 连接分子，目前已经用于难治复发 CD19+ 及部分高危（如 *TCF3-HLF* 基因阳性）的 B-ALL，并取得较好的疗效。

五、疗效标准

1.完全缓解（CR）

（1）外周血无原始细胞，无髓外白血病。

（2）骨髓三系造血恢复，原始细胞<5%。

（3）中性粒细胞绝对计数（ANC）> 1.0×10^9/L。

（4）PLT>100×10^9/L。

（5）4周内无复发。

2.CR伴血细胞不完全恢复（CRi）

PLT<100×10^9/L和（或）ANC<1.0×10^9/L以及其他应满足CR的标准。总反应率（ORR）=CR+CRi。

3.无效（NR）

经治疗后未达到完全缓解，甚至达不到部分缓解标准者。

4.分子学缓解

分子学缓解（molecular complete remission，MCR）：患者经治疗后融合基因转阴。

5.疾病复发

已取得CR的患者外周血或骨髓又出现原始细胞（比例>5%），或出现髓外疾病。

六、预后

儿童急性淋巴细胞白血病预后较好，5年总体生存率达80%以上。

【参考文献】

［1］MORICKE A，ZIMMERMANN M，VALSECCHI M G，et al. Dexamethasone vs prednisone in induction treatment of pediatric ALL：results of the randomized trial AIEOP-BFM ALL 2000［J］. Blood, 2016 ,127（17）：2101-2112

［2］ESCHERICH G，ZIMMERMANN M，JANKA-SCHAUB G,et al. Doxorubicin or daunorubicin given upfront in a therapeutic window are equally effective in children with newly diagnosed acute lymphoblastic leukemia. A randomized comparison in trial CoALL 07-03［J］. Pediatr Blood & Cancer, 2012, 60（2）：254-257.

【参考指南】

［1］中华人民共和国国家卫生健康委员会：儿童急性淋巴细胞白血病诊疗规范（2018版）.

（郑　浩　李　健）

第二节　唐氏综合征相关髓系白血病

一、概述

唐氏综合征（Down syndrome，DS）为人类最常见的常染色体疾病，系第21对染色体三体性变异引起。与非DS患儿相比，5岁以内DS患儿发生AML的概率为非DS的150倍。婴儿期常发生暂时性骨髓增殖失调（transient myeloproliferative disorder，TMD），与唐氏综合征相关的髓系白血病（DS-AML）生物学特征相似，均以GATA1突变和JAK-STAT通路突变为特征，因此WHO将二者统称为唐氏综合征相关髓系增殖。近年来采用减轻强度的化疗，与其他儿童AML相比具有较高的无事件生存期（EFS）和较低的复发率。

二、诊断标准

（一）病史和体检

（1）好发于1~4岁儿童。

（2）有21-三体综合征临床特征：典型的特殊面容、智力低下、严重心脏缺陷等先天畸形。

（3）约20%～60%的DS-AML患儿在发展成为典型AML之前表现为隐匿的骨髓异常增生迹象，如持续数月的血小板减少、骨髓纤维化等。

（4）白血病的临床表现同AML。

（二）诊断DS-AML的实验室检测项目

见AML的检测项目。GATA1基因突变约占DS-AML的90%；高发染色体异常，如8、21号染色体拷贝数增加等。

（三）DS-AML诊断标准

参照AML诊断标准，超过60%的DS-AML病例属于急性巨核细胞白血病（M7）。

三、DS-AML治疗

（1）DS-AML治疗方案多含有较低剂量的阿糖胞苷和柔红霉素。参照美国儿童肿瘤协作组COG-AAML0431方案。（详见附件9）

（2）积极治疗感染、出血等并发症。

（3）化疗失败或者疾病复发者、DS-AML组发病时年龄超过4岁化疗预后疗效仍然不佳者，allo-HSCT是目前唯一可能治愈的方法。

四、预后

近年来采用减轻强度的化疗方案，21-三体综合征合并AML 5年EFS可达80%左右，但发病年龄在4岁以上的DS-AML患儿预后仍然不佳。

【参考文献】

［1］SORRELL A D, ALONZO T A, HILDEN J M, et al.Favorable survival maintained in children who have myeloid leukemia associated with down syndrome using reduced-dose chemotherapy on children's oncology group trial a2971: a report from the children's oncology group［J］.Cancer, 2012, 118（19）: 4806-4814.

［2］TAUB J W, BERMAN J N, HITZLER J K, et al. Improved outcomes for myeloid leukemia of Down syndrome: a report from the Children's Oncology Group AAML0431 trial［J］.Blood, 2017, 129（25）: 3304-3313.

［3］陈成璇，李健，郑浩，等.减低强度化疗方案治疗儿童唐氏综合征相关髓系白血病的效果及安全性［J］.白血病淋巴瘤，2020，29（2）：112-116.

（华雪玲　郑　浩　李　健）

第三节　儿童急性早幼粒细胞白血病

一、概述

儿童急性早幼粒细胞白血病（APL）是急性髓细胞白血病的一种特殊类型，占儿童急性髓细胞白血病的 10%。全反式维甲酸（ATRA）及砷剂的联合使用，使 APL 成为一种可治愈的白血病，但早期的出血死亡率仍高达 5%~10%。

二、诊断标准及鉴别诊断要点

同成人急性早幼粒细胞白血病。

三、诊断分型 / 危险度分组 / 预后分层

按 Sanz 分型分为 3 型，低危：初诊 WBC $\leq 10 \times 10^9$ /L，PLT $\geq 40 \times 10^9$ /L；中危：初诊 WBC $\leq 10 \times 10^9$ /L，PLT $< 40 \times 10^9$ /L；高危：初诊 WBC $> 10 \times 10^9$ /L。现多数主张按 WBC 分为 2 型，非高危（标危）：初诊 WBC $\leq 10 \times 10^9$ /L，高危：初诊 WBC $> 10 \times 10^9$ /L。

四、治疗

参照 SCCCG–APL 2020 治疗方案和 2022 年中国儿童急性早幼粒细胞白血病诊疗指南。

（一）诱导缓解治疗

1. ATRA 和砷剂治疗

对疑似白血病且伴有突出的出凝血异常表现；骨髓检查口头报告疑诊 APL 时立即开始口服 ATRA：25mg/（$m^2 \cdot d$）分次口服，直至 CR。分子生物学证实 *PML-RARa* 融合基因阳性时予以砷剂，可首选复方黄黛片（RIF）口服，方便应用，剂量为 0.135g/（kg·d），每片 0.27g，分 3 次，第 5 日至 CR。第 1~2 日用半量，之后加至足量，如不耐受再退至 3/4 量（RIF ≤ 30 片 / 日）。

2. 化疗

（1）非高危组：可选择 RIF+ATRA 不含化疗药或加单剂去甲氧柔红霉素（IDA）10 mg/m²，第 2 日使用。

（2）高危组 IDA 10mg/m²，第 2、3 日使用。

3. 减积治疗

无论确诊前还是诱导期间，当 WBC $> 10 \times 10^9$/L，用羟基脲（HU）100 mg/（kg·d），直至 $< 10 \times 10^9$/L，并每日监测血常规和血尿酸，必要时用地塞米松 0.3 mg/（kg·d）预防分化综合征。应用 HU3 日后，仍难控制高白细胞血症时，要加化疗或增加化疗次数，

首选蒽环类。

（二）缓解后巩固治疗

（1）巩固Ⅰ治疗：ATRA 25mg/（m²·d）分次口服，连用 21 日；RIF 0.135g/（kg·d），分 3 次口服，第 1~21 日；IT 第 1 日；休疗 7 日。

（2）巩固Ⅱ治疗：非高危组同巩固Ⅰ。高危组加用阿糖胞苷 1g/m² 每 12 小时 1 次，第 1~2 日；IT 第 1 日；休疗 7 日。

（3）巩固Ⅲ治疗：非高危组同巩固Ⅰ。高危组加用 IDA 10mg/m²，第 2 日；阿糖胞苷 1g/m² 每 12 小时 1 次，第 1~2 日使用；IT 第 1 日；休疗 7 日。

（三）维持治疗

（1）从巩固Ⅲ的第 1 天算起满 4 周进入维持治疗。

（2）维持方案：① RIF 0.135g/（kg·d），分 3 次，1~3 周，第 1~2 日半量，用药前检查心电图。ATRA 20~30mg/（m²·d）分次口服，1~3 周；MTX 20mg/m²，口服，每周 1 次，1~12 周；6MP 50mg/m²，睡前口服，1~12 周；②ATRA 20~30mg/（m²·d），分次口服 1~3 周；MTX 20mg/m²，口服，每周 1 次，1~12 周；6MP 50mg/m²，睡前口服，1~12 周。

（3）维持 ① 和 ② 交替：① → ② → ① → ② → ① → ②，共 6 个周期，满 72 周结束。

（4）维持第 1 天，第 24、48、72 周（维持结束），结束后第 24、72 周行 BM 涂片形态学，PCR 定量 *PML-RARa* 检查。

（四）并发症的治疗

1. 凝血功能异常的处理和预防

（1）输血小板使血小板计数＞ 30×10^9/L（高危＞ 50×10^9/L），输冷沉淀/纤维蛋白原制剂使血纤维蛋白原＞ 1.5g/L，可同时输新鲜冰冻血浆补充多种凝血因子。

（2）不推荐常规应用肝素及抗纤溶药物，如病情需要建议用低分子肝素或小剂量普通肝素。小剂量肝素 100~150U/（kg·d）PI 24hr。

2. 诱导分化综合征和高 WBC 血症

一旦有疑似诱导分化综合征（differentiation symdrome，DS）者即开始用氟美松（地塞米松）0.5mg/（kg·d）（≤ 20mg/d）。症状严重者应暂停 ATRA。

五、疗效判断标准

同成人急性早幼粒细胞白血病。

六、预后

儿童急性早幼粒细胞白血病预后较好，5 年总体生存率可达 90% 以上。尤其是 *PML-RARα* 融合基因阳性的患儿，预后通常比其他融合基因类型的患儿更好。

【参考文献】

［1］罗杰思，蒋慧，罗学群.儿童急性早幼粒细胞白血病的诊断和治疗［J］.中国小儿血液与肿瘤杂志，2019，24（3）：113–115，118.

［2］SANZ M A，FENAUX P，TALLMAN M S，et al. Management of acute promyelocytic leukemia：updated recommendations from an expert panel of the European LeukemiaNet［J］. Blood，2019，133（15）：1630–1643.

［3］中国抗癌协会小儿肿瘤专业委员会.中国儿童急性早幼粒细胞白血病诊疗指南［J］.中华实用儿科临床杂志，2022，37（2）：81–88.

（陈再生 李 健）

儿童急性髓系细胞白血病（非 APL）

一、概述

儿童急性白血病（acute leukemia，AL）占小儿时期恶性肿瘤的首位，男性高于女性。小儿白血病中 90% 以上为急性白血病，儿童急性髓系白血病（AML）占 20%~25%。近年来 AL 疗效有明显提高，而目前国内 AML 5 年生存率为 50%~60%。

二、诊断标准和鉴别诊断要点

（一）AML 诊断标准

1. 病史和体检

临床表现与 ALL 相似。绿色瘤是急性粒细胞白血病的一种特殊类型。皮肤、口腔浸润常见于 M4、M5。淋巴结、肝脾肿大相对 ALL 少见。

2. 诊断 AML 的实验室检测项目

同儿童急性淋巴细胞白血病。

3. AML 的诊断标准

（1）根据 WHO 2022 诊断标准：骨髓中原始及幼稚髓系细胞 ≥ 20%；若幼稚细胞比例＜ 20%，必须有分子生物学诊断确定存在急性白血病致病基因，如 *AML1/ETO* 等。

（2）CNSL 与睾丸白血病的诊断：同儿童 ALL。

（二）AML 鉴别诊断

主要与再生障碍性贫血、骨髓增生异常综合征以及 ALL、CML 等其他类型的白血病鉴别。

三、诊断分型及危险度分型

（一）AML 分型 （根据 WHO 2022 分型）

1. 由分化定义的 AML

详见表 7-4-1。

表 7-4-1 由分化定义的 AML 的鉴别诊断标志和标准

类别	诊断标准
未分化急性髓细胞白血病	原始细胞 MPO 阴性（<3%），且细胞化学染色 SBB 阴性；表达两种或多种髓系相关抗原，例如 CD13、CD33 和 CD117

类别	诊断标准
微分化急性髓细胞白血病	原始细胞 MPO ≥ 3%，或 SBB 阳性，但 NSE 阴性；粒系成熟细胞占骨髓有核细胞的 10% 以下；表达两种或多种髓系相关抗原，例如 MPO、CD13、CD33 和 CD117
部分分化急性髓细胞白血病	原始细胞 MPO ≥ 3%，或 SBB 阳性；粒系成熟细胞占骨髓有核细胞的 ≥ 10%；单核系细胞占骨髓有核细胞的 < 20%；表达两种或更多髓系相关抗原，例如 MPO、CD13、CD33 和 CD117
急性嗜碱性粒细胞白血病	原始细胞和未成熟 / 成熟的嗜碱性粒细胞，甲苯胺蓝染色异常；原始细胞细胞化学中 MPO、SBB 和 NSE 呈阴性；CD117 表达不强，或其它相关指标可有效排除肥大细胞白血病
急性粒单核细胞白血病	单核细胞及其前体 ≥ 20%；成熟粒细胞 ≥ 20%；原始细胞 MPO 阳性（≥ 3%）
急性单核细胞白血病	的单核细胞和 / 或其前体 ≥ 80%；成熟粒细胞 < 20%；原始细胞和幼稚单核细胞至少表达两种单核细胞标志物，包括 CD11c、CD14、CD36 和 CD64，或细胞化学染色 NSE 阳性
急性红系白血病	未成熟红系细胞（原红细胞）≥ 30%；骨髓中以红系为主，通常 ≥ 80%
急性巨核细胞白血病	原始细胞表达至少一种或多种血小板糖蛋白：CD41（糖蛋白 IIb）、CD61（糖蛋白 IIIa）或 CD42b（糖蛋白 Ib）

注：MPO 为髓过氧化物酶；SBB 为苏丹黑 B 染色；NSE 为神经元特异性烯醇化酶。

2. 具有明确遗传异常的 AML

详见表 7-4-2。

表 7-4-2　具有明确遗传异常的 AML

- 具有 *PML::RARA* 融合的急性早幼粒细胞白血病

- 具有 *RUNX1::RUNX1T1* 融合的急性髓细胞白血病

- 具有 *CBFB::MYH11* 融合的急性髓细胞白血病

- 具有 *DEK::NUP214* 融合的急性髓细胞白血病

- 具有 *RBM15::MRTFA* 融合的急性髓细胞白血病

- 具有 *BCR::ABL1* 融合的急性髓细胞白血病

· 具有 *KMT2A* 重排的急性髓细胞白血病

· 具有 *MECOM* 重排的急性髓细胞白血病

· 具有 *NUP98* 重排的急性髓细胞白血病

· 具有 *NPM1* 突变的急性髓细胞白血病

· 具有 *CEBPA* 突变的急性髓细胞白血病

· 骨髓增生异常相关急性髓细胞白血病

· 伴有其他明确遗传改变的白血病

3. 其他类型 AML

（1）治疗相关性 AML： 如化疗药物相关继发性 AML。

（2）复发性 AML：完全缓解后（CR）后，外周血再次出现白血病原始细胞或骨髓中原始细胞超过 5% 而无其他原因（如巩固治疗后骨髓再生），或髓外复发。

（3）难治性 AML： 符合以下任意 1 条者：①经过标准方案治疗 2 个疗程后无效的初治者；②CR 后，经过巩固强化治疗 12 个月内复发者；③12 个月后复发但经过常规化疗无效者；④2 次或多次复发者；⑤髓外白血病持续存在者。

（二）危险度分组

1. 低危组

诱导化疗一个疗程后达骨髓形态学 CR（原始细胞＜ 5%），并具备以下指标之一，且无预后不良的细胞遗传学异常。

（1）*t*（8；21）（*q22*；*q22*）；*AML1/ETO*（*RUNX1-RUNX1T1*）。

（2）*inv*（16）（*p13*；*q22*）*/t*（16；16）（*p13*；*q22*）；*CBFβ-MYH11*。

（3）正常核型，*NPM1* 阳性同时 *FLT3-ITD* 阴性。

（4）正常核型，*CEBPA* 双等位基因突变，同时 *FLT3-ITD* 阴性。

2. 中危组

无低危和高危细胞遗传学改变，且诱导化疗一个疗程后骨髓原始细胞＜ 15%，两个疗程达 CR。

3. 高危组

高危组需具备以下指标之一。

（1）诱导化疗一个疗程后骨髓形态学原始细胞≥ 15%。

（2）诱导化疗两个疗程未能达到 CR。

（3）细胞遗传学及分子生物学：复杂核型（3种及以上遗传学异常）、-5、-7、*del*（*5q*）、*abn*（*17p*）、*del*（*7q*）、*inv*（*3*）（*q21q26*）或 *t*（*3；3*）（*q21;q26*）/*GATA2；MECOM*（*EVI1*）、*t*（*6；9*）（*p23;q26*）/*DEK-NUP214*、*t*（*4；11*）（*q27；q23*）*KMT2A-MLLT2*、*t*（*6；11*）（*q27;q23*）*KMT2A-MLLT4*、*t*（*10：11*）（*p13;q23*）*KMT2A-MLLT10*、*FLT3-ITD*、*ASXL*。

四、AML 治疗

（一）初诊急性髓系细胞白血病患儿治疗方案

参照 C-HUANA-AML-15 Protocol，详见附件 10。

1. 诱导治疗

（1）FLAG-IDA 方案 2 个疗程。

（2）诱导化疗后检测：① 第 1 个 FLAG-IDA 化疗结束后 28 日，如中性粒细胞绝对值 $\geq 1.0 \times 10^9$/L 及血小板 $\geq 50 \times 10^9$/L 复查骨髓，如果低于此值，可推迟至 35 日复查骨髓，判断缓解状况：M1 原始 < 5%，M2 5% ≤原始 <15%，M3 原始 ≥ 15%；② 待血象、骨髓恢复行第 2 疗程 FLAG-IDA 方案。

2. 诱导后巩固治疗

HAE 方案、MidAC 方案各 1 疗程。

3.CNS 预防

每疗程一次鞘内注射（MTX+Ara 或 C+Dex）。

（二）复发难治儿童 AML 治疗

（1）挽救化疗：CAG、LDHHT、克拉曲滨/氟达拉滨 +IDA、AZA+CAG 方案（参见附件 11）。

（2）靶向治疗：FLT3 抑制剂（索拉非尼、舒尼替尼、咪哚妥林）等，CD33 单抗（吉妥单抗），RAS 通路抑制剂（曲美替尼），*Kit* 基因突变抑制剂（达沙替尼），BCL-2 抑制剂（维奈克拉）。其中维奈克拉联合阿扎胞苷和化疗有较好的疗效。

（3）免疫治疗：CD33CART、CD123CART、DC-CIK 过继治疗。

（4）舒缓治疗：当疾病不能被治愈时，选择舒缓治疗尽可能保证患者的生活质量。

（三）造血干细胞移植

（1）诱导治疗 2 疗程未缓解者。

（2）有合适供体的中危患儿。

（3）高危、复发的患儿。

五、疗效标准

同成人急性髓系白血病。

六、预后

儿童急性髓系细胞白血病预后相对 ALL 稍差，目前国内 5 年总体生存率约为50%~60%，高危及有合适供体的中危患儿推荐造血干细胞移植。难治复发性 AML 总体预后较差，如能经化疗或靶向治疗达到 CR2，桥接造血干细胞移植，有望长期生存。

【参考文献】

［1］JOSEPH D K,ERIC S,OUSSAIUA A, et al.The 5th edition of the World Health Organization Classification of Haematolymphoid Tumours： Myeloid and Histiocytic/ Dendritic Neoplasms［J］. Leukemia,2022,36:1703–1719.

［2］BURNETT A K,RUSSELL N H, HILLS R K, et al.Optimization of chemotherapy for younger patients with acute myeloid leukemia： results of the medical research council AML15 trial［J］. J Clin Oncol, 2013, 31（27）：3360–3368.

［3］WINTERS A C, MALONEY K W, TREECE A L, et al. Single–center pediatric experience with venetoclax and azacitidine as treatment for myelodysplastic syndrome and acute myeloid leukemia［J］. Pediatr Blood Cancer, 2020, 67（10）：e28398

［4］SUN W, TRICHE T J, MALVAR J, et al. A phase 1 study of azacitidine combined with chemotherapy in childhood leukemia: a report from the TACL consortium［J］. Blood, 2018, 131（10）：1145–1148.

（华雪玲 郑 浩 李 健）

第五节 　儿童朗格汉斯细胞组织细胞增生症

一、概述

儿童朗格汉斯细胞组织细胞增生症（儿童 LCH），目前认为是一种髓系来源的炎性肿瘤性疾病，MAPK 信号通路的异常激活与本病的发生密切相关，约占儿童 LCH 患儿的 85%，尤其是 *BRAF V600E* 突变见于 60% 左右的 LCH。

二、诊断标准及鉴别诊断要点

（一）儿童 LCH 诊断

1. 病史和体检

儿童 LCH 临床表现由于受累器官多少和部位的不同差异很大，几乎任何器官均可受累，主要表现为皮疹、骨骼破坏，部分有突眼、外耳道流脓，如出现尿崩症，提示病变侵犯丘脑 - 神经垂体区。肺、肝、脾、胃肠道、血液、中枢受累时表现相应脏器功能异常。可有淋巴结肿大。

2. 诊断儿童 LCH 的实验室检测项目

（1）血常规：血液受累时可有血细胞减少，常合并缺铁性贫血。

（2）骨髓象：骨髓受累时有朗格汉斯细胞浸润。

（3）生化：肝脏受累可有胆红素增高、低蛋白血症、肝酶异常。

（4）内分泌检验：ACTH、皮质醇、IGF-1、生长激素、性激素、甲状腺功能等检查异常提示垂体或下丘脑受累，另外甲状腺功能异常需警惕甲状腺受累可能。

（5）噬血细胞性淋巴组织细胞增生症相关指标：少数儿童 LCH 患者合并 HLH，需完善相关 HLH 相关指标。

（6）影像学检查：①骨骼 X 线片改变，呈特征性溶骨性破坏；②肺部 CT，囊性病变是 LCH 肺部最常见及最典型征象；③骨 ECT：用于 LCH 骨骼受累的判断，对活动性骨病变意义比较大；④ PET-CT 用于判断恶性肿瘤全身受累部位，以及化疗后了解是否有残留的活动性病变，由于 LCH 并非高度增殖、高度恶性肿瘤，PET-CT 有可能呈假阴性结果。

（7）组织病理学检查：皮疹印片、局部浸润病灶活检，可见成堆组织细胞，电镜下找到具有 Birbeck 颗粒的组织细胞，免疫组化 S-100 蛋白、CD1a 和 / 或 CD207 阳性。

（8）MAPK 通路的相关基因检测：如 *BRAF V600E* 基因突变检测可以辅助诊断儿童 LCH 并在治疗过程中作为微残留病灶的检测手段。

3. 儿童 LCH 的诊断标准

儿童 LCH 的诊断主要根据临床表现、影像学检查和病理学检查。病理检查是确诊本病最可靠的依据，尤其是免疫组化 CD1a 和（或）CD207 阳性是诊断本病的"金标准"。电镜下找到具有 Birbeck 颗粒的组织细胞与 CD207 阳性意义相同。

（二）儿童 LCH 的鉴别诊断

皮疹需与湿疹、脂溢性皮炎鉴别，骨骼病变需与白血病、骨髓炎、骨肿瘤等相鉴别，肺部病变需与耶氏肺孢子菌病肺炎、粟粒性结核等鉴别，尿崩症需与下丘脑、垂体其他病变鉴别。

三、诊断分型及危险度分组

1. 根据受累器官数目分组

（1）单器官受累组（SS-LCH）：包括骨（单发或多发）、皮肤、淋巴结、肺、中枢神经系统、肝、脾或少见部位（如胸腺、甲状腺等）。

（2）多器官受累组（MS-LCH）：病变累及一个以上器官。

2. 根据有无"危险器官"（risk organs，RO）受累分组

（1）造血系统受累：伴或不伴骨髓受累，以下 3 项至少符合 2 项：① 贫血：Hb<100g/L，婴儿 Hb<90g/L，（除外缺铁性贫血）；② 白细胞 <4.0×10⁹/L；③ 血小板计数 <100×10⁹/L。

骨髓受累定义：骨髓活检 CD1a 阳性和 / 或 CD207（即 Langerin）阳性。

（2）脾受累：左锁骨中线肋下 >2cm。

（3）肝受累：右锁骨中线肋下 >3 cm 和（或）肝功能不良或组织病理诊断。

3. 按有无"危险器官"受累分组

可分为高危组（RO+ 组）和低危组（RO- 组）。

四、LCH 治疗

1. 本病治疗

参照 2009 国际组织细胞协会 LCH 指南及 2021 年版儿童朗格汉斯细胞组织细胞增生症诊疗规范[1]。

（1）对于单发骨（除外中枢神经系统危险部位）受累或单纯皮肤受累患者，可先不予化疗，每 3 个月评估 1 次。

（2）一线治疗（详见附件 12）：先予 6 周 VP 方案初始诱导方案治疗，再根据初始治疗反应进行后续分层治疗（见图 7-5-1）。

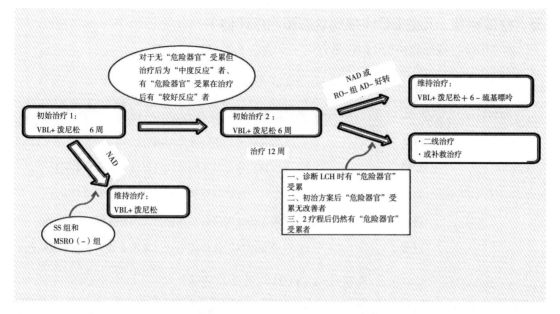

图 7-5-1 LCH 分层治疗流程图

（3）评估及分层治疗：化疗第 6、12、25、52 周，停药后 3 个月、6 个月、1 年、2 年和 3 年均需行病情评估。

（4）二线及补救治疗：①二线治疗方案，可选用单药克拉屈滨（2CDA）或 2CDA+ 阿糖胞苷（小剂量）+VP 方案或阿糖胞苷（小剂量）+VP 方案（详见附件 13）；②补救治疗方案选用 2CDA+ 阿糖胞苷（中剂量）+VP 方案（详见附件 14）。

（5）复发难治性 LCH 治疗方案。

复发难治定义为初治 LCH 经 1~ 2 个诱导疗程后疾病仍进展或出现再发，可参考 LCH-S-2005 方案化疗：阿糖胞苷（Ara-c）每次 $500mg/m^2$ 每 12 小时 1 次，第 1~5 日；2-CdA $9mg/（m^2·d）$，第 2~6 日。2 个疗程后经评估再分层治疗。

（6）自体干细胞移植：干细胞移植可能是一种可以改善难治性 LCH 预后的新的挽救治疗方法。

（7）LCH 分子靶向治疗：BRAF 基因抑制剂达拉非尼、维罗非尼，索拉非尼，MEK 抑制剂曲美替尼等，在治疗难治 / 复发 LCH 方面已经初显疗效 [3]。

2. 支持疗法

（1）耶氏肺孢子菌病肺炎的预防：SMZco 25mg/（kg·d），每日 2 次，服用 3 日停 4 日，整个化疗期至停药后 3 个月。

（2）合并化疗后骨髓抑制：予 G-CSF 及输注红细胞或血小板治疗。

（3）激素治疗期间应注意补钙。

（4）对继发尿崩症的予弥凝等垂体后叶激素治疗。

五、疗效标准（儿童 LCH 疾病状态和治疗评估）

参考国际组织细胞协会 LCH-Ⅲ 方案（见表 7-5-1、表 7-5-2）。

表 7-5-1　LCH 疾病状态评定

疾病状态		
疾病无活动	痊愈	所有症状、体征完全消退
疾病活动	好转	症状、体征及原有病灶均好转，没有新发病灶
	混合	症状、体征及原有病灶好转，但出现新发病灶
	稳定	原有病灶无好转及加重，无新发病灶
	进展	原有症状、体征或病灶进展和（或）出现新发病灶

表 7-5-2　LCH 治疗反应评估

治疗反应		
良好	痊愈	NAD
	好转	AD- 好转
中等	混合	AD- 混合
	稳定	AD- 稳定
不良	进展	AD- 进展

六、预后

LCH-Ⅲ 临床研究结果显示，儿童多系统 LCH 的 5 年总生存率（OS）为 84%，其中低危组 5 年 OS 接近 100%，但疾病再活化率高达 27%。本症死亡的主要原因是严重肺部浸润而造成的呼吸功能衰竭或肝与骨髓衰竭。

【参考文献】

［1］中华人民共和国国家卫生健康委员会. 儿童朗格汉斯细胞组织细胞增生症诊疗规范（2021 年版）

［2］吴方方，高怡瑾. 难治性儿童朗格汉斯组织细胞增生症的治疗进展［J］. 国际儿科学杂志，2016，43（4）：292-294.

［3］方凯弘，徐倩玥. 儿童朗格汉斯细胞组织细胞增生症病因和治疗进展［J］. 临床儿科杂志，2019，37（3）：228-231.

［4］唐雪，高举. 儿童朗格汉细胞组织细胞增生症发病机制及治疗进展［J］. 中华儿科杂志，2019，57（8）：650-652.

（乐少华　李　健）

附件 8　CCCG-ALL 2015 方案

1. 诱导缓解治疗

详见附表 8、9。

附表 8　CCCG-ALL 2015 诱导治疗

		分组	剂量	途径	频次	时间(日)	备注
窗口	Dex	L/I/H	6mg/（m²·d）	静脉/口服	每日2次	1~4	WBC ≥ 50x10⁹/L，第0日增加地塞米松3mg/m²一次，第5日查外周血幼稚细胞
	一周内有大于等于4天糖皮质激素用药史者视具体情况适当缩短窗口期，但L-Asp前至少2日足量皮质激素，诱导缓解治疗的时间仍记作第5日。						
诱导缓解	Pred	L/I/H	45mg/（m²·d）	口服	每日3次	5~28	第29~35日减量，T-ALL:Pred 60 mg/（m²·d）
	VCR	L/I/H	1.5mg/m²	静脉	每周1次	5，12，19，26	最大 2.0mg
	DNR	L/I/H	25mg/m²	静脉滴注	每周1次	5, 12	LR若第12日WBC<1.0x10⁹/L或ANC<0.3x10⁹/L第二剂推迟，若7日后仍低于此值，且外周血无幼稚细胞第二剂可免去。
	Peg-Asp	L	2000U/m²	肌内注射		6	特殊情况用普通大肠杆菌 Asp6000U/m²，隔日1次×10或欧文菌10000U/m²，隔日1次×10替代
		I/H	2000U/m²	肌内注射		6,26	每一次 Peg-Asp2000U/m²可用欧文菌 Asp10000U/m² 或大肠杆菌 Asp6000U/m² 每周3次×2周替换
	IT	L				5、19	CNS-2或首次腰椎穿刺损伤加第8、12、15天

	分组	剂量	途径	频次	时间(日)	备注
IT	I	5、12、19				T-ALL、CNS-2、CNS-3 或首次腰椎穿刺损伤加 第 8、15 天
	H	5、8、12、15、19				IT 间隔 <1 周时应注意肾功能和 MTX 浓度，必要时应用亚叶酸 $5mg/m^2$q6h 解救
CTX	L/I/H	$1000mg/m^2$	静脉滴注		29	$WBC>4.0 \times 10^9/L$ 且 $ANC>1.0 \times 10^9/L$ 可以提前到第 27 日，$WBC<2.0 \times 10^9/L$ 或 $APC<0.8 \times 10^9/L$ 者可以延迟到第 33 日。若第 33 日仍然低于此值者可将 6-MP 和 Ara-C 减半
Ara-C		$50mg/m^2$	皮下注射	每 12 小时一次	29~35	
6-MP		$60mg/(m^2 \cdot d)$	口服	每晚	29~35	
IT					29	
VCR	第 19 天 MRD ≥1% 或 T-ALL	$1.5mg/m^2$	静脉	每周一次	50、57	上次 CAT 结束至少 2 周，若 $WBC<2.0 \times 10^9/L$ 或 $APC<0.8 \times 10^9/L$ 或 $PLT<80 \times 10^9/L$ 可以延迟一周，若一周后仍然低于此值者可将 6-MP 和 Ara-C 减半
Peg-ASP		2000U/m²	肌内注射 / 静脉		50	
CTX		$1000mg/m^2$	静脉滴注		50	
Ara-C		$50mg/m^2$	皮下注射	每 12 小时一次	50~56	
6-MP		$60mg/(m^2 \cdot d)$	口服	每晚	50~56	
IT					50	

诱导缓解

附表 9 鞘内注射剂量表

年龄	MTX	Ara-C	Dex	NS
< 12 月	6mg	15mg	2.5mg	6mL
12~36 月	9mg	25mg	2.5mg	6mL
≥ 36 月	12.5mg（max）	35mg	5.0mg	10mL

2. 巩固治疗

（1）HDMTX 前应检查内生肌酐清除率或（和）肾图以了解患儿的确切肾功能，并根据肾功能调整初始用药剂量。

（2）治疗计划：详见附表 10。

（3）解救计划：详见附表 10。

附表 10　HDMTX 方案（每 2 周一次共 4 轮）

	次序（周次）	1（第 8 周）	2（第 10 周）	3（第 12 周）	4（第 14 周）	用法
巩固治疗	MTX	LR:3g/m² IR/HR:5g/m²	同前	同前	同前	①预水化：100mL/（m²·h）12 小时以上或 200mL/（m²·h）2~4 小时立即开始 MTX；②水化：3000mL/(m²·d)，第 1~3 日；③第 1 日以 1/10 总量 MTX 半小时内滴注：余量 23 小时半内均匀滴注；④碱化尿液：第 1 天开始 5% 碳酸氢钠 5mL/kg 连用 3 日，维持尿 pH 在 7 和 8 之间；⑤44 小时监测 MIX 浓度
	6-MP	25mg/m² qnx14 日	同前	同前	同前	
	亚叶酸钙	15mg/m² MTX 开始 42 小时起 q6h×3 次	同前	同前	同前	
	IT	D1	同前	同前	同前	

注：调整如下。

① ANC <0.3×10⁹/L 或 WBC<1×10⁹/L 或 PLT < 50×10⁹/L 或 ALT > 正常值 5 倍或 TBIL > 34μmol/L，DBIL > 24μmol/L 或有黏膜炎的 HDMTX 治疗必须推迟；②肾功能不全者 MTX 起始剂量根据内生肌酐清除率调整；③四氢叶酸解救：并根据 MTX 浓度调整解救剂量。既往有 MTX 所致明显黏膜炎或任何原因的回盲部炎症者解救 5 次，36 小时前出现明显毒性反应者，解救可以提前到 36 小时；④MTX 第二日监测 sCr，异常者应增加解救次数到 MTX 浓度 <0.1μM(或实验室最低检测限)，并继续每日监测 sCr 直到正常；⑤期间监测血常规 ANC<0.5×10⁹/L 或 WBC<1.5×10⁹/L 或 PLT<50×10⁹/L 停用 6-MP；⑥44h （MTX）>1μmol /L 者参照 2018 修订说明 "HDMTX 发生高浓度以后的后续调整" 章节。

3. 继续治疗

（1）第一阶段：间期治疗和再诱导治疗，具体见附表 11~14。

附表11　继续治疗：第一阶段

周	LR	IR/HR
1	6-MP+Dex+VCR（IT）	Dex+DNR+VCR+6-MP+Peg-Asp（IT）
2	6-MP+MTX	6-MP
3	6-MP+MTX	6-MP
4	6-MP+Dex+VCR（IT）	Dex+DNR+VCR+6-MP+Peg-Asp（IT）
5	6-MP+MTX	6-MP
6	6-MP+MTX	6-MP
7	再诱导1（IT）	Dex+DNR+VCR+6-MP+Peg-Asp（IT）
8	再诱导1	6-MP
9	再诱导1	6-MP
10	6-MP+MTX	Dex+DNR+VCR+6-MP+Peg-Asp（IT）
11	6-MP+MTX	6-MP
12	6-MP+MTX	6-MP
13	6-MP+Dex+VCR（IT）	Dex+DNR+VCR+6-MP+Peg-Asp（IT）
14	6-MP+MTX	6-MP
15	6-MP+MTX	6-MP
16	6-MP+MTX	6-MP
17	再诱导2（IT）	再诱导（IT）
18	再诱导2（IT）	再诱导（IT）
19	再诱导2（IT）	再诱导（IT）

附表12　治疗剂量和用法

6-MP：
LR 50mg/（m^2·d），第1～7日，每晚
HR 25mg/（m^2·d），第1～7日，每晚
MTX：25mg/m^2，口服，第1日
Peg-Asp：2000U/m^2，肌内注射/静脉，
第3天 *

VCR：1.5mg/m^2（最大量2.0mg），第1日
DNR：25mg/m^2，第1日
Dex：LR 8mg/（m^2·d），第1～7日，
分两次
HR：12mg/（m^2·d），第1～5日，分两次

*：Peg-Asp 可以用普通大肠杆菌 L-Asp 20000U/m^2，每周1次，共3次，或欧文菌门冬酰胺酶 20000 U/m^2，每周2次，连用3周代替。

附表 13 再诱导：LR 再诱导 1 和 2。

Dex	8mg/（m²·d）（分两次）	第 1~7 日，15~21 日
VCR	1.5mg/m²（最大 2mg）	第 1、8、15 日
DNR	25mg/m²	第 1 日（只在再诱导时用）
L-ASP*	6000U/m²	第 3、5、7、9、11、13、15、17、19、21 日
IT		第 1 日

*：Peg-Asp 可以用普通大肠杆菌 L-Asp20000U/m²，每周 1 次，共 3 次，或欧文菌门冬酰胺酶 20000 U/m²，每周 2 次，连用 3 周代替。

附表 14 IR/HR 再诱导

Dex	8mg/（m²·d）（分两次）	第 1~7 日，15~21 日
VCR	1.5mg/m²（最大 2.0mg）	第 1、8、15 日
Ara-C	2g/m²，每 12 小时 1 次	第 1、2 日
Peg-ASP*	2000U/m²	第 3 日
IT		第 1 日

*：Peg-Asp 可以用普通大肠杆菌 L-Asp20000U/m²，每周 1 次，共 3 次，或欧文菌门冬酰胺酶 20000 U/m²，每周 2 次，连用 3 周代替。

（2）第二阶段：维持治疗（详见附表 15、16）。

附表 15 维持治疗方案 1

周	LR	IR/HR
1	MTX+6-MP	MTX+6-MP
2	MTX+6-MP	MTX+6-MP
3	MTX+6-MP	CTX+VCR+Ara-C+DEX+IT
4	6-MP+DEX+VCR+IT	休疗 1 周
	重复共 5 次	

附表 16 维持治疗方案 2

周	LR-A	LR-B	I/HR-A	I/HR-B
1	MTX+6-MP	MTX+6-MP	MTX+6-MP	MTX+6-MP
2	MTX+6-MP	MTX+6-MP	MTX+6-MP	MTX+6-MP
3	MTX+6-MP	MTX+6-MP	MTX+6-MP	MTX+6-MP
4	MTX+6-MP	MTX+6-MP	MTX+6-MP	MTX+6-MP

周	LR-A	LR-B	I/HR-A	I/HR-B
5	MTX+6-MP	MTX+6-MP	MTX+6-MP	MTX+6-MP
6	MTX+6-MP	MTX+6-MP	MTX+6-MP	MTX+6-MP
7	MTX+6-MP	MTX+6-MP	CXT+Ara-C+Dex+VCR	CXT+Ara-C
8	MTX+6-MP+DEX+VCR	MTX+6-MP	休疗1周	休疗1周
	重复共9次		重复共9次	

剂量及用法：6-MP 50mg/（m² · d）；MTX 25mg/m²，d8；Dex 第1~7日，4周循环8mg/（m² · d），8周循环6mg/（m² · d）；VCR 1.5mg/m²（最大 2.0mg），第1日；CTX 300mg/m²，第1日；Ara-C 300mg/m²，第1日。

附件 9　COG-AAML0431 方案

1.诱导化疗：诱导 I 、 II 、 III 、 IV 四个方案

诱导 I 、 III 、 IV 具体用药：阿糖胞苷 6.7mg/（kg · d），持续静滴 4 日 96 小时；柔红霉素 0.67mg/（kg · d），持续静滴 4 日（96 小时）；硫鸟嘌呤 / 巯嘌呤 1.65 mg/kg，每日 2 次，口服 4 日。

诱导 II 具体用药：阿糖胞苷 100 mg/kg，静滴 3 小时，每 12 小时 1 次，第 1、2、8、9 日使用（共 8 次）；左旋门冬酰胺酶 200U/kg，肌内注射，第 2、9 最后一次阿糖胞苷后 3 小时使用，或培门冬 2500U/m²，第 2 日最后一次阿糖胞苷后 3 小时使用。

2.强化化疗：2 个方案，强化方案 I 、 II

强化方案 I 、 II 具体用药：阿糖胞苷 3.3mg/（kg · d），PI 24hr，7 日（168 小时）；依托泊苷 4.2 mg/（kg · d），静滴 1 小时，连用 3 日。

大于 3 岁的患儿，诱导及强化方案化疗剂量将改成 mg/m²，应用计算公式（ mg/kg × 30 ）。总治疗剂量：阿糖胞苷 27800mg/m²，柔红霉素 240 mg/m²，依托泊苷 750 mg/m²。

3.CNSL 预防

诊断后、诱导 I 和 III 开始时，共 3 次三联鞘内注射。

附件 10　南方儿童 AML 协作组（除外 APL）化疗方案：C-HUANA-AML-15 Protocol

化疗前需签署治疗同意书。

1．诱导治疗：FLAG-IDA 方案 2 个疗程

氟达拉滨（fludarabine）30mg/（m² · d），5% GS/NS 静脉注射 PI 0.5hr，每日 1 次，第 2~6 日，共 5 次。

Ara-C（Cytarabine）2g/（m² · d），5% GS/NS 静脉注射 PI 3hr，氟达拉滨开始后 4 小时（即氟达拉滨结束后 3.5 小时）使用，第 2~6 日，共 5 次。

去甲氧柔红霉素（idarubicin，IDA）8mg/（m² · d），5% GS/NS 静脉注射 PI 1hr，每次于 Ara-C 前 1 小时（即氟达拉滨结束后 2.5 小时）使用，每日 1 次，第 4 ~ 6 日，共 3 次。

G-CSF 5μg/（kg · d）s.c. 或静脉注射 PI 1hr，每日 1 次，第 1 ~ 7 日，共 7 次。

2．巩固治疗：由 HAE、MidAC 两个方案组成

诱导 2 结束后监测血象，当 WBC ≥ 2.0×10⁹/L、ANC ≥ 1.0×10⁹/L、PLT ≥ 100×10⁹/L，ALT < 正常上限的 5 倍、胆红素 < 正常上限的 3 倍，Cr 正常，无明显感染时进行巩固方案化疗。

1）HAE 方案

高三尖杉酯碱（homoharringtonine，HHR）3mg/（m² · d），5% GS/NS 静脉注射 PI > 3hr，每日 1 次，第 1~5 日（共 5 次）。

Ara-C 每次 200mg/m²，5% GS/NS 持续静脉注射 PI 24hr，每日 1 次，第 1 ~ 5 日（共 5 次）。

VP-16（etoposide）100mg/（m² · d），NS 静脉注射 PI 4hr，第 1 ~ 5 日（共 5 次）。

2）MidAC 方案

米托蒽醌（mitoxantrone，Mito）10mg/（m² · d），5% GS/NS 静脉注射 PI 6hr，第 1 ~ 5 日（共 5 次）。Ara-C 每次 1g/m²，5% GS/NS 静脉注射 PI 3hr，每 12 小时 1 次，第 1 ~ 3 日（共 6 次）。

说明：若无 Mito 可用 IDA 替换，用法：IDA 8mg/（m² · d），5% GS/NS 静脉注射 PI 1hr，第 1、3、5 日使用（共 3 次）。

3. CNSL 的诊断与治疗

（1）CNSL 诊断：参照儿童 ALL 的 CNSL 诊断标准。

（2）初诊时 CNSL+，诱导治疗期前 2 周，每周进行两次"三联"鞘注，后每周 1 次，直至 CSF-，至少完成 4 次鞘注。其间给予四氢叶酸钙解救。随后的每疗程第 1 天进行"三联"鞘注。

（3）年龄 ≥ 2 岁未接受 HSCT 的 CNSL 患儿，若有颅内占位性病变，疗程结束后待血象恢复，行头颅放疗，剂量 18Gy，分 10~15 次于 2~3 周内完成，但不建议放疗。

（4）不同年龄鞘注的药物与剂量，见附表 17。

附表 17　鞘注药物剂量年龄分层

月龄（岁）	MTX	Ara-C	DEX
< 12（~ 1 岁）	5mg	12mg	2mg
12~24（1~2 岁）	7.5mg	15mg	2mg
25~35（2~3 岁）	10mg	25mg	5mg
≥ 36（3 岁~ ）	12.5mg	30mg	5mg

附件 11　AZA+CAG 方案

阿扎胞苷 75mg/（m² · d），皮下注射，化疗第 1~5 日。

阿糖胞苷 10mg/m²，每 12 小时 1 次，皮下注射，第 1~14 日。

阿克拉霉素 10mg/（m² · d）静滴，第 1~4 日。

粒细胞集落刺激因子 5μg/（kg · d），皮下注射，第 1~14 日。

FLT3-ITD+：索拉菲尼 0.2~0.4，每日 2 次。

KIT+：达沙替尼 60~80mg/（m² · d）。

附件 12　儿童 LCH 一线治疗方案

（1）初始诱导治疗 1：强的松 40mg/（m² · d），口服 4 周，减停 2 周。VBL 6 mg/m²（或 VDS 3 mg/m² 或 VCR 1.5 mg/m²）静推，每周 1 次，共 6 次。

（2）诱导治疗 2：强的松 40mg/（m² · d），每周口服 3 日；VBL（或 VDS 或 VCR）静推，每周 1 次，共 6 次。

（3）维持治疗：VBL（或 VDS 或 VCR）每 3 周 1 次，强的松每 3 周 1 次，每次口服 5 天（剂量和用法同诱导治疗），总疗程 1 年（MS 组和 SS 组中的单个 CNS 危险部位受累、多发骨受累、中枢神经系统受累总疗程 1 年，其他单系统受累总疗程半年）。多系统或有危险器官受累患儿同时予 6-MP 口服至疗程结束，剂量 50 mg/（m² · d）。

（4）治疗调整：VCR 最大量为 2mg，VDS 最大量为 4mg，体重小于 10kg 剂量调整：VBL 0.2mg/kg，VDS 0.1mg/kg，VCR 0.05mg/kg。

附件 13　儿童 LCH 二线治疗方案

（1）2CDA：5mg/（m² · d），第 1~5 日，3 周为 1 个疗程，共 4~6 个疗程。

（2）2CDA+Ara-C（小剂量）+VP 方案：2CDA 9 mg/（m² · d），3 日或 5 mg/（m² · d），连用 5 天，第 2 天起；Arac 100mg/（m² · d），连用 5 日，于 2CDA 后静点 2 小时；VCR 1.5mg/m²，第 1 天；Pred 40mg/（m² · d），第 1~5 日。每 4 周 1 个疗程，共 4 个疗程。

（3）Ara-C（小剂量）+VP 方案：Ara-C 100mg/（m² · d），第 1~5 日，静滴；VCR 1.5mg/ m²，第 1 日；Pred 40mg/（m² · d），第 1~5 日。每 3 周 1 个疗程，共 8 个疗程，

附件 14　儿童 LCH 补救治疗方案

2CDA+Ara-C（中剂量）+VP 方案：2CDA 9mg/m^2 每日 1 次，第 2 日起，共 5 日；Ara-C 250mg/（m^2·次）每 12 小时 1 次，第 1~5 日；VCR 1.5mg/m^2，第 1 日；Pred 40mg/（m^2·d），第 1~5 日。每 4 周一个疗程，共 2 个疗程，第 9 周进行评估。

图书在版编目（CIP）数据

常见血液病诊疗常规 / 王少元主编.—福州：福建
科学技术出版社，2024.12
　　ISBN 978-7-5335-7287-7

　　Ⅰ.①常… Ⅱ.①王… Ⅲ.①血液病－诊疗 Ⅳ.
①R552

中国国家版本馆CIP数据核字（2024）第089302号

出 版 人　郭　武
责任编辑　黄肖林
编辑助理　滕　楸
装帧设计　吴　可
责任校对　林锦春

常见血液病诊疗常规

主　　编　王少元
出版发行　福建科学技术出版社
社　　址　福州市东水路76号（邮编350001）
网　　址　www.fjstp.com
经　　销　福建新华发行（集团）有限责任公司
印　　刷　福建省金盾彩色印刷有限公司
开　　本　787毫米×1092毫米　1 / 16
印　　张　20.5
字　　数　431千字
版　　次　2024年12月第1版
印　　次　2024年12月第1次印刷
书　　号　ISBN 978-7-5335-7287-7
定　　价　98.00元